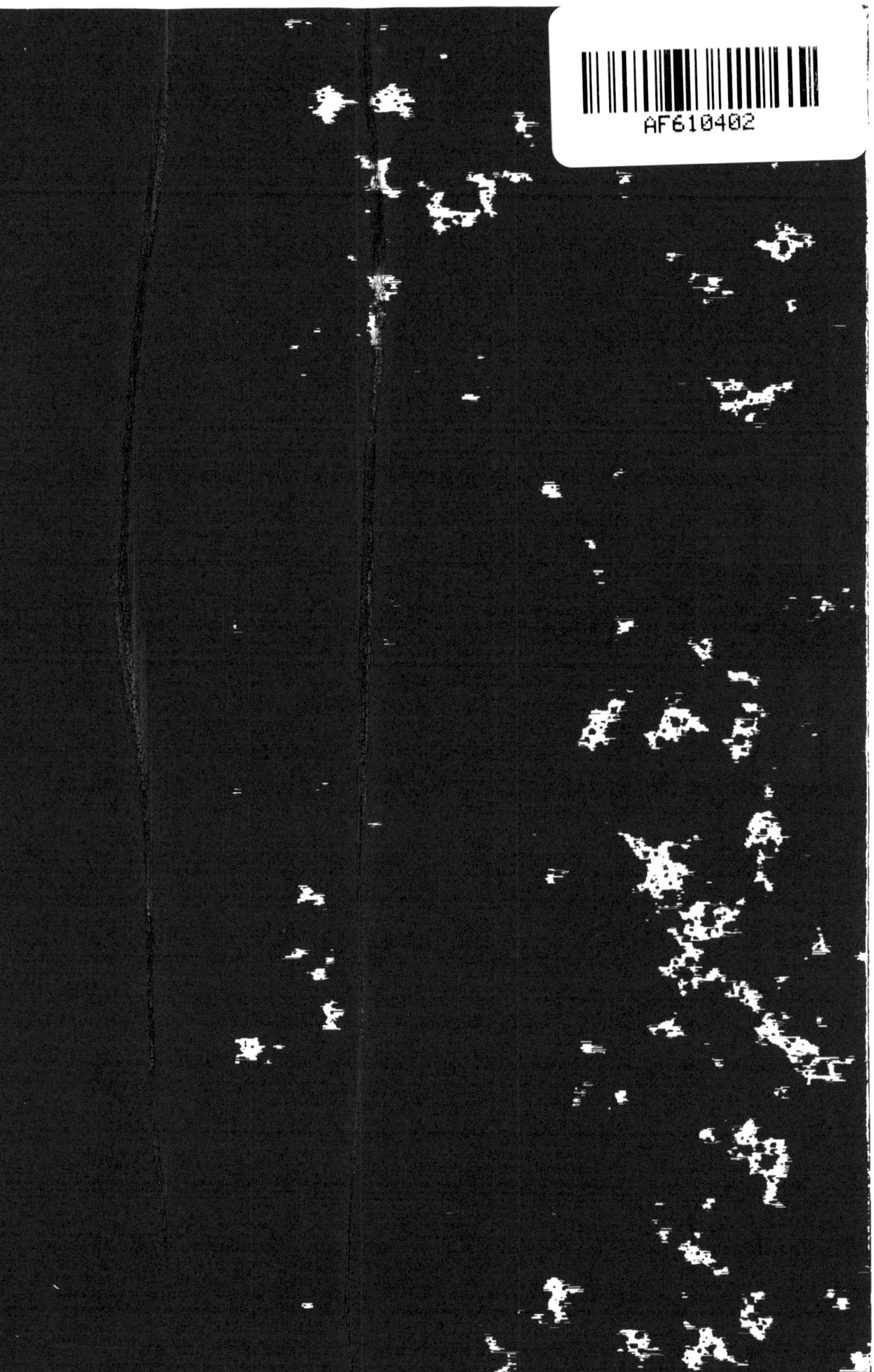

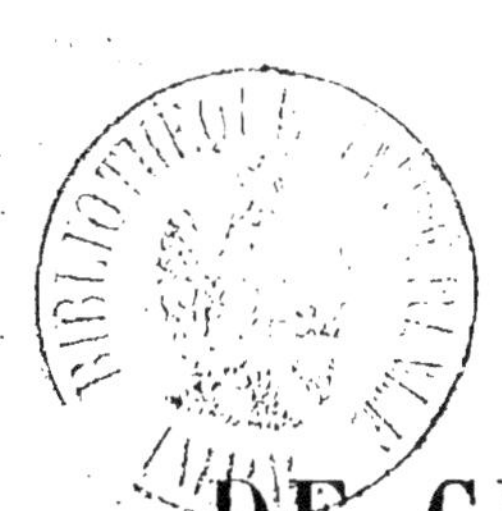

ESSAI

DE CLIMATOLOGIE

THÉORIQUE ET PRATIQUE

OUVRAGES DU MÊME AUTEUR

Les Climats du midi de la France. Mission scientifique ayant pour objet d'étudier leur influence sur les affections chroniques de la poitrine. Premier rapport à Son Excellence le Ministre d'État. Paris, 1862. In-18.

Idées et principes qui doivent présider à l'étude des climats et de leur influence. Stations de Hyères, Cannes, Nice, Menton.

La Corse et la station d'Ajaccio. Mission scientifique ayant pour objet d'étudier l'influence des climats sur les affections chroniques de la poitrine. Second rapport à Son Excellence le Ministre d'État. In-8. Paris, 1864.

Influence des pays chauds sur la marche de la tuberculisation. Paris, 1857.

Mazas. Études sur l'emprisonnement cellulaire et la folie pénitentiaire. 3e édition. Paris. 1858.

De la médication lacto-chlorurée dans les affections de poitrine. Paris. 1860.

Du Climat d'Alger dans les affections chroniques de la poitrine. Rapport fait à la suite d'une mission médicale en Algérie, et présenté à Son Excellence le Ministre de l'Algérie et des Colonies. 2e édition. Paris, 1860. In-8. (*Extrait des Annales d'hygiène publique et de médecine légale.*)

Chemins de fer et santé publique. Hygiène des Voyageurs et des Employés. Paris, 1861. In-18 jésus, 314 pages.

Les Eaux-Bonnes (Basses-Pyrénées). Voyage. — Topographie. — Climatologie. — Hygiène des Valétudinaires. — Valeur thérapeutique des Eaux. — Promenades. — Renseignements. Paris, 1862. In-18 avec 2 cartes.

De la non-existence de la colique de cuivre. Paris, 1858. (*Annales d'Hygiène publique et de médecine légale.*) 2e série, tome IX.

Existe-t-il une affection propre aux ouvriers en papiers peints qui manient le vert de Schweinfurt. Paris, 1858. (*Annales d'Hygiène publique et de médecine légale.*) 2e série, tome X.

PARIS. — IMP. SIMON RAÇON ET COMP., RUE D'ERFURTH, 1.

ESSAI

DE

CLIMATOLOGIE

THÉORIQUE ET PRATIQUE

PAR LE DOCTEUR

PROSPER DE PIETRA SANTA

MÉDECIN PAR QUARTIER DE S. M. L'EMPEREUR
MEMBRE DES SOCIÉTÉS MÉTÉOROLOGIQUES DE FRANCE ET D'ÉCOSSE

AVEC FIGURES INTERCALÉES DANS LE TEXTE

PARIS
J. B. BAILLIÈRE ET FILS
LIBRAIRES DE L'ACADÉMIE IMPÉRIALE DE MÉDECINE
rue Hautefeuille, 19.

Londres HIPP. BAILLIÈRE | **Madrid** C. BAILLY-BAILLIÈRE | **New-York** BAILLIÈRE BROTHERS

LEIPZIG, E. JUNG-TREUTTEL, 10, QUERSTRASSE

1865

AVANT-PROPOS

Nous avons toujours pensé qu'au moment de soumettre un ouvrage au lecteur, il fallait se poser les questions suivantes :

Ce livre a-t-il une raison d'être?
Est-il opportun ?
Est-il utile?

Si la marche des idées peut se déterminer, et par les progrès des institutions qu'elles font naître, et par le mouvement que ces dernières impriment à la science, il nous suffira, pour répondre au premier point d'interrogation (en ce qui concerne la climatologie), de rappeler :

L'étude des constitutions médicales, qui se poursuit avec tant de zèle, par les soins des médecins des hôpitaux de Paris;

La formation d'une section spéciale de climatologie au sein de la Société de médecine de Lyon;

La création des Sociétés de climatologie de Nice et d'Alger;

Le succès du Cours de météorologie, professé dans l'amphithéâtre de la Faculté de médecine, par l'initiative de la Société météorologique de France;

La reproduction dans tous les journaux du bulletin international de l'Observatoire de Paris;

Enfin l'Association scientifique pour l'avancement de l'astronomie, de la physique du globe et de la météorologie.

Née d'hier, sous la puissante impulsion de M. Le Verrier, cette société militante et sans caractère officiel vit aujourd'hui et prospère avec ses deux mille associés. L'activité, l'intelligence, la persévérance, telles sont ses garanties de succès et d'avenir.

L'*opportunité* de notre *Essai* se déduit facilement du nombre considérable de mémoires et de livres publiés, dans ces derniers temps, sur la matière.

Les noms de Bennett, Bertillon, Bottini, Boudin, Berigny, Buttura, Gigot-Suard, Edwin Lee, Gillebert d'Hercourt, Sicard, Farina, Grellois, Taylor, Lubanski, Martins, Scoresby-Jackson, Jules Rochard, etc., nous dispensent de préconiser l'importance de leurs travaux.

Toutefois, comme il convenait de réunir en un seul faisceau les notions du passé et les acquisitions de la science moderne, nous avons entrepris cette tâche ardue dans notre *Climatologie théorique*.

L'expérience personnelle que nous avions acquise pendant nos missions en Algérie et dans le midi de la France, devait naturellement nous démontrer l'*utilité* des chapitres consacrés à la *Climatologie pratique.*

S'il n'existe nulle part d'observations météorologiques soigneusement faites, il faut, avant tout, exposer et vulgariser les notions et les connaissances les plus indispensables pour mener à bonne fin ces importantes recherches, étudier les lieux, analyser les variétés des eaux, interroger les divers agents atmosphériques.

Persuadé que les études météorologiques exigent le concours d'un nombre très-considérable d'observateurs, nous avons voulu leur donner les moyens : 1° de se procurer des instruments simples, précis, comparables; 2° d'apprendre à les lire et à les interpréter ; 3° d'enregistrer les résultats obtenus ; 4° de les faire concourir à un travail d'ensemble.

Comme les conditions essentielles de pareils travaux se résument dans leur PERFECTIBILITÉ, nous réclamerons tout d'abord la bienveillante attention de nos lecteurs, fermement décidé à profiter des encouragements des uns, des critiques des autres, des observations de tous.

P. DE P. S.

Paris, novembre 1864

ESSAI
DE CLIMATOLOGIE

INTRODUCTION

> Le *Traité des airs, des eaux, et des lieux*, d'Hippocrate, composé pour un horizon bien limité, devrait être refait aujourd'hui sur de plus grandes dimensions, et donner par conséquent des résultats plus variés et plus compréhensifs.
>
> LITTRÉ.

ARTICLE PREMIER

BUT ET RAISON D'ÊTRE DE CE TRAVAIL

Depuis longtemps, nous avions conçu la pensée de répondre aux vœux du savant traducteur d'Hippocrate; et c'est après avoir rassemblé de nombreux documents, après avoir constaté par nous-même, d'une part, les difficultés et les *desiderata* de ces études, de l'autre, leur intérêt et leur importance, que nous entreprenons aujourd'hui cet Essai de climatologie.

Nous aurons toujours présentes à l'esprit les doctrines développées par le Grand-Maître, car elles forment un des plus beaux héritages que la science moderne ait reçu de la science antique. Sans doute, elles laissent beaucoup à désirer au point de vue des statistiques, des instruments, des moyens de contrôle; mais telles qu'elles sont, ces assertions, des plus remarquables, se trouvent à la fois inspirées par le génie d'intuition, et déduites d'une observation séculaire.

Le plus souvent, les questions posées par Hippocrate avec netteté sont esquissées à grands traits, résolues avec une force de bon sens et de vérité qui nous surprennent au milieu de nos prétentions de progrès et de sciences exactes.

Nous verrons combien les notions physiques sur la formation de la pluie, l'influence de la chaleur sur les eaux thermales, l'action du soleil et la valeur de certains phénomènes météorologiques, diffèrent peu de nos connaissances actuelles.

Rien de plus profond, de mieux tracé, que ces aperçus sur les causes générales et sur les relations incontestables, qui lient l'organisme avec les influences cosmiques.

Les hommes ne sont-ils pas en effet profondément modifiés par les pays qu'ils habitent? Si les similitudes entre deux individus d'une même nation montrent qu'ils sont soumis, sur une grande échelle, aux mêmes influences, les dissemblances entre deux peuples ne doivent-elles pas représenter des diversités de sol et de climat?

Pour Hippocrate, toutes les maladies sont également divines, en ce sens, que toutes elles sont l'effet de causes naturelles (οὐδὲν ἄνευ φυσιος γίγνεται.)

Le grand, l'éternel miracle, c'est l'existence des choses, c'est leur succession dans l'espace, c'est l'enchaînement régulier et incessant des phénomènes !!

Le traité classique d'Hippocrate comprend quatre chapitres :

1° Il recherche quelle est, sur le maintien de la santé et la production des maladies, l'influence de l'exposition des villes par rapport au soleil et aux vents : c'est le τοπῶν.

2° Il examine quelles sont les propriétés des eaux bonnes ou mauvaises : ὑδρῶν.

3° Il s'efforce de signaler les maladies qui prédominent suivant les saisons, et suivant les alternatives que chacune d'elles éprouve : ἀέρων.

4° Enfin il compare l'Europe et l'Asie, rattachant les différences physiques et morales, qui en caractérisent les habitants, aux différences du sol et du climat.

« Quelques progrès qu'ait faits la science, dit Carrière, il faut toujours commencer par cette inévitable trilogie, l'air, les eaux, les lieux : seulement elle a perdu de sa simplicité originaire ; chacun de ses éléments forme aujourd'hui un faisceau de données nombreuses, qui exigent, suivant leur valeur relative, leur part de développement. »

Dans ce travail, tout en proclamant l'utilité de cette grande division, nous modifierons parfois l'ordre d'exposition d'Hippocrate ; transcrivant en notes, au fur et à mesure, les divers paragraphes du traité, nous les ferons suivre de quelques commentaires.

De cette manière, nous respecterons le libre arbitre de chaque lecteur, qui conservera la possibilité de rectifier les erreurs et de juger en connaissance de cause.

Si nous ne pouvons invoquer aucune prétention de découverte, nous croyons cependant avoir signalé, çà et là, les réflexions que nous a inspirées une expérience personnelle de plusieurs années d'observations et de voyages scientifiques.

Notre principal but, après avoir rendu un tribut de reconnaissance et d'hommage aux immortels écrits du vieillard de Cos, sera donc de vulgariser les notions climatologiques acquises à la science moderne, en évitant à nos confrères de patientes et longues recherches, en leur facilitant la solution de nombreuses et intéressantes questions.

L'étude des climats présente, par elle-même, un attrait d'autant plus grand, que c'est une science qui commence et qui provoque l'exploration ; ses sillons les plus riches n'ont pas encore été mis à découvert.

L'action très-complexe des climats sur l'organisme a toujours offert aux médecins et aux philosophes un sujet de méditation plein d'intérêt, en leur donnant l'explication des changements que subit l'homme physique et moral, lorsqu'il passe d'une contrée dans une autre.

N'est-ce pas contribuer aux progrès d'une science que l'on aime de prédilection, que de mettre en relief son incontestable utilité, que de la maintenir à la portée de l'intelligence du plus grand nombre ?

Il n'est plus permis aujourd'hui de mettre en doute l'importance toujours croissante des études climatologiques ; car les esprits les plus prévenus contre les difficultés qu'elles présentent, reconnaissent que les modifications apportées dans l'organisme humain par l'influence des climats sont aussi salutaires que celles que nous demandons aux règles bien connues de l'hygiène publique et privée [1].

[1] L'influence des climats sur les êtres vivants a été connue dès la plus haute antiquité.

Aristote et Platon l'avaient signalée.

Hippocrate lui a consacré de nombreux développements.

A la tradition et aux enseignements de la logique, Arétée, Asclépiade, Themison et Celse ont ajouté le témoignage de l'expérience.

Le philosophe recherchait les causes des différences qui existent dans la constitution, le caractère, les mœurs, la manière d'être des peuples ; le médecin trouvait, dans l'action des climats sur l'homme, des moyens efficaces pour guérir certaines maladies ; philosophes et médecins constataient la

Ces deux circonstances caractérisent la médecine de nos jours et lui donnent pour bannière une idée féconde, incontestée, qui date des premiers jours de la civilisation, qui s'est manifestée dans la pratique avant de trouver des lois et une formule scientifique.

Si *prévenir vaut mieux que guérir*, c'est vers ce noble but que doivent tendre tous nos efforts; et du moment où l'observation des siècles démontre que la maladie s'amende difficilement dans le milieu où elle a pris naissance, il importe, avant tout, de préconiser le changement d'air, l'émigration [1].

Michelet exprime, d'une manière poétique, cette aspiration de la thérapeutique moderne quand il dit :

La Jouvence de l'avenir se trouve dans ces deux choses :

« Une science de l'émigration,
« Un art de l'acclimatation. »

De leur côté, les auteurs de l'*Annuaire météorologique* soutiennent que :

« Le jour où l'hygiène sera assez avancée pour indiquer à chacun le pays qu'il doit préférer, la puissance de la médecine sera pour ainsi dire doublée. »

ARTICLE II

LES CLIMATS

1. Définition.

Quelle est la signification véritable du mot climat? comment devons-nous définir la climatologie?

puissance et la généralité de cette ressource thérapeutique; car telle est la liaison intime qui existe entre la vie morale et la vie physique, que toute diversion opérée sur la première réagit de toute nécessité sur la seconde.

[1] On peut, suivant Dumas (de Montpellier), « empêcher la formation, arrêter au moins le progrès des maladies chroniques en écartant les causes

En grec le mot κλίμα signifie région.

Les anciens astronomes désignaient ainsi l'espace compris entre deux cercles parallèles à l'équateur terrestre. Ces zones ou climats astronomiques avaient pour but d'indiquer la durée des jours et des nuits, la chaleur de chacune d'elles étant calculée de manière qu'il y eût un accroissement d'une demi-heure entre le jour maximum de l'une de ces limites et le jour maximum de l'autre. Le premier climat commençait à l'équateur et se terminait au parallèle dont le jour maximum est de 12 heures 1/2, par 8° 25′ de latitude. Le second était compris entre ce parallèle et celui dont le jour maximum était de 13 heures par 16° 25′ latitude, et ainsi de suite.

Il y avait donc 24 climats de l'équateur au cercle polaire.

Entre ce cercle et le pôle, on ne comptait plus que 6 climats dont le jour maximum de chacun surpassait d'un mois celui du précédent.

Cette division beaucoup trop vague de la terre en 30 climats, de largeurs inégales, a été remplacée par l'emploi des latitudes, qui expriment bien plus rigoureusement la distance d'un lieu à l'équateur.

Le mot *climat*, emporte dès lors une idée d'uniformité, ou du moins de similitude de conditions ; dans son acception la plus naturelle, il désigne une étendue plus ou moins vaste du globe, qui offre sur tous ses points les mêmes conditions d'existence.

Aussi les auteurs modernes ont-ils substitué à la considération, pour ainsi dire brute, des lignes ou parallèles, des idées formant la résultante de toutes les notions acquises sur le phénomène le plus caractéristique, à savoir, l'état thermique d'un lieu.

extérieures dont elles dépendent. Il suffit pour cela de soustraire les malades aux impressions qu'ils en reçoivent. »

Pour de Humboldt, l'expression de climat désigne, dans son sens le plus général, toute variation de l'atmosphère qui affecte sensiblement nos organes ; la température, l'humidité, les oscillations du baromètre ; le calme de l'air, ou la direction variée des vents ; le degré de la tension électrique ; la pureté de l'air ou son mélange avec des exhalations gazeuses plus ou moins nuisibles ; enfin, le degré de diaphanéité et de sérénité du ciel, qui a une influence non-seulement sur le rayonnement variable du sol, sur la végétation des plantes et sur la maturité des fruits, mais aussi sur les sensations et les dispositions psychiques de l'homme. »

La définition de Carrière comprend de même l'énumération des divers éléments du problème.

« Le sol, dans les sinuosités de ses côtes, les accidents de sa surface et les différences de sa constitution ; les eaux dans les conditions diverses qui leur sont imprimées suivant la place qu'elles occupent, les transformations ou les altérations qu'elles subissent ; enfin, l'air dans toutes les modifications qu'il reçoit, et qui le rendent tour à tour sec ou humide, froid ou chaud, doux ou excitant, sain ou morbigène : toutes ces grandes causes avec leurs propriétés se combinent les unes avec les autres de manière à constituer cet ensemble de forces dont l'action s'apprécie ou se mesure sur la race humaine, et qui a reçu le nom de climat. »

Tardieu adopte avec de Saussure, Zimmermann et Clark, une définition plus générale.

« On donne le nom de climat à l'ensemble des conditions physiques qui résultent, pour les différentes régions du globe, de leur situation respective à la surface de la terre, et qui sont de nature à exercer sur les êtres organisés une influence spéciale. »

Dans ces divers programmes, nous voyons figurer

trois éléments primordiaux, se combinant entre eux et constituant un ensemble de forces qui s'exercent sur la race humaine, c'est-à-dire :

Le sol, dans les différences de sa constitution ;

Les eaux, dans les conditions de leur existence ;

L'air, dans toutes les modifications qu'il subit.

C'est de ces notions exactes, qu'Hippocrate a tiré la division qu'il a établie dans l'étude de ces phénomènes, division qui s'est conservée toujours vraie à travers des siècles d'observation [1].

Pour nous, le climat d'Hippocrate *c'est l'influence positive que l'air, les eaux et les lieux exercent sur l'homme en tant qu'individu, et sur les hommes réunis en grande masse et habitant un même point circonscrit et déterminé du globe.*

Cette définition a l'avantage de rappeler des notions indispensables, que ne mentionnaient pas les précédentes, notions relatives à l'action même de tout climat, alors qu'il se manifeste par la santé générale et par la mortalité.

Aussi, diviserons-nous ce travail en quatre chapitres, comprenant :

1° Les lieux : (Cosmographie et physique du globe, — géologie, — topographie, — productions du sol.)

2° Les eaux : (Généralités, — eaux douces, — eaux salées, — eaux minérales)

3° L'air : (Atmosphère, — pression barométrique, — température, — hydrométéores, — vents, — ozone, - électricité, — magnétisme.)

4° Les éléments numériques : (Statistique, — constitutions médicales, — endémies, — épidémies.)

L'hygiène générale des populations est là tout en-

[1] Nous ne voyons pas l'utilité de réduire, avec Gigot Suard, les diverses causes dont la réunion et les rapports mutuels constituent les climats en deux seules catégories : les conditions territoriales ou topographiques, et les conditions atmosphériques.

tière, dit Grimaud de Caux dans son programme *sur la carte hygiénique de la France.*

Quand on connaîtra l'air, les eaux et les lieux d'une contrée, on aura le secret non-seulement des influences générales auxquelles est soumise la santé de la population, mais encore la théorie des principales conditions physiologiques de cette même population.

D'après tout ce qui précède, pouvons-nous avec la majorité des auteurs définir la climatologie « la partie de l'art de guérir qui traite de l'influence exercée sur l'économie par les agents répandus dans l'atmosphère, par la nature du sol, sa latitude, son exposition [1]. »

Et devons-nous considérer avec Bérigny et Hœghens « la climatologie comme l'une des principales branches de la météorologie, étude à laquelle se rattachent des travaux dont les perfectionnements exercent une puissante influence sur le bien-être de l'humanité? »

La définition la plus simple de la climatologie consisterait, selon nous, à la regarder comme « la science qui s'occupe de l'étude des climats, » en ajoutant que pour atteindre ce but elle s'appuie successivement sur la géographie physique, la géologie, l'hydrologie, la météorologie, les épidémies et la statistique.

Voilà donc le vaste programme qui se dresse devant nous; voilà l'œuvre immense à laquelle nous allons dérober quelques feuillets épars, afin de donner une idée, aussi sommaire que précise, de l'importance et de la valeur de ces études [2].

[1] « L'étude des climats forme, à elle seule, sous le nom de climatologie, une science véritable, ou tout au moins une partie essentielle de la physique et de l'hygiène générale. » (Tardieu.)

[2] La climatologie exacte, basée sur des chiffres, datant de ces dernières années, il est indispensable, pour la faire progresser, d'adopter une méthode uniforme. Les auteurs de l'*Annuaire météorologique de la France* recommandent avec raison l'association des travailleurs, — la centralisation des

2. Classification.

Étant admis d'une part, que le climat d'une région est constitué par l'ensemble des phénomènes météorologiques qui se manifestent périodiquement au milieu de son atmosphère, de l'autre, que dans ces manifestations successives, le rôle le plus considérable doit être dévolu à la température, nous allons chercher comment s'effectue, à la surface de la terre, cette distribution du calorique solaire. qui en forme la cause première [1].

Par rapport à cette influence, on a divisé depuis longtemps le globe terrestre en cinq régions ou zones : la zone tropicale qui s'étend de l'équateur aux tropiques du Cancer et du Capricorne ; les deux zones tempérées qui vont des tropiques aux cercles polaires; les deux zones glaciales comprises entre les cercles polaires et les pôles.

La distinction des climats, en chauds, froids ou tempérés qui en résulte, étant un fait d'observation séculaire, nous allons consacrer quelques lignes à chaque catégorie [2].

efforts individuels, — leur direction dans des observations immédiates, et suivies d'après un programme donné.

Pour ce qui nous concerne, nous nous sommes toujours efforcé de déterminer l'action des agents climatériques sur l'état physiologique, afin de nous élever ensuite par la synthèse à la connaissance des lois d'ensemble, des rapports généraux.

En étudiant les phénomènes, sans nous préoccuper des déductions immédiates, nous pensions que ce qui était obscur pour nous aujourd'hui, pouvait devenir, demain, clair et précis pour nos successeurs.

« Que de choses, dit Sénèque, dont la connaissance est réservée aux âges à venir et à une époque où nous ne serons plus. Nous nous croyons initiés, et nous sommes encore à la porte du temple. »

[1] Le principal élément, celui qui domine tous les autres dans la constitution des climats, c'est la température. Les variations ont une influence déterminante sur tous les autres phénomènes météorologiques d'où résultent les différences de climats.

[2] Si l'on se place au centre de ces vastes zones, en négligeant les diver-

Les climats chauds s'étendent entre les tropiques, et depuis les tropiques jusqu'aux 30es et 35es degrés de latitude australe et boréale.

L'irradiation perpendiculaire du soleil accumule sur l'équateur le maximum de calorique : la moyenne annuelle de la température, prise à l'ombre, oscille entre 27 et 29° (moyenne de l'été 28 à 32°, de l'hiver 27°).

Sous la zone torride, les transitions de température sont rares et peu considérables pendant le jour (ne dépassant guère 8 à 9°).

L'évaporation est en proportion de la chaleur ; de là les pluies diluviales qui tombent annuellement pendant la saison dite *d'hivernage*.

Le baromètre, dont les variations périodiques sont presque nulles dans nos climats, monte et descend deux fois par jour dans les contrées équatoriales.

La zone torride a ses vents périodiques qui sont dus aux mouvements diurne et annuel de l'atmosphère.

L'année tropicale se caractérise par la permanence et l'intensité de la chaleur. « Cette influence souveraine, l'homme réactif à double face, en témoigne par sa moda

gences qui naissent des localités, on voit les influences cosmiques et atmosphériques réaliser, en grand, avec les mêmes types de végétation et d'animalité, les mêmes conditions pour l'homme, de santé et de maladie.

« Sous la ligne et près du pôle, elles atteignent leur maximum d'opposition; à distance égale du pôle et de la ligne, elles se balancent, elles se neutralisent : dans les intervalles qui séparent ces points culminants de l'action climatérique, mélange, croisement, lutte, progression ou décroissance de causes et d'effets. » (Michel Lévy.)

Nous rappellerons ici une observation relative aux différences de température des deux hémisphères. Sous le rapport géographique, l'hémisphère austral contient beaucoup moins de terre que le boréal.

Jusqu'au 45° de latitude, les contrées des deux hémisphères jouissent de la même température; mais à partir de cette limite, il y a une différence.

Duperrey pense que l'hémisphère austral est plus froid de 1°. Toujours est-il, qu'il n'est pas navigable sous des parallèles et dans des saisons où l'on trouve toujours des mers libres dans l'hémisphère nord.

lité fonctionnelle et par ses manifestations pathologiques. » (Michel Lévy).

Les climats froids s'étendent du 55e degré de latitude vers le pôle.

Entre les latitudes de 64 à 75°, la température moyenne de l'hiver est de — 30°, et celle de l'été + 2° (d'après les calculs de Fuster).

Aux latitudes de 70 à 78°, la température moyenne de l'année est de — 7°, le maximum de froid pouvant descendre jusqu'à — 57° (Scoresby).

Les différences diurnes de la température sont peu marquées, mais les variations annuelles s'exercent sur une grande échelle. Franklin a observé en 1820 un minimum de — 50° et un maximum + 31°, ce qui donne une différence de 81°.

Le baromètre suit une marche diamétralement opposée à celle qu'il affecte dans les zones tropicales.

Le caractère général des climats polaires est déterminé par la durée et par l'intensité de l'hiver.

La nature exprime par les qualités de ses produits la puissance du froid permanent : les espèces animales ne présentent ni stature imposante, ni éclat de pelage, et l'homme est puissamment modifié dans sa constitution physique, dans sa fonctionnalité et ses manifestations morbides.

Les climats tempérés règnent entre les 30, 35 et 55° de latitude australe ou boréale (l'Europe presque entière avec ses îles en fait partie).

Les traits généraux de la zone tempérée sont les suivants :

1° Les saisons sont tranchées : le froid et la chaleur alternent annuellement, mais n'arrivent d'ordinaire à leur apogée que par une gradation intermédiaire. La température moyenne de l'hiver est de 5° 5', celle de l'été de 19° 9'.

2° Quoique distinctes, les saisons sont d'une grande variabilité, tandis qu'à l'équateur et aux pôles nous avons trouvé la stabilité des qualités thermométriques.

5° Les oscillations de température ne manquent ni de fréquence ni d'amplitude, de sorte que les mutations de l'atmosphère font éprouver à l'organisme les modifications les plus variées.

La versatilité et le tumulte des phénomènes météorologiques correspondent aux saisons intermédiaires, c'est-à-dire à l'époque des équinoxes.

Par rapport à son étendue et à sa position, la zone tempérée déploie à sa surface des climats ayant une apparence plus australe, des climats se rapprochant davantage de la zone boréale, des climats moyens ou tempérés par excellence.

La zone tempérée imprime aux produits du règne organique et du règne inorganique un caractère général, qui se diversifie sous l'empire des climats particuliers qu'elle renferme.

L'économie humaine reçoit l'empreinte des influences générales de cette zone, mais on ne trouve plus ici la stabilité des formes pathologiques qu'on observe à l'équateur et vers les pôles.

De Humboldt, le créateur des lignes isothermes, c'est-à-dire des lignes d'égale température moyenne par année (déduites de l'analyse de toutes les causes atmosphériques, géologiques, naturelles et accidentelles qui influent sur l'état thermique des lieux), distingue sept espèces de climats d'après son système d'isothermes.

	DEGRÉS CENTIGRADES DE TEMPÉRATURE MOYENNE ANNUELLE.
1. Climat brûlant, de.	27 à 25
2. Climat chaud.	25 à 20
3. Climat doux.	20 à 15
4. Climat tempéré.	15 à 10
5. Climat froid.	10 à 5
6. Climat très-froid.	5 à 0
7. Climat glacé.	au-dessous de zéro.

Chacune de ces bandes isothermes se subdivise en climats :

Constants — Variables — Excessifs

selon les différences qu'il y a entre les maxima et les minima de chaleur et de froid.

Il suit de là que, malgré leurs différences, les climats ont des caractères saillants qui permettent de les diviser en groupes bien définis :

Pour l'Europe, l'observation des météorologistes a établi, dans chaque système de climats, deux divisions fondées sur le nombre et sur l'étendue des vicissitudes qui affectent l'atmosphère.

1° Toutes les régions qui avoisinent des masses d'eau considérables, comme celles qui se terminent par des côtes maritimes, ou qui sont baignées par de larges rivières, jouissent d'un état atmosphérique relativement très-uniforme, c'est-à-dire, qui varie peu d'un jour à l'autre, du matin au soir, de mois en mois : ce sont les climats *insulaires littoraux, maritimes ou égaux.*

2° L'autre catégorie de contrées se distingue au contraire par des mutations brusques, fréquentes, considérables dans les qualités de leur atmosphère, de telle sorte qu'elle contraste avec les régions maritimes, et par la multiplicité et par l'étendue des variations météorologiques : ce sont les climats que Buffon appelait *continentaux, excessifs*.

A mesure que l'on s'éloigne de la mer, pour pénétrer dans l'intérieur des continents, on constate une différence toujours croissante entre la température de l'été et celle de l'hiver ; les causes de cette différence sont dues à la capacité de l'eau pour la chaleur, et à la grande quantité de calorique, qui devient libre quand les vapeurs se précipitent, et latent lorsque les liquides passent à l'état aériforme.

Considérés au point de vue de la température absolue, les climats européens se divisent en climats *froids ou océaniques*, et en climats *chauds ou méditerranéens*.

« La France, dit Martins, a l'immense avantage de réunir toutes ces variétés de climats, dont les types existent dans les pays voisins : c'est la cause la plus réelle de sa richesse, c'est le secret de sa puissance [1]. »

De nombreux documents recueillis avec soin lui ont permis de distinguer en France cinq régions climatoriales [2].

Les deux premières offrent l'exemple de climats assez froids ; l'un est continental, comme celui de l'Alle-

[1] Il est difficile de déterminer quelle est la température moyenne de la France, car les températures fort basses des pics des Alpes et des Pyrénées abaisseraient tellement cette température, qu'elle ne représenterait plus la température de la portion habitée.

Toutefois, en cherchant la température moyenne de toutes les villes de France, où elle a été constatée avec une précision suffisante, on arrive à un chiffre approximatif de 12°.

[2] Voici les idées qui ont présidé à cette classification :

« Partager en régions climatoriales un pays comme la France, limité par la politique et non par la nature, n'est pas chose facile. Dans cet essai, je ne donnerai pas une égale valeur à toutes les modifications atmosphériques qui peuvent servir à caractériser un climat. Je subordonnerai mes caractères les uns aux autres, en les rangeant dans l'ordre suivant : la température, la pluie, les vents, les orages et les variations de la pression atmosphérique ; chacun de ces éléments fournira des caractères différentiels importants. »

magne; et l'autre marin, comme celui de l'Angleterre.

Les deux climats suivants présentent la même différence, mais ils sont beaucoup plus tempérés.

Le dernier forme une exception en France, et fait partie du groupe météorologique de la Méditerranée.

Martins désigne ces climats sous les noms suivants :

1° Le climat Vosgien ou du nord-est ;
2° Le climat Séquanien ou du nord-ouest;
3° Le climat Girondin ou du sud-ouest;
4° Le climat Rhodanien ou du sud-est ;
5° Le climat Méditerranéen ou Provençal.

1° Le climat Vosgien s'étend sur le massif des Vosges, en Lorraine, en Suisse et en Savoie.

C'est un climat excessif ou continental : Il a des étés chauds, et les hivers les plus rudes de la France ; le thermomètre ne monte guère au-dessus de 0° pendant cette saison.

Les pluies d'été l'emportent sur celles de l'automne ; la moyenne annuelle est de 685 millimètres.

Les vents régnants sont le S.-O et le N.-E, qui soufflent à peu près aussi souvent l'un que l'autre.

Les orages fréquents en été sont presque inconnus en hiver.

2° Le climat Séquanien est borné au nord par le Rhin, au sud par la Loire depuis son embouchure jusqu'à Tours, à l'ouest par la mer, à l'est par le plateau de Langres.

Continental en Champagne, il devient marin en Bretagne et dans le Cotentin.

Les hivers sont moins rigoureux, et les étés moins chauds que dans l'est : de là une température relativement uniforme pendant le cours de l'année, du mois et du jour.

Ce climat est à pluies d'automne; le S.-O y domine; les orages y sont plus rares qu'ailleurs. Il est si tempéré sur le littoral de la mer, que le chêne-liége croît sur les côtes de la Bretagne.

3° Le climat Girondin comprend tout le pays situé entre la Loire et le Cher, jusqu'aux Pyrénées.

Il est caractérisé par une température moyenne plus élevée que dans le nord, moindre que dans la Provence et le Languedoc.

Analogue au climat précédent, mais moins égal, il peut être, à juste titre, appelé le climat moyen de la France.

Les pluies prédominent en automne et en hiver,

Les vents de S.-O et de N.-E sont plus fréquents dans le nord de la région, pendant que ceux de N.-O et de S.-E se font sentir de préférence au sud.

Les orages y sont plus rares que sur les bassins du Rhône et du Rhin, plus nombreux que dans la région séquanienne.

4° Le climat Rhodanien embrasse les vallées de la Saône, du Rhône et de l'Isère.

C'est un climat continental tempéré.

La température moyenne des villes est intermédiaire entre celle du N.-O et du S.-O; la différence entre l'hiver et l'été est aussi forte que dans le N.-O; elle tient surtout à l'élévation de la moyenne des étés.

Parmi les vents, ce sont le nord et le sud qui dominent.

La quantité de pluie est plus considérable, et les orages plus communs, que dans tout le reste de la France.

5° Le climat Méditerranéen est de tous les climats de la France le plus nettement tranché, c'est-à-dire, le plus chaud; il tient le milieu entre les climats marins et les continentaux. Commençant au Pont-Saint-Esprit, il est abrité des vents du nord par les Cévennes et par une ligne sinueuse qui, dans les Basses-Alpes, circonscrit la région des Oliviers, en passant par Orange, Nyons et Sisteron.

La moyenne thermométrique annuelle est de 15°, et la température de l'été ne descend jamais au-dessous de 20°.

Les pluies tombent principalement en automne, en hiver et au printemps ; l'été est d'une sécheresse extrême.

Le vent dominant comme force et comme fréquence, c'est le N.-N.-O (Mistral).

Les orages y sont plus communs en automne et en hiver, que dans tout le reste de la France.

ARTICLE III

L'ACCLIMATEMENT

On entend par acclimatement la mise en harmonie de l'organisation humaine avec les influences d'un climat, d'une localité, afin que l'homme puisse y vivre, s'y bien porter et jouir du complet exercice de ses facultés. (Aubert Roche).

Boudin définit l'acclimatement « la faculté que possèdent les êtres organisés de s'adapter, dans une certaine mesure, à un climat autre que celui dans lequel ces êtres ont pris naissance [1]. »

Le problème de l'acclimatement de l'homme se présente sous deux points de vue :

1° Celui de la provenance ;

2° Celui du milieu vers lequel il se dirige (milieu de tendance).

[1] L'acclimatement est donc un conflit entre l'ensemble des circonstances qui caractérisent une zone, une région, une localité, et les dispositions organiques qui forment le fond de l'individualité humaine, et le type collectif des familles et des races. Cette lutte entre les forces extérieures de l'homme tend à assimiler ce dernier aux indigènes des pays qu'il vient habiter. (Marchal de Calvi.)

Les conditions de manifestation varieront selon qu'il s'agit des individus ou de l'espèce. Pour que l'acclimatement des individus s'opère, il faut que le nombre proportionnel des malades et des morts diminue à mesure que la durée de séjour se prolonge.

L'acclimatement de l'espèce a lieu, lorsqu'une population parvient à se perpétuer dans le nouveau séjour par elle-même, et sans le secours de croisements étrangers, en conservant intactes toutes les facultés physiques, intellectuelles et morales qui constituaient son apanage.

Aujourd'hui, les plus ardents adversaires du cosmopolitisme de la créature humaine sont obligés de reconnaître qu'en raison de la merveilleuse flexibilité de son organisation, propre à se plier aux exigences des latitudes les plus extrêmes, l'homme peut vivre et se perpétuer dans tous les climats, c'est-à-dire, s'acclimater aisément, à la condition de se soumettre à certaines mesures hygiéniques.

Dans le rapport que nous avons présenté au Ministre de l'Algérie et des colonies sur « le climat d'Alger, » nous avons apporté la démonstration péremptoire de cette possibilité pour l'Européen de s'acclimater sur le nouveau sol, en se conformant à certaines nécessités de la vie matérielle relatives à l'habitation, — les vêtements, — et l'alimentation.

Cette constatation scientifique repose sur trois ordres de preuves : 1° l'histoire. — Dans un lointain passé, l'Afrique fut le siége de florissantes colonies : *Romam magnâ ex parte sustentabat Africæ fertilitas !* On n'y meurt que de vieillesse ou d'accidents, écrivait Sénèque. — 2° La statistique. — La population augmente par ses voies normales, diminution de mortalité, et augmentation des naissances. — 3° Les résultats obtenus. — Faits nombreux démontrant l'influence constante de l'assainissement, par suite de la grande culture et des emménagements des terres. (Bouffarick. Staouëli, domaine des Trappistes. Mitidja. Koleah.)

Cherchons à déterminer actuellement les conditions de l'acclimatement passager auquel sont exposées les personnes qui, par des raisons de santé, émigrent du nord de l'Europe et de la France vers le midi.

Si ce mouvement d'émigration existe et progresse tous les jours, il faut de toute nécessité l'attribuer aux effets produits, aux résultats obtenus; et la preuve la plus convaincante de l'efficacité de ces climats nous sera fournie par le fait capital du nombre toujours plus considérable de valétudinaires, s'implantant dans les nouvelles stations pour y devenir propriétaires.

Les avantages obtenus en pareille occurrence dépendront uniquement de l'observation rigoureuse de ces deux préceptes :

Choix intelligent et raisonné de la zone climatologique ;

Émigration dans le midi, dès que se manifestent les prédispositions des maladies héréditaires et les phénomènes précurseurs des désordres de l'innervation.

Ces préceptes sont eux-mêmes la déduction immédiate d'un principe fécond en conséquences des plus heureuses et des mieux constatées, que nous avons affirmé dans le premier rapport adressé par nous au Ministre d'État, qui avait bien voulu nous charger d'étudier les climats du Midi, au point de vue de leur influence sur les affections chroniques de la poitrine.

L'existence, sur tout le littoral Méditerranéen, des deux catégories de climats, correspondant chacun à une forme déterminée de la maladie.

Pour mieux en préciser l'importance, transcrivons

ici les deux formules α 6 qui en forment pour ainsi dire les corollaires.

α *Établir une distinction entre le séjour de la zone du littoral attenante immédiatement à la mer, et la zone des collines s'étendant à quelques kilomètres, au delà du rivage dans l'intérieur des terres.*

Les classifications des climats, fondées sur leurs qualités thérapeutiques, ne sont sanctionnées ni par l'expérience, ni par l'observation clinique; purement théoriques, tracées dans le silence du cabinet, elles ne correspondent pas à la réalité.

En outre, comme leurs auteurs n'attribuent à ces séjours qu'une efficacité temporaire pendant certains mois de l'année, il faudrait astreindre les émigrants à un déplacement continuel.

La division par groupes, correspondant à deux catégories d'affections, est préférable.

La première comprend les stations hivernales tempérées où l'air est doux, mou, sédatif, chargé d'un peu d'humidité. (Madère, — Pau, — Venise, — Pise.)

La deuxième renferme les principales stations du littoral de la Méditerranée (Hyères, — Cannes, — Nice, — Menton, — Ajaccio, — Alger,) où l'air est tonique, sec, stimulant.

Tout en admettant la justesse de ces distinctions, nous sommes arrivé à prouver, par un examen attentif des topographies locales, que dans une même station d'hiver il existe des quartiers distincts, dont les éléments constitutifs (degré de température, nature du sol, genre de productions, accidents de terrain, anémologie, etc.) se groupent, de manière à former les deux types de climats correspondant aux diverses conditions qui caractérisent l'air sédatif et l'air tonique.

6 *Coordonner les idées résultant, d'une part, de l'examen de l'état pathologique, de l'autre, de la connaissance de la station hivernale, c'est-à-dire adapter chaque catégorie de malades à chacune des deux zones indiquées.*

Il est impossible de répondre *à priori* à cette demande de tous les jours: quel est le meilleur climat pour une personne malade de la poitrine, ou atteinte d'une névrose rebelle ?

Avant de se prononcer, le médecin doit se rendre compte préalablement de l'état morbide, afin d'établir le rapport qui existe entre la nature du mal et les conditions particulières du séjour d'hiver.

Pour mieux rendre notre pensée, voyons en effet ce qui se passe dans les affections de la poitrine.

Les altérations pulmonaires peuvent se développer à la suite de dispositions héréditaires, ou se produire successivement en vertu de la transformation de l'état aigu en état chronique.

Dans les deux hypothèses, selon qu'elles siégent sur des tempéraments nerveux ou sur des tempéraments lymphatiques, il se manifeste deux formes principales :

La forme *torpide*, greffée sur une constitution lymphatique ou scrofuleuse, représente l'alanguissement, la dénutrition; les impressions y sont obtuses; la force vitale manque pour résister à la naissance et aux progrès du mal;

La forme *éréthique*, animée par l'élément subinflammatoire, avec les réactions de l'élément nerveux, devient plus nuisible dans ses effets, plus rapide dans sa marche, par les sympathies étendues et violentes qu'éveille l'excitation.

L'on conçoit tout d'abord que le même climat ne puisse

être raisonnablement conseillé dans chacune de ces manières d'être de la maladie.

Maintenant que nous apprennent l'observation clinique et l'expérience de tous les jours?

Après avoir établi que l'action des climats sur l'organisme est lente, directe, permanente, elles démontrent que les affections de la première catégorie ont besoin d'un air sec, vif, tonique, stimulant : que les affections de la seconde réclament un air sédatif, tempéré, imprégné d'une certaine humidité.

Il n'est pas besoin de nombreux développements pour reconnaître que les conditions stimulantes, toniques, se trouvent, à proximité de la mer, dans la zone que nous appelons *marine* ou du *littoral;* tandis que les conditions tempérées, sédatives, se rencontrent de préférence en s'internant dans les terres, dans la zone dite *des collines*,

Si ce sont des névroses que nous avons à traiter, nous nous trouverons en présence, des mêmes types, des mêmes besoins.

La zone maritime conviendra dans les affections spéciales, où le système nerveux est déprimé, engourdi, frappé pour ainsi dire de stupeur.

La zone des collines sera utile chez les sujets dont le système nerveux est irritable et surexcité.

Rien de plus facile que de constater la réalité de cette double influence.

Qu'une personne bien portante, en quittant Paris, s'établisse sur le rivage de Nice, de Cannes ou de Menton; elle éprouvera, au bout de quelques jours, les phénomènes de surexcitation qu'amène l'inhalation de l'air marin ; qu'elle s'interne alors plus avant, à 3 kilomètres de la rive, et dans les quarante-huit heures l'agitation et l'insomnie disparaîtront.

Ce qui se produit sur l'homme à l'état de santé, se

manifeste nécessairement d'une manière bien plus immédiate et bien plus accentuée, chez les valétudinaires [1].

Nous sommes donc autorisé à déclarer qu'une même station offre réellement deux types principaux de climats, correspondant à deux variétés distinctes de maladies.

Les considérations qui précèdent dirigeront utilement le médecin appelé à résoudre la question que nous avons posée en commençant : après avoir analysé soigneusement les symptômes de la maladie et les conditions inhérentes aux diverses stations, nos confrères s'élèveront par la pensée à une appréciation synthétique, et leur jugement présentera le plus de garanties possibles d'exactitude et de précision [2].

Les autres questions sur lesquelles nous avions appelé l'attention des observateurs peuvent se résumer en ces termes :

— Reconnaître l'heureuse disposition des côtes de la Méditerranée, avec la gamme assez complète qu'elles présentent, pour satisfaire à toutes les indications médicales.

— Se rendre de bonne heure dans le Midi, afin de pré-

[1] Parmi les types de la zone du littoral nous citerons Hyères (Costebelle), Cannes, Nice (quartiers des Ponchettes, de la promenade des Anglais), Menton, Alger (Saint-Eugène), Ajaccio. Les types de la deuxième zone se rencontrent à Hyères, au Cannet, dans la campagne de Nice (Cimiez, Carabacel, Lazareth, etc.)

[2] Nous n'insisterons pas sur l'accueil fait à ce premier rapport. Si quelques critiques ont contesté l'importance de ces recherches, d'autres, en majorité, ont adopté et nos conclusions et nos conseils.

Quant aux praticiens les plus distingués du Midi de la France, ils ont reconnu dans nos principales conclusions leurs pensées et leurs aspirations; et s'ils nous ont laissé le mérite de les *formuler d'une manière précise et scientifique*, nous sommes heureux de leur reconnaître celui de leur application journalière.

venir le mal dans ses premières manifestations, et de l'arrêter dans ses évolutions successives.

— Constater la régularité et la constance de température de toutes les localités du littoral méditerranéen, pendant la période de temps comprise entre dix heures du matin et trois à quatre heures du soir, que nous proposons d'appeler la *journée médicale*.

CHAPITRE PREMIER

LES LIEUX

(ΤΟΠΩΝ)

ARTICLE PREMIER

COSMOGRAPHIE ET PHYSIQUE DU GLOBE

Avant d'aborder l'étude des lieux, il nous paraît indispensable de rappeler quelques notions générales de cosmographie et de géographie physique, afin de mieux déterminer la place que notre globe occupe dans l'harmonie de la création.

1. Soleil.

Copernic, le premier, émit l'hypothèse que le Soleil occupe le centre de notre système, et que la Terre, ainsi que les autres planètes, se meut autour de lui.

Cette hypothèse est unanimement reconnue aujourd'hui comme une irréfragable certitude.

Les planètes et les comètes qui gravitent autour du Soleil, forment avec celui-ci l'ensemble du système solaire[1]. Tout porte à présumer que chaque étoile est le centre d'un système analogue.

[1] Lorsque nous voyons, dit Bailly de Merlieux, tous les corps planétaires circuler autour du soleil, dans le plan de son équateur, n'est-il point naturel d'en conclure que tous ces corps ont une origine commune? »

Quoique le soleil puisse être considéré comme immobile par rapport aux autres astres qui accomplissent autour de lui leurs révolutions, il exécute cependant, en 25 jours et demi, une rotation autour du centre de gravité de l'ensemble du système.

La vitesse de ce mouvement progressif est double de la vitesse avec laquelle la Terre exécute sa translation autour du Soleil.

Le diamètre du Soleil est représenté par 112 diamètres terrestres.

Son volume est à celui de la Terre. . .	::	1,407,124 : 1
Sa masse.	::	354,946 : 1
Sa densité.	::	0,252 : 1

Sa distance moyenne de la Terre est de 152 millions de kilomètres.

C'est du Soleil que les autres corps du système reçoivent la lumière et la chaleur. En est-il la source, ou son pouvoir échauffant et lumineux est-il le résultat du mouvement qu'il imprime à l'éther, fluide que l'on suppose répandu dans tout l'univers?

Ce qui ne peut être mis en question, c'est que sans l'action solaire tout serait froid et obscur autour de cet astre. Il préside à tout le système, règle la marche et les destinées de tous les corps qui lui sont subordonnés.

Le Soleil n'est pas lumineux par lui-même: c'est un noyau obscur recouvert et enveloppé d'une atmosphère brillante, laquelle nous envoie la chaleur et la lumière, qui, sur notre terre, se traduisent en saisons et en climats.

Herschell admet que l'espèce d'océan de matière chaude et lumineuse qui forme le contour apparent du Soleil, est une couche assez mince suspendue à distance au-dessus du corps solide et obscur de l'astre.

On a calculé la quantité de chaleur fournie par le Soleil aux limites de l'atmosphère dans le cours d'une année, et celle qui arrive à la terre après l'absorption des rayons excédants.

Au moyen du pyrhéliomètre, Pouillet a trouvé que cette quantité de chaleur était susceptible de fondre une couche de glace de 30 à 40 mètres d'épaisseur, qui envelopperait la terre entière, en admettant, bien entendu, que la chaleur serait uniformément répartie sur tous les points du globe.

Presque toute la chaleur de la Terre provient du Soleil.

Les surfaces qu'il éclaire, sont d'autant plus échauffées, qu'elles reçoivent les rayons en ligne plus directe.

L'intensité de la chaleur se règle donc par l'élévation de cet astre au-dessus de l horizon ; elle est d'autant plus grande qu'il y reste plus longtemps. Les plus hautes températures sont à l'équateur et sous les tropiques, d'où elles vont décroissant jusqu'aux régions polaires.

Aux pôles, on a alternativement six mois de jour et six mois de nuit. Si la surface du globe était composée d'une même couche homogène, de même couleur, de même densité, de même pouvoir absorbant et émissif pour la chaleur rayonnante, la température moyenne serait la même pour toutes les latitudes (la durée de la présence du Soleil au-dessus de l'horizon et son élévation sont les mêmes pour tous les lieux situés au même degré de latitude), en sorte que les parallèles seraient aussi des lignes isothermes ; mais il n'en est pas ainsi, et cet état de choses se trouve modifié :

— Par l'inégale répartition de la terre et de l'eau sur le globe.

— Par le relief capricieux de l'écorce terrestre.

— Par la composition chimique des masses ; — par l'interposition des eaux, etc., etc.

Indépendamment des modifications de température suivant les latitudes, il existe des variations de température suivant les saisons, et des variations horaires dont nous parlerons plus bas[1].

L'action du Soleil ne se borne pas à présider au mouvement des astres qui l'entourent ; elle est aussi physiologique. Cette influence suprême peut être constatée depuis l'équateur jusqu'aux pôles, dans les différents climats, dans la succession des saisons, dans celles des jours et des nuits. Lavoisier a dit dans son magnifique langage « que Dieu en apportant la lumière, avait répandu sur la terre le principe de l'organisation, du sentiment et de la pensée. »

2. Lune.

La Lune est un satellite de la Terre, autour de laquelle elle accomplit sa révolution en vingt-huit jours moins quelques heures.

Le diamètre de la Lune est de.		3,350 kil.
Son volume est à celui de la Terre. . .	::	18 : 1000
Sa masse..	::	1 : 88
Sa densité.	::	620 : 1000
Sa distance de la Terre est de.		338,000 kil.

Sa vitesse, dans le mouvement d'orbite elliptique qu'elle décrit autour de la Terre, est de cinq myriamètres par minute.

Pendant chaque révolution synodique, la lune prend

[1] Si la terre exécutait son mouvement de rotation dans le plan de son équateur, les jours seraient égaux aux nuits sur toute sa surface.

Il s'établirait dans chaque zone une température constante, réglée principalement sur sa distance de la ligne équatoriale; dès lors il n'y aurait sur chaque point du globe qu'une saison.

Chaque jour est en quelque sorte composé de vingt-quatre saisons distinctes.

La terre tourne avec vitesse et présente successivement au soleil tous les points de sa surface; aussi, dans chaque lieu, les conditions de température changent à toutes les secondes.

différentes formes ou phases : quand l'astre est interposé directement entre le Soleil et la Terre, il est éclairé dans la moitié de sa surface opposée à la Terre, mais il ne peut être aperçu par les habitants de la Terre : on la dit alors *nouvelle Lune* ; le moment où ce phénomène se réalise est celui de la *conjonction*. A quatorze jours seize heures de distance, la face de la Lune éclairée par le Soleil coïncide avec la face tournée de notre côté; elle paraît être un cercle lumineux complet. C'est le temps de *l'opposition* : la *Lune est pleine*. A l'époque qui partage en deux parties égales l'intervalle compris entre la nouvelle et la pleine Lune, cet astre a la forme d'un demicercle lumineux : sa partie occidentale paraît circulaire, sa partie orientale rectiligne, c'est le premier quartier c'est-à-dire, la période croissante. Le second quartier, arrive sept jours quatre heures après la pleine Lune : la convexité du demi cercle lumineux est à l'est, et la partie rectiligne à l'ouest, c'est la période de déclin.

Les 1, 2, 3 et 4 *octants* sont respectivement situés à égale distance de chaque phase, et chaque octant est caractérisé par une forme particulière de l'astre.

Nous étudierons plus tard l'influence de la Lune sur les phénomènes météorologiques et sur l'organisation humaine.

3. Terre.

La Terre est une planète qui n'occupe qu'une place inférieure dans l'ensemble du monde solaire. C'est un astre (πλάνος, errant, vagabond) circulant autour du Soleil, l'astre central.

La figure géométrique de la Terre est celle d'un sphéroïde légèrement aplati aux pôles, et renflé vers l'équateur[1].

[1] D'après les calculs de Puissant, le rayon équatorial = 6,377,640 mètres, et le rayon polaire = 6,356,450 mètres.

Trois formes de la matière se partagent la surface de notre planète ; la forme gazeuse constituée par l'air et les nuages qui enveloppent sa masse ; la forme liquide, c'est-à-dire, l'eau qui couvre les trois quarts de sa surface ; la forme solide ou terre ferme qui se montre à découvert sur le quart environ de cette superficie.

La matière se condense à mesure qu'elle se rapproche du centre de la Terre : nous voyons, en effet, d'abord l'océan aérien qui entoure le globe d'un manteau transparent sur une hauteur verticale d'environ 100 kilomètres ; puis les Eaux déjà plus pesantes que l'air ; enfin les roches dont la densité augmente à mesure qu'elles s'avancent vers le centre.

L'épaisseur de l'écorce solide du globe terrestre est évaluée à 45 kilomètres ; la densité des couches est de 2,7 (celle de l'eau distillée étant prise pour unité) pendant que la densité moyenne est, d'après Reich, de 5, 44.

La forme et la densité de la Terre sont étroitement liées aux forces qui agissent dans son sein, en dehors de toute influence extérieure.

La force centrifuge, suite de la rotation, explique l'aplatissement du globe, lequel, à son tour, dénote la fluidité initiale[1].

L'étendue de l'espace qui sépare la Terre du Soleil est de 150 millions de kilomètres, en sorte qu'un boulet de canon qui conserverait sa vitesse initiale de 500 mètres par seconde (environ 450 lieues par heure) y parviendrait en dix ans.

[1] Dans l'état de fluidité générale, où elle se trouvait au début, et qui est encore celui de toute sa masse intérieure, la terre a subi l'action de la force centrifuge.

Tandis que cette action était nulle aux extrémités de l'axe, elle se faisait sentir de plus en plus énergiquement vers le plan de l'écliptique, et acquérait entre les tropiques son maximum de densité.

La terre s'est donc aplatie aux deux pôles, et renflée vers l'équateur.

La théorie qui considère la Terre actuelle comme un Soleil éteint, comme une étoile refroidie, comme une nébuleuse passée de l'état de gaz à l'état solide, cette belle conception qui relie d'une manière si brillante la géologie à l'astronomie appartient à Laplace[1].

L'existence de ce feu central, de ce foyer incandescent au centre de la Terre, entrevue au siècle dernier, a été mise hors de doute par les travaux de Léopold de Buch, Alex. de Humboldt, Cordier et Élie de Beaumont.

Cordier, dans son *Essai sur la température du globe*, a prouvé que l'élévation de la température intérieure du globe est variable d'un lieu à un autre, mais que le fait même de l'augmentation régulière de cette température est à l'abri de tous les doutes. Il fixait le terme moyen à 1° par 25 mètres.

Walferdin a trouvé, au moyen de ses thermomètres à déversement, 1° pour 30 à 31 mètres.

Les observations directes de la chaleur, poussées jusqu'aux extrêmes profondeurs auxquelles on puisse atteindre, n'accuseraient qu'une température de 60° au plus (qui, d'ailleurs, n'a jamais été observée directement). Mais il existe des phénomènes géologiques qui permettent de constater, pour l'intérieur de la Terre, des températures plus élevées.

Certaines eaux minérales coulent à la surface du sol avec une température qui peut aller jusqu'à 90°. Les geysers d'Islande, ces gerbes d'eau bouillante chargées de silice, dépassent 100° au point d'émergence, et 120° dans leur canal souterrain, à quelques mètres de profondeur. Évidemment cette chaleur n'a pu être commu-

[1] Depuis Descartes, Leibnitz et Buffon, l'on reconnait que la terre était primitivement incandescente.

La théorie de Newton admet que la terre a été fluide à l'origine.

niquée à ces eaux que par les parties profondes de la Terre occupées par la nappe liquide.

Les éruptions des volcans viennent, à leur tour, démontrer la haute température du foyer central. Si les laves que projettent les volcans peuvent fondre le basalte, le granit, le fer, nous sommes obligés d'admettre une température d'environ 1,500° (point de fusion du fer).

Il suit de là, que la température de notre globe a deux origines bien différentes.

Elle vient d'une part du Soleil;

De l'autre, du noyau liquide, incandescent, caché dans les profondeurs, et dont le calorique se transmet à sa surface; toutefois, cette dernière est très-peu sensible, en raison de l'épaisseur de la croûte consolidée.

L'effet total de la chaleur centrale à la surface de la Terre ne dépasse pas 1/30e de degré.

La température moyenne de la masse générale de la Terre n'aurait pas varié de 1/10e de degré depuis deux mille ans, d'après les calculs d'Arago.

Pour résoudre la question que se sont posée les géologues : *L'état actuel de la Terre peut-il être considéré comme définitif?* il importe de rechercher les causes qui ont produit les reliefs actuels du globe, et réparti diversement sur sa surface les continents et les eaux.

S'il est bien établi que ces causes sont le refroidissement terrestre et les dépôts sédimentaires aqueux, comme elles persistent de nos jours, bien qu'à un degré affaibli, il est logique d'admettre que, selon toute probabilité, le relief actuel du sol et les limites respectives des continents et des eaux n'ont rien de définitif et qu'ils sont, au contraire, destinés à se modifier dans l'avenir.

La Terre obéit à trois mouvements :

L'un de *rotation* sur son axe, qui s'exécute dans un intervalle de 24 heures, et qui constitue le mouvement diurne, c'est-à-dire l'alternative régulière des jours et des nuits. Pour l'équateur, la vitesse de rotation est de 465 mètres par seconde[1].

L'autre de *translation* autour du Soleil, qui représente le mouvement annuel, et qui s'effectue en 365 jours 5 heures 48′ et 5″.

On appelle orbite terrestre ou *écliptique* la trace idéale de ce mouvement de translation dans l'espace, dont la vitesse est de 30 kilomètres par seconde (un peu plus de 100 kil. à l'heure).

En outre de ces deux mouvements de rotation et de translation, la Terre participe au mouvement *commun* qui emporte à travers l'espace le monde solaire tout entier.

Le système du monde solaire permet donc de nous rendre compte des saisons et d'expliquer la cause de l'inégalité des jours et des nuits.

La Terre parcourt l'écliptique dans l'espace d'une année, en tournant autour d'un axe dirigé constamment vers les mêmes deux points du ciel, c'est-à-dire toujours parallèle à lui-même. Il suit de là, que le plan de l'équateur céleste (perpendiculaire à l'axe terrestre) conserve aussi toujours la même inclinaison par rapport au plan de l'écliptique dans lequel se meut la Terre[2].

Cette inclinaison qui est de 23° 28′ 33″ constitue l'obliquité de l'écliptique; mais comme l'ellipse n'est pas, ainsi que le cercle, symétrique autour d'un centre, il en résulte

[1] Dans cette période, chaque point de l'équateur décrit une circonférence entière ou 360°; c'est donc 15° en une heure, ou 15′ en une minute de temps, ou 15″ en une seconde de temps.

Or, la longueur des 360° de l'équateur étant à peu près de 40,000,000 de mètres, la longueur de 15″ sera de 465 mètres, c'est-à-dire qu'en une seconde de temps chaque point de l'équateur parcourra un espace de 465 mètres.

[2] L'équateur céleste rencontre l'horizon en deux points que l'on appelle Est ou Orient, et Ouest ou Occident. L'est est à droite et l'ouest à gauche d'un observateur qui regarderait vers le nord.

que la Terre n'est pas toujours à la même distance du Soleil.

Le 2 juillet, la Terre est au point le plus éloigné du Soleil; elle en est au plus rapproché le 1er janvier[1].

La distance moyenne des deux astres arrive le 1er avril et le 2 octobre. A un moment donné, le Soleil éclaire toujours une moitié de la Terre (jour), et l'autre moitié est plongée dans l'ombre (nuit).

On appelle *cercle d'illumination* le grand cercle qui sépare le jour de la nuit, autrement dit, l'hémisphère éclairé de l'hémisphère obscur.

Le 20 ou 21 mars, et le 22 ou 23 septembre, le cercle d'illumination passe par les deux pôles et divise en deux moitiés égales tous les parallèles terrestres; et, comme la Terre aura fait en 24 heures une rotation complète autour de son axe, il en résultera que chacun de ses points aura séjourné 12 heures dans l'ombre et 12 heures dans la lumière.

Il y aura alors même durée des jours et des nuits par toute la Terre; c'est l'époque des *équinoxes*. Les époques du 21 juin et du 21 décembre s'appellent *solstice d'été* et *solstice d'hiver*, parce que le Soleil semble alors rester stationnaire pendant quelques jours, avant de reprendre sa marche vers l'équateur.

Si le mouvement de la Terre dans le plan de l'écliptique détermine la succession et la variété des phénomènes qui constituent les saisons, il s'ensuivra que, sous les tropiques, il n'y aura que deux saisons, l'hiver et l'été, auxquelles on en a ajouté deux intermédiaires, dites printemps et automne; seulement les quatre ont une durée inégale, parce que, la Terre étant plus éloignée du

[1] Les tropiques du Cancer et du Capricorne sont les cercles terrestres, situés aux points extrêmes de la course du soleil, au moment où l'astre semble revenir sur ses pas.

Soleil pendant notre été et notre printemps, elle met plus de temps à décrire son orbite.

Dans nos régions,

Le printemps est la saison comprise entre l'équinoxe de mars et le solstice de juin (92 jours et 21 heures).

L'été est renfermé entre le solstice d'été et l'équinoxe de septembre (93 jours 14 heures).

L'automne se termine au solstice d'hiver, 22 décembre (89 jours 17 heures).

L'hiver dure de ce dernier solstice au premier équinoxe, 22 mars (89 jours 1 heure).

On appelle *signes célestes* les douze constellations, dont l'ensemble forme le zodiaque, et que le Soleil paraît parcourir successivement par suite du mouvement annuel de la Terre.

Dans son mouvement apparent, le Soleil voyage ainsi au milieu des constellations célestes ; il en fait le tour en 365 jours et 6 heures, et en même temps il s'éloigne et se rapproche alternativement de l'équateur céleste qu'il traverse aux époques des équinoxes.

La position géographique d'un lieu se détermine par ses coordonnées géographiques, c'est-à-dire, par la connaissance de sa *latitude* et de sa *longitude*. Pour indiquer avec précision la position d'un point situé au-dessus de l'équateur, il suffira de faire connaître sa distance par rapport à un certain point de départ, en spécifiant si la distance est comptée à l'est ou à l'ouest.

Cette distance du point d'origine au point à déterminer exprimée en degrés, s'appelle *longitude*.

On nomme *méridiens terrestres* les cercles qui passent par les deux pôles, et par les divisions de l'équateur (le cercle équatorial se divise en 360°, le degré en 60′ la minute en 60″). Celui que l'on prend pour point d'origine est désigné par zéro ; en France nous nous servons du méridien de Paris.

La *latitude* d'un lieu exprime la distance du point en question à l'équateur, évaluée en degrés. Elle est nécessairement septentrionale ou méridionale.

On voit donc que la réunion de ces deux indications, longitude et latitude, forme les *coordonnées géographiques* d'un lieu.

Ainsi nous pouvons dire : deux méridiens diffèrent de une heure ou bien ils sont éloignés de 15° (la 24eme partie de la circonférence). Si une heure de longitude équivaut à 15°, une minute de temps représente 15′ d'arc, et un degré équivaut à 4 minutes de temps.

L'altitude d'un lieu, c'est la hauteur que ce point occupe au-dessus du niveau de la mer.

Nous montrerons l'influence considérable que ces coordonnées géographiques exercent sur la température moyenne d'une localité.

Pour faire comprendre celle de la latitude, on a divisé la Terre en 5 zones.

1° L'intertropicale ou torride, immédiatement sous l'équateur.

2° et 3° Les zones tempérées, s'étendant des tropiques du Cancer et du Capricorne aux cercles polaires.

4° et 5° Les zones glaciales, comprises entre ces cercles et les pôles arctique et antarctique.

La température d'un lieu est influencée par sa longitude, car l'observation a démontré qu'à mesure que l'on s'avance de l'ouest de l'Europe vers l'est, la température moyenne va toujours en décroissant. Cet abaissement est plus notable pour la moyenne de la saison d'hiver.

Il est facile de se rendre compte du rôle important que l'altitude doit exercer sur les phénomènes météorologiques ; à mesure que l'on s'élève dans l'air, la pression atmosphérique diminue et la température s'abaisse.

Les reliefs de la Terre, les tremblements de terre, les volcans, les glaciers, la persistance des neiges sur des points donnés, ayant une influence notable sur les climats, nous allons examiner successivement ces divers phénomènes.

Les parties les plus hautes de la surface de la Terre sont, dans l'ordre de leur élévation, des montagnes ou des collines.

Les montagnes qui hérissent les divers points de la Terre ont été formées par deux effets géologiques tenant chacun à la même cause, le refroidissement progressif du Globe [1].

Le refroidissement de la masse terrestre, le passage à l'état solide d'une partie du noyau liquide intérieur, en diminuant le volume de la masse intérieure, ont rendu trop grande son enveloppe consolidée. Dès lors cette enveloppe s'est affaissée en certains points et relevée en d'autres : elle a produit des vides, des plis, des bosses à la surface de la Terre, c'est-à-dire les fentes ou fractures et les montagnes.

Les montagnes agissent sur les plaines voisines par l'inclinaison de leurs parties, l'ombre qu'elles projettent aux différentes heures du jour, et les inégalités qu'elles déterminent dans le rayonnement nocturne.

Les tremblements de terre et les volcans sont deux effets successifs ou concomitants d'une même cause gé-

[1] En France, la hauteur moyenne des plaines serait de 156 mètres pour de Humboldt, et de 206 mètres pour Arago.

La répartition des montagnes exhaussant le niveau moyen de 113 mètres, nous aurions donc une hauteur moyenne de relief de 269 mètres d'un côté, 319 de l'autre. (L'annexion de la Savoie élève un peu ce chiffre.)

nérale. A ce titre, ils occupent une place dans la physique terrestre du globe. Si l'on représente l'écorce solide de notre planète comme une sorte de radeau flottant, sans autre soutien que sa propre cohésion, sur un océan de feu, l'on comprend aisément que cette mince écorce doive ressentir diverses impressions par suite des mouvements tumultueux de la masse liquide, et par suite aussi de l'attraction lunaire et solaire. La cause première de la production à la surface du globe du flux et du reflux des mers, agira donc également sur la masse liquide cachée dans les profondeurs de la Terre, pour produire les marées de l'océan lavique intérieur.

Si ces flots incandescents viennent heurter la croûte terrestre par sa face intérieure, il y aura sur une étendue variable tremblement de terre.

Lorsque la pression exercée par les laves sous-jacentes sera assez forte pour rompre l'écorce terrestre et établir par cette fracture une communication directe, de sa surface avec l'intérieur, les laves se feront jour au dehors pour donner naissance au volcan.

Les tremblements de terre se montrent, le plus souvent, dans les pays montagneux au sein des terrains primitifs ou secondaires, dans le granit comme dans le micaschiste et le grès.

Il faut reconnaître trois modes principaux de manifestation dans le phénomène.

Les commotions *ondulatoires* excitent dans la croûte solide du globe des mouvements alternés d'amplitude plus ou moins considérable; il y a transmission du mouvement sans frémissement intérieur, sans saccades, sans soubresauts.

Les commotions *vibratoires* causent toujours une espèce de frémissement sous les pieds, c'est un trémoussement plus ou moins continu.

Les commotions de *trépidation* sont un peu analogues aux précédentes, seulement le mouvement vertical est violent, irrégulier ; les bonds sont brusques, saccadés, intermittents.

On appelle *reprises* les secousses secondaires qui se renouvellent pendant plus ou moins de temps, et qui succèdent à une secousse violente.

La propagation de la secousse ou de l'onde est déterminée par la structure mécanique des roches, et non par leur composition chimique.

Les tremblements de terre paraissent être complétement indépendants des phénomènes météorologiques : sans action sur la déclinaison de l'aiguille aimantée, ils amèneraient parfois une diminution notable de l'inclinaison.

Peltier pensait que la tension électrique des nuages jouait un certain rôle dans la production des mouvements horizontaux du sol.

Les effets des tremblements de terre sont des plus extraordinaires et des plus effrayants.

« Aucun danger n'est sans remède,» dit Sénèque ; mais le fléau du tremblement de terre s'étend à une distance considérable, il est immense et inévitable, c'est une calamité universelle. Ce n'est pas seulement en effet les maisons, les quartiers ou les villes qu'il dévore, il bouleverse aussi toutes les nations et tous les pays.

« Ce qui nous saisit, s'écrie de Humboldt, c'est que nous perdons, tout à coup, notre confiance innée dans la stabilité du sol. Dès notre enfance nous étions habitués au contraste de la mobilité de l'eau avec l'immobilité de la terre..... Le sol vient-il à trembler, ce moment suffit pour détruire l'expérience de toute la vie..... C'est une puissance inconnue qui se révèle tout à coup, le calme de la nature n'étant qu'une illusion, et nous nous sentons rejetés violemment dans un chaos de forces destructives. »

On comprend sous le nom de *volcans*, des montagnes ou des collines, qui, par une ou plusieurs ouvertures situées au sommet ou sur leurs flancs, lancent des laves, des cendres, des pierres, des flammes, de la boue et des vapeurs ammoniacales ou sulfureuses.

On nomme *cratère* l'ouverture par laquelle sortent les matières lancées au dehors par le volcan.

L'apparition des volcans est liée, de la manière la plus intime, au phénomène du tremblement de terre.

A la suite de ces grands ébranlements du sol, il arrive souvent qu'une fissure verticale ou sinueuse s'établit dans l'épaisseur de l'écorce terrestre; quand cette fissure reste permanente, elle établit une communication directe entre l'intérieur et la surface de la Terre, et il se forme un volcan actif.

Nous n'avons aucun moyen de mesurer la distance verticale entre le niveau des mers et les foyers des volcans. Ce fut en vain qne Spallanzani descendit au fond du cratère de l'Etna pour s'éclairer à ce sujet; l'intrépide naturaliste ne put rien voir, et les pierres qu'il laissait tomber dans le gouffre ne lui renvoyaient aucun son.

Les volcans ne sont pas répartis d'une manière égale sur le globe, c'est-à-dire qu'il n'y a point de rapports entre leur répartition et la forme de la terre, son axe de rotation et ses zones climatériques.

On en connaît sous tous les degrés de latitude, sous l'équateur comme au voisinage des pôles, dans l'hémisphère du Nord comme dans l'hémisphère du Sud.

D'où il faut conclure qu'ils font partie des propriétés générales de l'univers.

Au milieu d'une végétation vigoureuse, entre des champs cultivés et des forêts de sapins, on voit briller, sur les plateaux des hautes montagnes, des masses énormes de glace, qui résistent à l'action des chaleurs d'été, comme elles ont résisté à l'action des siècles. Ces fleuves d'eau solidifiée qui descendent dans les vallées, bien au-dessous de leurs premières limites, constituent les *glaciers*.

Agassiz les compare à une vaste éponge, qui se sature et s'égoutte alternativement, suivant la quantité d'eau qu'elle reçoit.

Les observations d'Éd. Collomb, Charpentier, Agassiz, Ch. Martins, ont prouvé que les glaciers sont doués d'un mouvement de progression d'une lenteur miraculeuse. Ils avancent peu à peu au milieu des vallées; trouvant dans ces abris une température plus douce, ils fondent par leur base, créant ainsi d'intarissables sources et des cours d'eau sans fin.

Dans leur marche, les glaciers laissent des traces physiques de leur passage (cailloux striés et roches moutonnées).

Martins explique parfaitement le mécanisme physique par lequel les roches granitiques, entraînées dans le mouvement de progression d'un glacier, ont rayé, strié, moutonné, les roches moins dures, que ce glacier a rencontrées pendant sa marche, comment enfin elles ont dénudé le terrain que leur masse a longtemps pressé sous son poids.

Une *avalanche* est une masse de neige ou de glace, qui roule le long de la pente des hautes montagnes, et qui tombe dans les vallées avec un bruit semblable à celui du tonnerre, renversant tout ce qui s'oppose à son passage, et entraînant quelquefois dans sa chute des maisons, des villages et jusqu'à des forêts entières.

Quelle est la limite des *neiges perpétuelles* ou mieux des neiges persistantes[1] ?

On cherche depuis longtemps des rapports entre la hauteur de la limite des neiges persistantes et le climat de chaque contrée.

Bouguer a émis l'opinion que cette limite correspond précisément à l'altitude dont la température moyenne est zéro degré.

Léopold de Buch, de Humboldt, pensaient que cette limite se rapprochait d'une température moyenne de l'été égale à zéro.

Durocher, en combattant cette opinion, a insisté pour tenir compte, indépendamment des circonstances météorologiques, d'une foule de circonstances locales (chaleur centrale du globe, rayonnement des roches, nature du terrain, etc.).

Pour Renou, la théorie de la limite des neiges est certainement liée au climat général de chaque pays dans le rapport suivant :

« Sur toutes les contrées de la Terre, la limite des neiges persistantes est l'altitude à laquelle la moitié la

[1] La limite, au-dessus de laquelle on trouve des neiges toute l'année, est très-variable, puisque le phénomène des neiges éternelles, très-complexe lui-même, dépend de la température, de l'état hygrométrique de l'air, de la forme des montagnes, de la direction des vents régnants, de leur contact avec la terre ou la mer, de la hauteur des montagnes, de l'escarpement de leurs versants, de l'élévation absolue des plateaux.

Cette limite est au niveau du sol dans les régions polaires ; elle est à une hauteur très-considérable dans les régions équatoriales.

Voici quelques évaluations :

Spitzberg, à	0 mètres.
Norwége	720
Alpes (versant nord)	2,700
Alpes (versant sud)	2,800
Pyrénées	2,730
Andes de Quito	4,800
Himalaya	5,300

plus chaude de l'année a une température moyenne égale à zéro. »

Cette température moyenne joue un rôle d'autant plus important dans la nature, qu'elle détermine aussi les limites des forêts en hauteur et en latitude.

ARTICLE II

GÉOLOGIE

En nous montrant en action la puissance créatrice de Dieu, la géologie nous révèle les transformations diverses que la Terre a subies pour arriver de son état primitif à son état présent, et nous fixe pour ainsi dire leur ordre chronologique.

Plus n'est besoin, pour expliquer la formation de ce qui existe, d'invoquer des révolutions générales de la Terre, des cataclysmes continuels du globe ; l'hypothèse de l'incandescence des parties centrales et la considération des fossiles[1] rendent compte de tous les phénomènes.

L'œuvre de la création se perfectionne sans cesse entre les mains de son divin auteur ; au sinistre chaos succède un globe encore incandescent qui se modèle en formes régulières, et se refroidit assez pour donner accès à la vie organique ; sa brûlante surface d'abord rugueuse et nue se couvre peu à peu et se décore d'arbustes et de forêts ; les continents et les mers prennent leurs limites

[1] Bernard Palissy a eu la gloire de reconnaître et de proclamer le premier la véritable provenance des débris fossilisés. En 1580, il soutint que les pierres figurées (fossiles animaux ou végétaux) étaient des restes transformés en pierre, d'êtres organisés qui s'étaient déposés autrefois et conservés au fond des mers, dans les lieux mêmes où on les retrouve. Il appartenait au génie de Cuvier de constituer, par l'étude de ces débris, la géologie positive, et de donner tout d'abord la théorie de la terre. C'est sur les ossements de mammifères retirés de la colline de Montmartre-Paris, qu'ont porté les études paléontologiques de l'immortel naturaliste.

définitives, et la Terre revêt son aspect actuel de magnificence.

Pendant toutes les périodes géologiques, quatre phénomènes principaux ont continuellement marché de front :

— Le soulèvement de la croûte du globe ;

— L'émission de matières ignées ;

— L'émergence des eaux thermo-minérales ;

— La production de dépôts sédimentaires.

Ces notions justifient la division en trois grands groupes des matières minérales constituant notre globe.

1° Terrains cristallisés (partie de la croûte terrestre primitivement liquide et solidifiée par le refroidissement).

2° Terrains sédimentaires (débris divers transportés par les eaux; dépôts de matières terreuses (silice — magnésie — chaux) déversées par les eaux minérales.

3° Terrains éruptifs (formés à toutes les époques par l'éruption ou l'injection de la matière liquide qui occupe la partie intérieure).

L'ensemble de toutes ces couches ne se retrouve pas régulièrement sur tous les points de l'enveloppe terrestre; la série naturelle des terrains n'existe presque jamais dans son ordre régulier et complet; ce n'est qu'en combinant toutes les observations recueillies par les géologues en diverses parties du globe, qu'on est parvenu à superposer, suivant leur ancienneté relative, toutes les couches composant l'écorce solide de la Terre, dont voici le tableau :

Terrains primitifs.	
Terrains de transition.	Terrain silurien. Terrain dévonien. Terrain carbonifère. Terrain pernien.

Terrains secondaires. . . . . { Terrain triasique. / Terrain jurassique. / Terrain crétacé.

Terrains tertiaires. . . . . . { Terrain éocène. / Terrain miocène, / Terrain pliocène.

Terrains quaternaires, ou modernes.

Les terrains qui constituent l'écorce du globe [1] ont été aussi rapportés à quatre classes fondées sur la différence de leur origine et dites :

Volcaniques. — Plutoniques. — Métamorphiques. — Terrains fossilifères.

Les formations éruptives comprennent trois groupes :

1° Les éruptions granitiques les plus anciennes ;
2° Les éruptions porphyriques (porphyres, roches trapéennes) ;
3° Les éruptions volcaniques (formation trachyque, basaltique et lavique).

Partout où l'on a pu fouiller la Terre assez profondément, l'on est arrivé au granit. Il compose la première croûte qui se soit solidifiée par le refroidissement ; il forme

[1] En France, les provinces géologiques sont nettement déterminées; Paris est, pour ainsi dire, placé au centre d'une série de terrains différents qui forment quatre masses très-distinctes, opposées deux à deux autour de l'intervalle compris entre la Vienne et la Charente.

Dans l'angle inférieur oriental se trouvent le Limousin et l'Auvergne opposés à la Bretagne, ayant au-dessus la Seine, et au-dessous le bassin de la Garonne.

« De ces deux pôles de notre sol, dit Élie de Beaumont, exerçant des influences exactement contraires, l'un est en creux et attractif, l'autre est en relief et répulsif. Le pôle en creux vers lequel tout converge c'est Paris, centre de population et de civilisation. Le Cantal, placé vers le centre de la partie méridionale représente assez bien le pôle saillant et répulsif. Tout semble fuir, en divergeant de ce centre élevé qui ne reçoit du ciel qui le surmonte, que la neige qui le couvre pendant plusieurs mois de l'année.

. . . . . L'un de ces deux pôles est devenu la capitale de la France et du monde civilisé ; l'autre est resté un pays pauvre et presque désert. »

la base et comme la grosse charpente de la Terre; il sert de support à tous les terrains de sédiment.

La Terre végétale forme une assise très-ancienne sur laquelle les phénomènes d'accroissement et de diminution tendent à se compenser.

Le sol arable se compose des substances suivantes, tantôt isolées, tantôt combinées entre elles avec certains acides :

Silice, — Alumine, — Chaux, — Magnésie, — Potasse, Soude, — Oxyde de fer, — Oxyde de manganèse, — Azote, — Terreau,

La houille est le résultat de la décomposition partielle des plantes, qui couvraient la terre, pendant une période géologique qui a été d'une durée immense. On trouve fréquemment dans les mines de houille des menus débris de ces plantes mêmes, dont les troncs et les feuilles caractérisent le terrain houiller ou carbonifère.

Au point de vue de ces études, il importe, avant tout, de connaître la densité de chacun de ces éléments, leur propriété hygroscopique et leur faculté de retenir la chaleur.

Nous trouvons ces notions dans le tableau suivant, dressé par Schübler :

	DENSITÉ.	QUANTITÉ D'EAU RETENUE PAR 100 PARTIES DE TERRE.	FACULTÉ DE RETENIR LA CHALEUR.	
Sable calcaire. .	2.822	29	100	pris p. unité.
Sable siliceux. .	2.753	25	—	—
Terre glaise. .	2.700	40	—	—
Terre argileuse.	2.603	60	684	—
Terreau. . .	1.225	190	490	—
Terre de jardin.	2.232	89	618	—

La nature constitutive du sol nous représente un élément important et digne de considération dans la détermination d'un climat, car si un sol sablonneux ou crayeux permet la prompte absorption de l'eau de pluie, et convient davantage aux natures débiles, un sol argileux, traversé avec difficulté, maintient à la surface une humidité nuisible, même pour l'homme qui se porte bien.

En même temps qu'il signale les différences des terrains selon le plus ou moins d'humidité, le tableau de Schübler nous fait connaître les différences au point de vue du pouvoir absorbant de la chaleur, pouvoir qui diffère et d'après la nature du sol, et d'après sa couleur. Becquerel, de son côté, a prouvé, par des calculs exacts, qu'en représentant ce pouvoir par 100 pour un sable calcaire, il n'était plus que de 96 pour un siliceux, de 74 pour une terre crayeuse, de 68 pour une argileuse, de 64 pour le terreau des jardins.

Aux modifications du pouvoir absorbant de la chaleur, viennent se rattacher celles du rayonnement calorique de la surface terrestre, notion aussi utile à connaître que la latitude[1].

Dans un mémoire récent, Becquerel a fait ressortir toute son importance; il a montré qu'à latitude égale, deux pays ont des climats différents, selon qu'ils sont situés près de la mer ou dans l'intérieur des terres.

[1] De Gasparin attache un grand intérêt à la chaleur reçue par les corps opaques, parce qu'elle modifie les conditions de la végétation des plantes.

Il appelle *chaleur totale* la température de 24 heures évaluée par la moyenne des températures, observées à chaque heure sur un corps exposé directement aux rayons du Soleil et à l'abri des effets des vents pendant tout le séjour de cet astre sur l'horizon, et recevant en son absence les impressions de l'air environnant.

La somme de ces températures divisée par le nombre des observations donne cette température moyenne de la chaleur totale.

Pour l'usage agricole, il regarde la chaleur totale comme formée de la demi-somme du *minimum* de température, et de celle observée au thermomètre ainsi placé et observé à 2 h. 1/2 qui est celle du maximum.

Sur les côtes de Glenarn, au N.-E. de l'Irlande, latitude 54° 56′, le myrthe végète avec la même force qu'en Portugal en hiver, pendant que le raisin n'y mûrit pas en été.

Nous reviendrons sur le rayonnement terrestre, à l'article température; pour le moment, et sans craindre de nous répéter, constatons combien il est indispensable de tenir compte des influences purement locales, dans les appréciations climatériques :

1° Les sols siliceux, calcaires, argileux, chargés d'humus s'échauffent plus ou moins vite, selon qu'ils sont secs ou humides.

2° Les sols siliceux et calcaires possèdent, en outre, une plus grande aptitude à retenir la chaleur, en raison de leur moindre conductibilité. En été ils conservent, la nuit, une température élevée, pendant que l'humus, qui n'a pas le même pouvoir émissif se refroidit promptement.

ARTICLE III

TOPOGRAPHIE

Jusqu'à ces dernières années, l'on a recherché l'état calorifique d'un pays, en relevant la température moyenne de l'air à une distance plus ou moins rapprochée du sol, sans tenir compte de l'influence que ce sol lui-même peut exercer; mais ces constatations donnent, d'après Becquerel, des résultats incomplets. Suffisantes pour la physique terrestre, elles ne doivent pas satisfaire le climatologiste. En insistant beaucoup sur ces distinctions, il démontre, de la manière la plus péremptoire, l'existence, dans chaque localité, de deux températures moyennes :

L'une dépendante de la latitude; l'autre, de la nature de la surface terrestre.

Examinons les observations thermométriques faites comparativement en 1861 et 1863 à l'Observatoire de Paris et au Jardin des Plantes.

Température moyenne de l'air à l'Observatoire. . . 10°,68
Température moyenne de l'air au Jardin des Plantes. 10°,67

		A L'OBSERVATOIRE (7 mètres d'élevation au nord.)	AU JARDIN DES PLANTES. (1m,33 au-dessous du sol.)
1861.	Hiver (déc., janv., fév.).	3°.16	2°.31
	Printemps.	10°.27	10°.27
	Été.	17°.39	18°.82
	Automne.	11°.54	11°.06
1863.	Hiver météorologique .	5°.46	4°.70

Ces résultats montrent que si les moyennes températures annuelles sont égales dans les deux localités, il n'en est pas de même des températures moyennes des saisons. Les étés sont un peu plus chauds et les hivers un peu plus froids au Jardin des Plantes qu'à l'Observatoire.

Ces variations qui assimilent la température du sol au Jardin des Plantes, à celle des climats un peu extrêmes, sont évidemment dues à des différences dans le rayonnement du sol et des bâtiments voisins.

Vitruve nous apprend l'importance que les anciens attachaient à la qualité du sol sur lequel ils construisaient des villes. Tout ce qui tend à l'imprégner de matières organiques devient cause immédiate ou éloignée d'insalubrité. Pour la combattre, Chevreul conseille de porter l'oxygène, partout où existent des matières organiques capables de subir un commencement de décomposition, autrement dit, de favoriser les combustions lentes[1].

[1] On atteint ce but en creusant des puits, en drainant les terrains, en multipliant les plantations d'arbres (ceux-ci ne s'accroissent-ils pas en puisant

On ne saurait contester la puissance modificatrice de l'homme sur le sol qui le porte et le nourrit.

Michel Lévy l'apprécie en ces termes :

« Sans doute il est donné à l'homme de modifier la surface du sol dans certaines limites, mais ces changements, excepté les desséchements et les défrichements de bois, marquent peu dans l'immense variété des causes qui règlent le type général des climats[1]. »

Les ingénieurs et les médecins qui se sont préoccupés de ces études reconnaissent généralement ces deux faits :

1° L'insalubrité, quand elle est le résultat de causes appréciables, ne résiste pas à la main des hommes.

2° Les travaux d'assainissement rendent à la Terre son ancienne abondance et font disparaître l'infection.

Becquerel attribue les conditions déplorables de la Sologne à des causes purement physiques : sol argileux, sous-sol parfois de même nature, où les eaux ne pouvant s'infiltrer forment de tous côtés des marais qui rendent le sol humide et malsain. Cet état n'a pas toujours existé, puisqu'on trouve des traces de travaux d'assainissement opérés par une population nombreuse.

L'exemple des marais Pontins montre tout à la fois le pouvoir qu'ont les sociétés de résister aux causes d'insalubrité, et le succès peu durable de leurs efforts, aussitôt que leur prévoyance se trouve en défaut.

Nous avons eu occasion de signaler autrefois les magnifiques résultats obtenus par le grand duc Léopold

dans la terre les matières altérables, causes prochaines ou éloignées de l'infection ?).

[1] Buffon pensait que la puissance de l'homme peut s'opposer au refroidissement successif de la terre et réchauffer un climat.

« On y parvient en détruisant les forêts, en resserrant les eaux dans les fleuves, et par la culture de la terre qui suppose le mouvement et le grand nombre des animaux et des hommes. »

dans les Maremmes toscanes « *en travaillant dans le sens de la nature.* » (Drainages, canalisations, colmatages.)

Il n'est pas besoin d'entrer dans de longs développements pour déterminer les avantages des beaux paysages et des expositions favorables.

« Une autre jouissance est celle que produit le caractère individuel du paysage, la configuration de la surface du globe dans une surface déterminée ; des impressions de ce genre sont plus vives, mieux définies, plus conformes à certaines situations de l'âme. » (De Humboldt.) Personne n'ignore que la beauté et la variété des lieux où le valétudinaire va chercher la santé, ont une influence d'autant plus précieuse, que dans toutes les affections chroniques où l'organe s'altère lentement et sans secousse apparente, l'âme est disposée à la rêverie.

Le calme et la satisfaction de la vie extérieure réagissent de la manière la plus favorable sur la vie intérieure; et en éloignant de son esprit toute préoccupation, le malade ne se croît pas étranger loin des lieux où l'entourait l'affectueuse protection de la famille.

Les détails circonstanciés qu'Hippocrate donne aux diverses expositions des villes, prouvent à l'évidence, l'intérêt et l'utilité qu'il y attachait[1].

[1] « 3. Supposons une ville exposée aux vents chauds; les eaux y seront abondantes, saumâtres, peu profondes; la constitution y manque de ton, les hommes sont incapables de bien manger, de bien boire. Sans parler des maladies générales causées par les vicissitudes des saisons, bornons-nous aux maladies endémiques. — Les femmes maladives sont exposées aux écoulements, à la stérilité, à l'avortement. Les enfants sont pris de convulsions, et les hommes sujets aux dyssenteries, aux hémorroïdes. Il y a absence de maladies aiguës. »

« 4... Villes à l'abri des vents du midi, des vents chauds, recevant habituellement les vents froids. Eaux dures et froides ; hommes robustes et secs; tempéraments plus bilieux que phlegmatiques ; sujets à affections aiguës; on y vit plus longtemps qu'ailleurs ; le moral y est plutôt farouche que doux. Chez les femmes, la dureté, la crudité et le froid de l'eau y ren-

En transcrivant ici les paragraphes relatifs au sujet en question nous blâmerons, avec Malte-Brun, les commentateurs d'Hippocrate d'avoir voulu étendre son système au-delà des limites dans lesquelles il s'était lui-même renfermé.

Les réflexions du Maître sur l'exposition aux vents chauds, par exemple, ne peut s'appliquer qu'aux côtes méridionales de la Grèce et de l'Asie Mineure.

Pour ces contrées, les observations d'Hippocrate sont d'une grande justesse; mais si on veut les étendre à

dent le corps rigide. L'écoulement menstruel est peu abondant, de mauvaise nature; les accouchements sont laborieux; les avortements rares.

« Les femmes ne sont pas en état de nourrir les enfants qu'elles mettent au monde; la dureté et la crudité des eaux diminuent la sécrétion du lait. Souvent chez elles des phthisies sont déterminées par l'accouchement dont les effets produisent des déchirures et des ruptures. »

« 5... Les villes exposées à l'orient sont naturellement plus salubres que celles exposées au nord ou au midi.

« D'abord la chaleur et le froid y sont plus modérés; ensuite les eaux, dont les sources regardent l'orient, sont nécessairement limpides, de bonne odeur, molles et agréables, parce que Soleil, à son lever, les corrige, en dissipant par ses rayons le brouillard qui ordinairement occupe l'atmosphère dès la matinée.

« Les habitants ont le teint meilleur, et la complexion plus fleurie. Ils sont d'un caractère plus vif, d'un esprit plus pénétrant; toutes les autres productions y sont aussi meilleures.

« Ces villes possèdent une température de printemps. Les maladies y sont moins nombreuses et moins violentes; les femmes fécondes accouchent aisément.

« 6. Les villes de l'occident sont les plus insalubres. Les eaux n'y sont pas limpides; le brouillard du matin, en se mêlant à l'eau, en trouble la limpidité, car les rayons du soleil n'éclairent ces localités que lorsqu'il est déjà fort élevé sur l'horizon.

« En second lieu, il souffle pendant l'été des brises froides; il tombe des rosées; durant le reste de la journée, le soleil, en s'avançant vers l'ouest, brûle singulièrement les hommes, aussi sont-ils décolorés, maladifs.

« L'air y est généralement impur et malsain.

« Les vents du couchant sont très-humides.

« Une ville ainsi exposée ressemble surtout à l'automne, relativement aux alternatives de la même journée, parce que la différence y est très-grande entre le matin et le soir. » (Hippocrate, *Des airs, des eaux et des lieux*, traduction de Littré. Œuvres, tome II, Paris, 1840, page 15.)

d'autres pays, aux côtes du nord de l'Afrique, on les trouvera nécessairement fausses. (Aristote avait reconnu que sur ces points les vents du Midi sont froids parce qu'ils viennent de l'Atlas).

Expliquées dans ce sens restreint et localisées à certaines contrées de la Grèce, les considérations et les maximes d'Hippocrate sont d'une merveilleuse profondeur de pensée.

Aujourd'hui, comme alors, les côtes occidentales de l'Illyrie, de l'Épire et du Péloponèse conservent ce climat inconstant qu'Hippocrate comparait à l'automne.

Celse s'était bien persuadé de cette vérité quand il écrivait « la médecine doit se modifier suivant les pays, car elle ne saurait être la même à Rome, en Égypte et dans les Gaules. »

C'est aussi pour obéir à cette nécessité, que Baglivi débutait avec raison par cette précaution oratoire : « *Scribo hæc sub acre Romano.* »

ARTICLE IV

PRODUCTIONS DU SOL

Recherchons actuellement les rapports de la climatologie avec la géographie botanique et la géographie zoologique.

Les productions du sol sont étroitement liées à la manière d'être des habitants : les conditions de leur acclimatement sont communes, et une admirable harmonie s'établit entre l'homme et les plantes qui l'entourent. Par leur nature et leur nombre, elles caractérisent les divers climats ; par leur situation, elles modifient les phénomènes météorologiques eux-mêmes; par leurs propriétés alimentaires, elles agissent sur la constitution de l'homme.

De Humboldt a parfaitement établi les rapports qui

existent entre la physionomie des fleurs des diverses contrées et les climats auxquels elles correspondent.

« La météorologie et la botanique, si éloignées l'une de l'autre dans la hiérarchie des sciences, doivent être considérées comme des sœurs dans l'harmonieux ensemble de la nature. »

Comme les plantes sont l'expression la plus directe de la constitution élémentaire du sol, combinée avec l'action modificatrice de l'air ambiant, elles doivent permettre d'apprécier l'état du climat et son influence probable sur des êtres plus élevés dans l'échelle.

Cette influence de la végétation est des plus incontestables ; les contrées dénudées sont plus sèches et plus chaudes que celles où les bois abondent ; et la pluie, presque inconnue en Egypte, est devenue moins rare depuis que de grandes plantations y ont été faites.

Les arbres sont, en outre, de puissants auxiliaires de la salubrité ; d'une part, ils ont la vertu spéciale d'aspirer l'humidité ; de l'autre, pourvus de feuilles et frappés par le soleil, ils restituent à l'atmosphère l'oxygène qu'elle a perdu.

Indépendamment de cette étroite relation que nous retrouvons entre les conditions météorologiques d'une localité ou *climat*, et la distribution géographique des plantes ou *station*, il existe un lien entre cette même distribution et les diverses migrations des peuples.

Dans l'Occident, la société humaine n'a trouvé une assiette stable qu'en cultivant le blé (cette récolte moins incertaine, et d'une conservation relativement facile, est devenue la base de notre système alimentaire.)

Il est rare qu'une espèce se répande spontanément et se maintienne au delà de ses limites, en dehors de l'intervention de l'homme; aussi regardons-nous en général comme la contrée la plus favorable à la réussite d'une plante, d'un arbre, celle où ils croissent spontanément, c'est-à-dire où ils se trouvent avec le plus d'abondance à l'origine des sociétés [1].

Si les arbres ne poussent pas indistinctement en tous lieux, tantôt c'est le climat qui leur est contraire, tantôt les terrains leur sont peu favorables, par conséquent la distribution des végétaux, eu égard surtout aux qualités des fruits, doit se régler à la fois sur des conditions physiques d'air, de température, de succession de saisons, et sur la nature du sol, la composition des couches de terre, l'arrosement, l'humidité intérieure, l'exposition [2].

Alphonse Decandolle a démontré que chaque plante a un point fixe inférieur de température; au-dessous duquel elle cesse de végéter. Pour qu'elle se développe dans toutes ses parties, il faut qu'elle reçoive une certaine somme de chaleur efficace, c'est-à-dire supérieure à son zéro. Par conséquent, la limite septentrionale d'une plante est le point où elle cesse de recevoir cette somme de chaleur, calculée entre le jour où commence et celui où finit la température minimum nécessaire à sa végétation.

Prenons quelques exemples : en France, quoique le blé se retrouve dans presque tous nos départements, il ne s'y multiplie que médiocrement par la culture, puisque nous ne récoltons, en moyenne, que six à sept grains pour un grain semé.

L'orge et le froment peuvent se cultiver plus loin dans le nord ; on en trouve en Écosse par 58° de latitude et en Norwége par 64°.

Les vignes, végétaux arborescents, sont peu sensibles

[1] La terre a reçu plusieurs créations successives de végétaux. La première fut formée de plantes monocotylédonées d'une abondance et d'une grosseur extraordinaire, dont on retrouve les traces dans les mines de houille.

[2] La réussite passagère de certains végétaux et de certains fruits dans une contrée et puis leur disparition définitive ne prouvent nullement que le climat ait changé.

aux rigueurs de l'hiver, mais ils exigent des étés chauds, ce qui fait qu'elles ne sont pas cultivées avec avantage au delà de 47°30′ de latitude.

Pour que la vigne produise un vin potable, il ne suffit pas que la chaleur moyenne de l'année dépasse 9°5 ; il faut encore qu'une température d'hiver supérieure à zéro soit suivie d'une température moyenne d'au moins 18° pendant l'été [1].

On admet aujourd'hui que pour la culture de la vigne l'influence du sol est aussi importante que celle du climat.

De longues et intéressantes discussions se sont élevées parmi les savants, pour savoir si la culture de la vigne pouvait servir comme indice d'un changement de climat en France.

Dureau de la Malle pense que si l'on a cultivé de la vigne au nord, c'est parce que le christianisme en avait besoin pour ses cérémonies.

De Gasparin fournit des raisons plus plausibles, à l'effet de justifier l'abandon de cette culture dans le nord. Il s'unit à Charles Martins pour combattre sur ce point les ingénieuses idées de Fuster.

Voici, du reste, un petit tableau très-instructif :

FROID SOUS L'INFLUENCE DUQUEL PÉRISSENT LES PLANTES ET ARBRES CI-APRÈS.	Degrés centigrades au-dessus de zéro.	TEMPÉRATURE EXIGÉE POUR LA MATURATION DE QUELQUES FRUITS.	Degrés centigrades au-dessus de zéro.
Olivier, de. . . .	5 à 8	Fraise.	10 à 14
Grenadier . . .	6 à 10	Cerise.	12 à 14
Figuier	8 à 11	Pêche.	12 à 14
Amandier. . . .	26 à 39	Melon.	20 à 24
Vigne, chataignier.	30 à 33	Raisin.	18 à 24
Cerisier, noyer. .	31 à 35	Orange. . . .	19 à 24
Pommier.	33 à 37		

Ce sera donc un des problèmes les plus intéressants

[1] La vigne veut un climat tempéré, mais elle se règle moins sur la chaleur de l'année que sur celle de l'été. (A. de Jussieu.)

des sciences naturelles, que celui qui aura pour objet de déterminer, *à priori*, le nombre de jours qu'exige une plante pour donner successivement ses feuilles, ses fleurs et ses fruits.

Plusieurs causes (nature de la plante, humidité, exposition au soleil, etc.) concourent simultanément à la production des phénomènes; mais la cause prédominante, c'est la chaleur.

Elle est utilisée dans nos serres, où nous changeons à volonté les époques naturelles de la végétation, en forçant les plantes.

Quételet pose le problème en ces termes :

« Une plante étant parvenue à tel degré de son développement, quelle est la température moyenne qu'il convient de lui donner, pour lui faire produire ses fleurs ou ses fruits à une température assignée d'avance ? »

Adanson annonça le premier qu'en ajoutant, depuis le commencement de l'année, les températures moyennes de chaque jour, on voit, quand la somme atteint un certain chiffre, se produire les mêmes phénomènes de la végétation (feuillaison ou floraison d'une plante.)

A la somme de la température, Quételet, guidé par l'expérience, substitue la somme des carrés des températures, comptées depuis l'époque du réveil des plantes.

Babinet a proposé une nouvelle méthode, par laquelle le progrès de la végétation doit s'estimer en ayant égard à la somme des températures et au carré du nombre des jours.

Quelle que soit la formule de calcul que l'on emploie, il est évident qu'il existe de certaines limites de température qu'il ne faut point dépasser dans les serres, ou bien au-dessous desquelles il ne faut pas descendre, si l'on ne veut s'exposer non-seulement à nuire au développement, mais encore à compromettre l'existence de la plante.

Pour le moment, on calcule les températures efficaces, c'est-à-dire celles qui contribuent efficacement au développement de la plante à partir de 0° de l'échelle thermométrique centigrade.

Depuis quelque temps, Becquerel applique ces idées et ces principes, avec le plus grand succès, à la culture des orangers.

Une contrée cultivée avec soin présente des conditions de salubrité supérieures à celles des pays en friche, et sa population est en raison directe de son état de culture et du génie agricole de ses habitants.

Alors même qu'il serait prouvé que les changements physiques du sol impriment sans cesse aux états de l'air des modifications correspondantes, il ne faut pas oublier que l'homme peut toujours se créer un climat artificiel, en se construisant des habitations commodes qui le garantissent de l'invasion des vents, des pluies, des grandes vicissitudes atmosphériques. Dans ces conditions, la présence d'une population compacte constituera une cause calorifique plus puissante et plus réelle que les défrichements et la culture.

Disons quelques mots des questions qui se rattachent à l'influence des forêts sur les phénomènes météorologiques, et à leur présence comme causes de refroidissement ou de chaleur.

Après avoir reconnu, avec la majorité des historiens, que moins la civilisation a fait de progrès, et plus un pays s'est trouvé couvert de bois de haute et de basse futaie, nous partagerons l'opinion générale qui considère les forêts comme de puissants agents pour attirer, et surtout pour retenir les eaux de pluie et alimenter les sources et les rivières. En abritant le sol contre le rayonnement solaire, ils y maintiennent une plus grande humidité.

Les débordements favorisent à un très-haut point les inondations et amènent autour d'eux la sécheresse et et la stérilité; aussi applaudissons-nous aux louables efforts faits par le Gouvernement pour affermir et soutenir le sol, pour multiplier les plantations sur nos hautes montagnes, pour encourager de toute part les reboisements.

La question de savoir l'influence que la présence des forêts peut exercer sur la climatologie d'une contrée, n'est pas encore résolue d'une manière satisfaisante.

Elle est restée indécise pour Gay-Lussac; Arago ne considère ces forêts que comme d'utiles abris contre les vents (soit froids, soit chauds).

Ch. Dupin dit que les défrichements améliorent la température.

D'après les calculs de Liebig, qui l'a étudiée au point de vue de l'hygiène, nous n'aurions pas à craindre l'insalubrité de l'air par suite de la destruction des forêts [1].

Toujours est-il que l'on ne saurait constester l'influence prodigieuse que le sol d'une contrée exerce sur la santé et la constitution de l'homme, en raison de la culture et des dispositions particulières des terrains qui l'environnent.

Ces considérations nous amènent nécessairement à admettre la permanence et la fixité des climats [2].

L'industrie des peuples peut modifier profondément

[1] Toute cause qui divise le sol, comme le labour, facilite le passage des eaux pluviales dans la terre, et leur permet de gagner les réservoirs inférieurs. Les racines des arbres produisent les mêmes effets.

Chevandier a calculé qu'un hectare de forêts absorbe annuellement, en oxygène et en hydrogène, une quantité équivalente à 1,800 kilogrammes d'eau.

Les arbres sont les conduits naturels qui laissent échapper dans l'atmosphère, par l'intermédiaire des feuilles, la portion d'eau enlevée aux réservoirs par les racines et qui n'est pas assimilée ou décomposée.

[2] Nous nous proposons d'examiner, avec tout le soin qu'ils méritent, dans

la surface du sol par les digues, les drainages, les dessèchements ; mais, la puissance de l'homme ne s'étendant pas jusqu'à épuiser les fleuves, effacer les montagnes, changer la direction des vents, ces grands phénomènes géologiques et atmosphériques subsisteront aussi longtemps que la race humaine, sur la surface de notre globe.

« L'invariabilité des lois physiques et des phénomènes météorologiques, dit avec raison Foissac, est une doctrine aussi consolante que vraie. »

Elle montre que la nature ne retire point à l'homme les dons qu'elle lui a faits, que les nations déchues peuvent se relever et reconquérir leur place au banquet de la civilisation.

Il y a cependant des rapports intimes entre l'homme et la contrée qu'il habite.

Le climat exerce sur lui une influence incontestable; il en modifie l'aspect physique, les traits, la coloration, la physionomie, les facultés morales.

L'homme manifeste par des signes certains son pouvoir sur la nature.

L'aspect seul de la terre, sa culture florissante ou dégradée sont un reflet de l'intelligence et de la civilisation d'un peuple [1].

La distribution géographique des animaux nous révèle l'inégale étendue du domaine occupé par les diverses espèces. Leur non-extension dépend, ou d'obstacles mécaniques (Océan, chaîne de montagnes), ou de difficultés d'acclimatation.

un prochain travail, les arguments produits par Fuster pour démontrer les changements successifs du climat de la Gaule.

[1] D'après Cuvier, un voyageur exercé devine par les habitudes du peuple, par les apparences de ses demeures, de ses vêtements, la constitution du sol de chaque canton, comme d'après cette constitution le minéralogiste philosophe devine les mœurs et le degré d'aisance et d'instruction.

La partie de la science sur laquelle porte notre attention, repose sur le principe physiologique que tout être organisé, soit animal, soit plante, a essentiellement besoin de l'air atmosphérique tant pour se développer que pour se conserver la vie, et que son développement, ainsi que l'exercice de ses fonctions et de ses habitudes, est arrêté ou modifié par les modalités de ce même air atmosphérique.

Chaque continent se caractérise par certains types; aujourd'hui l'Amérique méridionale nous offre ses tardigrades ; l'Afrique, sa girafe ; l'Asie, son dromadaire; la Nouvelle-Hollande, ses kangourous. En étendant sa domination dans les différentes contrées du Globe, l'homme a contribué à diminuer et même à détruire certaines espèces d'animaux, en même temps qu'il introduisait dans nos contrées les races originaires des nouveaux continents. Les oiseaux, si libres en apparence, sont soumis à certaines lois géograghiques, et ceux mêmes qui par la vigueur de leur constitution pourraient se répandre au loin, semblent attachés par l'instinct de la conservation aux lieux qui les ont vus naître. Les reptiles, prospérant surtout dans les régions où l'humidité s'unit à une température élevée, on conçoit qu'ils doivent avoir un règne géographique essentiellement circonscrit.

C'est aussi pour obéir à l'instinct de conservation et de propagation que quelques animaux réalisent certains déplacements ou voyages *dits migrations*. Les migrations les plus nombreuses se font des pays froids vers les chauds ; le plus souvent, elles sont opérées par les oiseaux ou par les poissons. Parmi les premiers, nous citerons les hirondelles[1], les cailles, les grives, les canards sauvages.

[1] Erman a déterminé l'époque de leur retour dans plusieurs villes de l'Europe : à Paris (48° de longitude nord), la moyenne de l'arrivée est au 10 avril ; la température moyenne de ce jour étant de 7°,42.

Parmi les seconds, le requin, les harengs, les morues, les sardines. Ces migrations se font vers le printemps.

Les poissons en général ne pouvant amener leurs œufs à éclore dans le fond de l'Océan, ils viennent les déposer le long des côtes et dans les eaux peu profondes où la chaleur du soleil peut pénétrer et les faire parvenir à maturité. Les pays les plus féconds en animaux à pieds articulés, en insectes surtout, sont ceux dont la végétation est la plus riche et se renouvelle le plus promptement.

Nous indiquerons, ailleurs, les instructions données par Quételet pour l'observation des phénomènes périodiques. Pendant que la Terre parcourt son orbite annuel, il se développe à sa surface une série de phénomènes que le retour périodique des saisons ramène régulièrement dans le même ordre. Les phénomènes périodiques (diurnes ou annuels) se partagent en deux classes : les uns appartiennent aux sciences physiques et naturelles ; les autres concernent l'homme vivant au milieu de l'état social. Les phénomènes périodiques naturels sont en général indépendants des phénomènes périodiques sociaux, mais il n'en est pas de même de ceux-ci à l'égard des premiers. Les observations relatives au règne végétal peuvent être envisagées sous deux points de vue, suivant qu'elles s'appliquent à la période annuelle ou bien à la période diurne des plantes.

Indépendamment des annotations de chaque jour qui forment ce calendrier de Flore, il est très-curieux d'enregistrer, dans chaque localité, l'heure où s'épanouissent et se ferment certaines plantes, qui sont douées de la faculté de remplir ces fonctions à heure déterminée.

Dans les animaux (à l'état de nature) l'époque de l'accouplement ou saison des amours, celle de la naissance, celle de la mue, celle des migrations, celle d'engourdissement et de réveil, celle d'apparition, la rareté ou l'abondance d'une espèce, sont les points qui doivent être observés et indiqués avec exactitude, conjointement avec les observations météorologiques.

CHAPITRE II

LES EAUX

(ΥΔΡΩΝ)

ARTICLE PREMIER

GÉNÉRALITÉS

A l'étude de l'influence de la structure géologique du sol sur l'organisme se rattache naturellement celle de l'influence des eaux, qui jouent un rôle des plus importants dans les conditions climatologiques d'une localité.

L'eau recouvre les 3/4 de la surface du globe ; elle entre à l'état de vapeur dans la composition de l'atmosphère qui nous entoure ; elle fait partie intégrante de l'organisation du règne végétal et animal.

L'eau est formée de deux parties d'hydrogène et d'une partie d'oxygène en volume, ou de 88,9 parties d'oxygène et 11,1 d'hydrogène en poids.

Lavoisier a prouvé que sa composition était invariable.

A la température de 4° C°., un centilitre d'eau distillée pèse 10 grammes, et ce poids sert de type ou de terme de comparaison pour les autres liquides.

Sa pesanteur est 850 fois plus considérable que celle de l'air.

Canton, Parkins, Dessaigne et Œrstedt ont mis hors de doute la compressibilité de l'eau ; suivant Hope et

Moll, le maximum de densité se trouve à la température de 4°.

L'eau absorbe l'air atmosphérique, en contact avec elle, dans la proportion de 5 p. 100.

Le mélange de l'air et de l'eau ayant pour cause essentielle la pression barométrique, la quantité d'air variera avec ladite pression.

Boussingault qui avait constaté 35 parties d'air dans un litre d'eau analysée aux bords de l'Océan, n'en trouvait plus que 12 près de Santa-Fé-de-Bogota à 2640ᵐ de hauteur. Sous la machine pneumatique, l'eau ne dissout pas un seul atome d'oxygène ; mais au milieu des conditions ordinaires, ce liquide peut s'unir à une quantité d'oxygène égale à celle qui entre dans sa composition. (Thénard).

Quelles sont les relations de l'eau avec les impondérables ?

La lumière est en grande partie réfléchie par l'eau ; en petite quantité l'eau est tout à fait incolore, mais en grande masse elle prend une teinte bleue sous l'influence de l'état du ciel, dont la couleur se combine par réflexion avec sa couleur propre.

L'eau pure est un mauvais conducteur de l'électricité ; pure ou saturée de sels, elle est aussi un mauvais conducteur du calorique.

Chauffée, elle se dilate pour atteindre son point d'ébullition, point nécessairement variable, selon la pression atmosphérique qu'elle supporte.

A 760ᵐᵐ de la colonne mercurielle l'eau bout à la température de 100°, passe à l'état de vapeur et acquiert ainsi un volume 1698 fois plus grand.

Au sommet du mont Blanc (4775ᵐ de hauteur) la pression étant réduite à 417ᵐᵐ, le point d'ébullition descend à 34°.

Si l'eau se refroidit, elle marche à la congélation et devient solide après avoir perdu l'air et les sels qu'elle contenait. (La densité spécifique de la glace est de 0,930).

Dans la généralité des cas le point de congélation se fait à zéro ; toutefois Blagden a prouvé que plus l'eau est pure, plus elle s'abaisse au-dessous de zéro sans se congeler. Privée de l'air qu'elle contient, l'eau supporte un refroidissement de — 5° C. sans se solidifier.

L'eau distillée, privée d'air et maintenue dans un lieu tranquille, à l'abri de toute secousse, peut atteindre une température de — 12° en conservant l'état liquide; mais alors le moindre ébranlement imprimé à ses molécules suffit pour opérer une congélation instantanée, en même temps que la température remonte à zéro.

Suivant Mairan, la glace occupe en volume 1/14 de plus que l'eau distillée à zéro, en sorte que cette glace flotte au-dessus des eaux restées liquides ; à un degré très-bas de température à — 50° C, on taille et l'on polit cette glace, comme l'on polirait du verre.

Les eaux constituent, ainsi que nous l'avons dit, l'une des données les plus essentielles dans la détermination hygiénique d'une contrée; car si l'homme n'a pas d'action bien directe sur les lieux et sur l'air, il est toujours le maître de choisir ce troisième élément, et de planter sa tente là où il lui est offert dans des conditions favorables à sa prospérité.

Les eaux se rencontrent à la surface de la terre sous trois aspects :

A. EAUX DOUCES. — B. EAUX MARINES OU SALÉES. — C. EAUX MINÉRALES.

ARTICLE II

EAUX DOUCES

A. Pour l'homme, l'eau est la première et la plus indispensable des boissons ; elle forme la base et le principe de toutes les autres, et elle correspond à l'un des besoins les plus réels de notre organisation. *Est ergo aliquid in aqua vitale* (SÉNÈQUE).

« Dans la bonne comme dans la mauvaise santé, dit Columelle, nul de nous ne prolonge sa vie sans une eau de bonne qualité. »

Personne n'ignore que la soif est beaucoup plus impérieuse que la faim ; et tous les physiologistes connaissent le sort tragique de ce criminel qui, résolu à se laisser mourir de faim, ne put résister à ce besoin ; à plusieurs reprises il vida la cruche d'eau qui était dans sa prison, en laissant intacts le pain et la nourriture qu'on lui renouvelait sans cesse.

Si l'eau est essentiellement indispensable à l'individu, elle occupe une large place dans la vie des populations ; par les nombreuses destinations auxquelles elle est affectée, elle constitue l'une des premières conditions de la salubrité des villes et l'un des principaux éléments de leur prospérité.

Grimaud de Caux les comprend sous la dénomination générale et significative d'*eaux publiques*, élément de premier ordre et le plus considérable parmi ceux qui servent de base à l'entretien de la vie matérielle.

L'abondance et la salubrité, telles seront les conditions fondamentales d'un bon service hydraulique. Les avis étant unanimes à cet égard, nous nous bornerons à invoquer l'autorité de Jussieu, Guérard et Tardieu[1].

Lors de la discussion qui a eu lieu sur ce sujet à l'Académie de médecine, tous les orateurs se sont trouvés d'accord pour admettre qu'une bonne eau potable doit remplir la triple condition: d'être agréable à boire, propre à la préparation des aliments et au savonnage.

Voici l'énumération des qualités que l'hygiène demande aux eaux destinées à l'alimentation de l'homme[2].

Une bonne eau doit être : *a* claire et limpide ; *b* tempérée en été, fraîche en hiver ; *c* sans odeur ni saveur ; *d* neutre, c'est-à-dire complétement inerte ; *e* n'incrustant ni les conduites qu'elle parcourt, ni les vases qui la renferment ; *f* son degré hydrotimétrique ne dépassera pas 25° ; *g* convenablement aérée, elle tiendra en dissolution 20 à 22 centimètres cubes d'azote, 9 à 10 centimètres cubes d'oxygène, 20 à 25 centimètres cubes d'acide carbonique par litre, et quelques milligrammes d'iode d'après Chatin ; *h* il faut ensuite qu'elle ne contienne que des traces de matières organiques.

Indiquons les principaux arguments de ce programme.

a Une eau est claire et limpide, lorsque les molécules dont elle se compose sont parfaitement dissoutes, et que

[1] « La bonne qualité des eaux étant une des choses qui contribuent le plus à la santé d'une ville, il n'y a rien à quoi les magistrats aient plus d'intérêt qu'à entretenir la salubrité de celles qui servent à la boisson commune des hommes et des animaux. » (De Jussieu.)

« L'état sanitaire d'une ville est en rapport avec la qualité de l'eau employée pour les besoins personnels et domestiques, et la quantité de celle qui peut être appliquée au nettoyage et à l'assainissement des habitations, des rues et des égouts. » (Guérard.)

« La quantité d'eau proportionnelle dont peut disposer chaque habitant d'une cité est en réalité l'indice le plus sûr du degré de salubrité qu'elle présente. » (Tardieu, *Dictionnaire d'hygiène publique et de salubrité.*)

[2] « Il ne faut affirmer qu'une eau est propre aux usages hygièniques, qu'après s'être assuré par une enquête que ceux qui en boivent n'éprouvent aucun inconvénient de son usage, et que leur constitution et leur santé n'en ont reçu aucune modification fâcheuse. » (*Annuaire des eaux de la France.*)

les rayons lumineux peuvent traverser sa masse sans altération visible.

L'absence de limpidité tient uniquement à ce que des matières plus ou moins légères sont mêlées à ces molécules, et y restent suspendues par l'agitation.

Pour rendre à l'eau sa limpidité, il suffit de la soumettre à un repos plus ou moins prolongé dans des réservoirs bien aérés et bien conditionnés, ou de lui faire traverser un bon système de filtrage.

b Grellois a parfaitement déterminé l'importance hygiénique de la température de l'eau : « si elle a le pouvoir de calmer la soif, c'est surtout à sa fraîcheur qu'elle doit cette propriété. »

Une eau fraîche et tempérée procure une sensation agréable, apaise la soif, stimule l'estomac, favorise les actes digestifs.

Michel Lévy nous apprend que le manque d'eau fraîche, pendant les chaleurs, est une cause trop peu remarquée d'accidents et de malaises.

Une eau chaude et tiède, quelle que soit sa pureté, n'apaise qu'imparfaitement la soif; inspirant le plus souvent du dégoût, de la fadeur, des nausées, elle suscite dans les fonctions gastro-intestinales une langueur et une atonie qui entravent les digestions et se traduisent par des diarrhées sérieuses interminables.

c Le congrès de Bruxelles a reconnu la nécessité, pour une eau potable, de n'acquérir aucune odeur désagréable, après avoir été conservée dans un vase fermé ou ouvert.

L'eau sera d'autant plus appréciée qu'elle n'aura pas de goût particulier.

d L'action chimique de l'eau sur les corps est nulle, et c'est précisément cette passivité qui est la cause du rôle important qu'elle joue dans la nature; elle doit être complétement inerte, ne rien ajouter, ne rien retrancher aux propriétés des substances actives qu'on lui confie, autrement dit, la meilleure eau sera neutre parce qu'avant tout elle est un excipient, un dissolvant, un véhicule!

e Les incrustations qui se produisent dans les vases ou récipients destinés à contenir l'eau pendant une certaine période de temps, dénotent une saturation de quelques éléments minéraux; et comme ces particules salines altèrent nécessairement la nature primitive du liquide, il importe de remédier à ces inconvénients.

f L'hydrotimétrie nous fournit du reste le moyen d'apprécier ces modifications et de nous en rendre compte.

Cette ingénieuse méthode d'analyse de Boutron et Boudet est basée sur ce principe énoncé pour la première fois par Clark:

« La dureté d'une eau étant proportionnelle aux sels terreux qu'elle contient, la quantité de teinture de savon nécessaire pour y produire la mousse peut donner la mesure de sa dureté. »

Ces sels terreux comprennent:

1° Les carbonates qui se déposent à la température ordinaire, formant des incrustations sur les vases qui renferment l'eau;

2° Les sulfates et autres sels qui restent en dissolution après l'ébullition de l'eau, et qui ont entre autres propriétés celle de durcir les légumes.

g L'eau que l'on boit doit être légère, c'est-à-dire parfaitement aérée. (Jules Lefort.)

Nous avons déjà signalé la grande affinité de l'eau pour l'air atmosphérique; l'élément qu'elle dissout de préférence et en plus grande quantité, c'est l'oxygène, en sorte que l'air renfermé dans l'eau est plus oxygéné que celui de l'atmosphère ambiant!

Du reste les chimistes sont d'accord sur la nécessité d'admettre les proportions de gaz ci-dessus indiquées.

Les recherches de Chatin sur la présence de l'iode dans les eaux de bonne qualité ne laissent plus aucun doute sur son importance hygiénique.

h L'accord le plus parfait règne aussi parmi les auteurs pour proscrire d'une manière absolue les matières organiques de toute sorte.

« Une bonne eau potable doit être exempte de matières organiques. (Guérard, Bouchardat, Péligot.)

« Une bonne eau doit être exempte de matières animales et végétales; leur moindre inconvénient est de la désoxygéner; leur décomposition la rend putride. » (Michel Lévy.)

La facilité avec laquelle ces matières organiques se décomposent justifie parfaitement les soins à prendre pour prévenir de pareils inconvénients.

Les eaux de bonne qualité peuvent provenir : *a* de l'eau de pluie, — *b* de l'eau de source, — *c* de l'eau courante ou de rivière, — *d* de l'eau de puits, — *f* de l'eau de lac ou étang.

a. La chaleur atmosphérique fait évaporer la partie la plus légère des amas d'eaux répandus à la surface de la Terre; lorsque les vapeurs résultant de cette espèce de distillation viennent à se condenser dans les couches supérieures de l'atmosphère, elles se précipitent vers le sol, retombent en gouttelettes et sont ainsi restituées à la Terre qui les avait fournies[1].

[1] Voici les qualités qu'Hippocrate assigne aux eaux de pluie :

« Les eaux de pluie sont les plus légères, les plus douces, les plus ténues, les plus limpides; car ce que le soleil attire d'abord et enlève aux eaux, c'est ce qu'elles ont de plus subtil et de plus léger. Cela est prouvé par la formation du sel; la partie saline, à cause de la densité et de la pesanteur, de-

L'évaporation se produit naturellement avec les éléments les plus légers de l'eau, et les matières fixes restent au fond de la masse liquide.

D'autre part, les vapeurs dont la pluie est le produit sont si intimement mêlées à l'atmosphère, qu'en contact permanent avec le fluide élastique elles absorbent l'air et s'en saturent avec excès. Du moment où l'eau de pluie est entièrement dépouillée de matières fixes et où elle est saturée d'air, elle présente des conditions favorables pour la boisson.

b. L'eau de source n'est, à proprement parler, que de l'eau de pluie infiltrée dans un sol perméable et venant sourdre en contre-bas du lieu où elle est tombée[1]. Dans cette transformation de l'eau de pluie en eau de source il se présente deux cas :

meure et constitue le sel; la partie la plus subtile, à cause de sa légèreté, est enlevée par le soleil, attraction qui s'exerce non-seulement sur les eaux lacustres, mais encore sur la mer, et sur tout ce qui contient quelques liquides.

« Or, il y a du liquide en toute chose, et dans le corps humain même, le soleil attire la partie la plus ténue et la plus légère de l'humeur. Aussi, de toutes les eaux, celle qui se corrompt le plus vite c'est l'eau de pluie : elle contracte une mauvaise odeur, car de toutes elle est la plus mélangée, et ce mélange en accélère la corruption. Il faut la faire bouillir pour en prévenir la corruption. » (Hippocrate, *Des Airs, des Eaux et des Lieux*, traduction par E. Littré, t. II, p. 33.)

Cette mauvaise odeur et cette facilité de corruption proviennent des réservoirs où l'eau de pluie est reçue ; s'ils ne sont pas convenablement aérés, si le fond n'est pas garni d'une couche plus ou moins perméable de sable, l'eau s'altère et les matières végétales ou animales qui avaient été entraînées dans la chute de l'eau ou dans son parcours sur le sol éprouvent une décomposition.

Par l'ébullition on obtient alors une véritable eau distillée.

[1] « Les meilleures eaux sont celles qui coulent des lieux élevés et des collines de terre : elles sont douces, claires et peuvent porter un vin léger. Elles deviennent chaudes pendant l'hiver et froides pendant l'été, ce qui prouve qu'elles proviennent des sources les plus profondes.

« Nous avons vu plus haut l'importance de cette qualité des eaux d'avoir une température plus élevée en hiver et plus basse en été.

« Il faut surtout louer les cours d'eaux qui se font jour du côté du Le-

1° L'eau pluviale, en traversant les terrains, y rencontre des éléments solubles, les entraîne avec elle et devient plus ou moins minéralisée ;

2° L'eau pluviale reste en contact avec un sol inerte non susceptible d'altérer sa composition chimique.

Dans les deux hypothèses[1] il y a une altération de l'eau de pluie.

Elle devient : eau de source plus ou moins minéralisée, c'est-à-dire altérée dans sa constitution élémentaire ; eau de source privée en grande partie de l'air atmosphérique qu'elle contenait.

Fournet, dans son *Hydrographie souterraine*, adopte la classification des fontaines en normales ou anormales : les premières étant pérennes ou éphémères, les secondes continues ou périodiques.

La multiplicité des sources sur de très-vastes surfaces démontre la perméabilité du sol végétal : elle fait voir que les produits des pluies ne tendent pas si souvent qu'on le croit à s'écouler à l'état d'eaux sauvages.

Une partie du liquide tombé du ciel, s'emmagasinant

vant ; ces eaux sont nécessairement plus limpides, de bonne odeur et légères.

« Aucune eau saumâtre, crue et dure n'est bonne à boire. Les eaux dont les sources sont tournées au midi sont les pires. » (*Hippocrate.*)

Nous ne voyons pas la relation qu'il peut y avoir entre la qualité des eaux et l'orientation de leur point d'émergence à la surface du sol.

Hippocrate a dû se préoccuper de quelques faits isolés recueillis dans les îles de la Grèce ; il a vu un rapport de causalité là où il n'y avait que coïncidence de phénomènes.

« Les eaux qui proviennent de la neige et de la glace sont toutes mauvaises; une fois qu'elles ont été congelées, elles ne retrouvent plus leur qualité première ; ce qu'elles avaient de limpide, de léger, de doux se perd et disparaît.

« Il ne reste que ce qu'il y a de plus trouble et de plus pesant. » (*Hippocrate.*)

Nous savons que si ces eaux sont mauvaises, c'est parce qu'elles sont privées d'air.

[1] Pline exprimait cette pensée en ces termes :

Tales sunt aquæ, qualis est terra per quam fluunt.

à une certaine profondeur, s'y trouve à l'abri des effets d'une trop forte irradiation solaire, et, par suite, elle ne retourne pas immédiatement en vapeurs dans l'atmosphère : elle est, pour ainsi dire, acquise à la Terre, et, profitant de tous les méats qu'elle rencontre dans le sous-sol, elle contribue insensiblement à l'alimentation des sources profondes[1].

c. Les rivières naissent d'une source principale et se grossissent successivement des sources qu'elles rencontrent dans leur trajet, en s'avançant vers la mer; elles reçoivent aussi les eaux pluviales qui ne s'infiltrent pas en totalité au moment de leur chute, et qui coulent en abondance et avec rapidité sur les pelouses, les bois et les coteaux, se chargeant de terre végétale, de graviers et de détritus de toute espèce. Par le fait de cette addition d'une quantité notable d'eau de pluie, les eaux de rivière seront donc moins minéralisées que les eaux de source.

Le carbonate de chaux qui restait dissous à l'aide d'un

[1] « Quant à l'usage des eaux de sources, voici les règles à suivre :

« L'homme bien portant et robuste n'a aucun choix à faire ; il peut boire toujours ce qui se présente.

« A ceux dont les organes digestifs sont durs et faciles à s'échauffer, il convient de boire les eaux les plus douces, les plus légères, les plus limpides.

« A ceux dont les organes digestifs sont mous, humides et pituiteux, de boire les eaux les plus dures, les plus crues et légèrement salées, très-propres à consumer l'excès d'humidité.

« Les eaux qui sont les meilleures pour la cuisson et les plus dissolvantes sont aussi celles qui relâchent le ventre et l'humectent le mieux.

« Celles qui sont crues, dures et impropres à la cuisson resserrent davantage et dessèchent les organes digestifs.

« On se trompe sur les vertus des eaux salées : on les croit laxatives, et cependant elles contrarient le plus la régularité des évacuations alvines, car, étant crues et impropres à la cuisson, elles exercent sur le ventre une action bien plus astringente que relâchante. » (*Hippocrate.*)

Si l'on tient suffisamment compte des idées humorales professées par Hippocrate, on trouvera un fond de vérité dans toutes ses distinctions, comme dans ses diverses indications.

excès d'acide carbonique, s'élimine de plus en plus à mesure que le cours d'eau se prolonge et s'étend.

La rivière, en roulant ses eaux, en divise les molécules et les présente au contact incessant et immédiat de la lumière et de l'air, ces deux agents si actifs de l'évaporation. Dans ces circonstances, l'excès d'acide carbonique se dégage, et le carbonate est précipité. Ainsi se trouvent de plus en plus diminués les principes minéralisateurs que les eaux de rivière tiennent des sources à leur origine.

En revanche, l'air atmosphérique perdu par les eaux de source durant leur trajet souterrain est amplement restitué aux rivières dans leur cours à l'air libre et au soleil.

d. Les puits ordinaires ont le plus souvent un niveau d'eau inférieur à celui du sol, et cette eau plus ou moins stagnante provient d'infiltrations latérales.

Par le fait de leur construction, il s'y introduit, l'hiver, de l'air froid, de la pluie et de la neige, pendant que, d'autre part, l'air chaud de l'été ne peut y pénétrer à cause de sa légèreté spécifique.

Dans les puits artésiens, la force ascensionnelle de l'eau est d'autant plus grande que le réservoir générateur est plus élevé.

Leur abondance au milieu de certaines contrées prouve l'existence de grandes nappes d'eau qui constituent de véritables rivières souterraines.

En tenant compte des dispositions qui précèdent, il est facile de voir que les puits ordinaires ne fourniront jamais de bonnes eaux potables, et que les puits artésiens amèneront toujours à la surface des eaux plus ou moins chaudes chargées de principes minéraux en excès [1].

[1] Le puits de Passy a atteint la couche des sables aquifères à 576 mètres au-dessous du sol. Au puits de Grenelle la masse aquifère avait été trouvée

f. Les eaux immobiles forment les lacs, les étangs, le marais.

Les lacs et les étangs sont des masses d'eau alimentées d'une manière continue par une ou plusieurs sources[1].

Si les eaux s'épanchent sur une large surface qu'elles

à 564 mètres. Les terrains traversés ont été les mêmes : — terrains de transport, calcaire grossier, argile plastique, craies blanches, marneuses ou chloritées.

[1] Après avoir déclaré que les eaux ont une grande influence sur la santé, Hippocrate cherche à déterminer quelles sont celles malsaines, quelles sont celles très-salubres.

« Incommodités ou biens qui en résultent :

« Les eaux dormantes, soit de marais, soit d'étangs, sont nécessairement, pendant l'été, chaudes, épaisses, de mauvaise odeur. N'ayant point d'écoulement, mais étant alimentées continuellement par de nouvelles pluies et échauffées par le soleil, elles deviennent louches, malsaines et propres à augmenter la bile. Pendant l'hiver, au contraire, la gelée les pénètre, la neige et la glace les troublent, ce qui les rend plus favorables à la production de la pituite et des enrouements.

« Ceux qui en font usage ont toujours la rate volumineuse et dure, le ventre resserré, émacié et chaud, les épaules et les clavicules décharnées.

« En effet, les chairs se fondent au profit de la rate, et c'est la cause de la maigreur des hommes.

« Les hydropisies y sont très-fréquentes et très-dangereuses, car, pendant l'été, les habitants sont affligés par des dyssenteries, des diarrhées, des fièvres quartes qui, prolongées, se terminent par l'hydropisie et la mort. Les nouveau-nés sont gros et boursouflés ; la longévité est impossible avec de pareilles constitutions : la vieillesse arrive avant le temps.

« Je regarde de telles eaux mauvaises pour tous les usages.

« Les plus mauvaises après celles-là sont celles qui proviennent ou de rochers, ce qui leur donne la dureté, ou d'un terroir dans lequel sont des eaux chaudes, du fer, du cuivre, du soufre, du bitume, du nitre. Ces eaux sont dures et échauffantes. » (*Hippocrate.*)

Ce tableau, tracé de main de maître, nous représente parfaitemant la physionomie pathologique de ces malheureuses populations qui végètent dans des contrées marécageuses ; mais au lieu d'attribuer uniquement à l'usage des eaux stagnantes tous ces phénomènes morbides, ne faut-il pas tenir compte des conditions telluriques et cosmiques ? Celles-ci sont permanentes, et, jusqu'à un certain point, indépendantes de l'homme ; les premières peuvent être modifiées par des appareils ou des ressources hygiéniques ayant pour but d'aérer plus convenablement les eaux et de les soumettre à un filtrage préalable.

recouvrent à peine, et si les rives sont mal délimitées, il se produit des marais. Ces amas d'eaux stagnantes résultent le plus ordinairement de la nature et de la disposition du sol.

En thèse générale, il ne faudra se servir de ces eaux que contraints par la nécessité, et dans ce cas il sera indispensable de les soumettre à des procédés particuliers d'aération et de filtrage.

Les considérations qui précèdent nous feront apprécier l'importance de cet axiome d'hygiène publique :

« *La prospérité industrielle d'une ville et le chiffre de sa mortalité sont déterminés en grande partie par la qualité de ses eaux et par leur quantité.* »

Cette quantité est déterminée : 1° par la boisson des personnes et des animaux ; 2° par les soins de propreté ; 3° par les besoins de l'industrie, les arrosages publics, les fontaines monumentales.

L'unité de 40 litres, par jour et par personne, laisse un excédant notable pour la satisfaction des besoins autres que la boisson.

Ici vient se placer la solution d'un problème qui a de tout temps partagé les hygiénistes en deux camps :

L'eau de rivière doit-elle être préférée à l'eau de source ?

Linas et Figuier, partisans résolus des eaux de source, ont énuméré avec complaisance les arguments des hommes très-compétents qui partagent leur opinion.

« Les eaux de source sont préférables pour l'approvisionnement d'une ville, car leur température s'étend dans des limites un peu restreintes pendant toutes les saisons de l'année ; elles sont plus limpides et fournies en quantité à peu près invariable. » (Guérard, *Du Choix et de la distribution des eaux dans une ville*, thèse pour le concours d'hygiène à la faculté de médecine. Paris, 1852.)

« Plus fixes dans leur température et dans leur composition chimique que les eaux de rivière. » (Grellois.)

« Il convient de recueillir les eaux à leur source, et dans les lieux de chute pluviale. » (Boudin.)

« Au lieu de prendre l'eau dans les rivières, où elle arrive altérée et modifiée par des matières étrangères, nous allons la chercher à la source la plus pure, aux pieds des collines, dans les terrains sablonneux, où nous plaçons des tuyaux collecteurs qui sont comme des sources artificielles. » (Ward.)

Tardieu condamne formellement les eaux de rivière et fait l'apologie des eaux de source, en réhabilitant les antiques aqueducs [1].

Grimaud de Caux se prononce hardiment pour les eaux de rivière, *qui garantissent aux grands centres de population la salubrité et l'abondance.*

Il rappelle que sa conclusion est d'accord avec l'usage de tous les siècles ; le Nil et le Gange ne roulaient-ils pas des eaux sacrées ?

A l'autorité de noms célèbres il oppose celle de l'Académie des sciences.

La ville de Bordeaux l'ayant consultée pour savoir s'il fallait donner la préférence aux eaux de source ou aux eaux de rivière, l'illustre aréopage sur l'avis d'une commission composée de Thénard, Girard, Arago, Robiquet, Poncelet et Dumas, n'hésita pas à conseiller les eaux de la Garonne, respectant ainsi le principe et les enseignements de l'expérience.

Poggiale formule en ces termes les conclusions du re-

[1] *Dictionnaire d'hygiène publique et de salubrité*, 2e édition. Paris, 1862, t. II, article *Eau*.

marquable Rapport approuvé par l'Académie de médecine [1].

« Si la limpidité des eaux de sources jointe à l'uniformité de la température milite en leur faveur, et même leur assure la préférence, il faut cependant reconnaître que les eaux de rivière sont plus pures, plus aérées, plus riches en sels et plus digestives; malheureusement leur filtration en grand présente d'énormes difficultés. »

ARTICLE III

EAUX SALÉES

L'Océan, cette immense nappe d'eau qui recouvre les trois quarts de la surface du globe [2], et dont le nom Ὠκεανός réveille tant de souvenirs et de pensées, joue le rôle le plus important dans l'économie de la nature.

Balayée par les vents, sa surface aspire sans cesse les gaz nuisibles qui chargent l'atmosphère; elle engloutit dans son énorme masse les débris que lui apportent les eaux courantes qui ont lavé les continents, et elle rend à l'atmosphère ces eaux purifiées sous forme de vapeurs qui retombent sur la terre en pluie, en neige et en rosée. Ces eaux retournent à l'Océan par le canal des rivières et des fleuves; et ainsi s'établit ce cercle éternel, ce voyage sans fin, qui fait servir les mêmes éléments à l'entretien et au renouvellement de la vie organique du globe.

Avant d'aborder les détails de ce chapitre, il est indispensable de rappeler ici quelques-uns des principes généraux professés par les géologues modernes.

Pour eux, pendant que le *règne du feu* marque la pre-

[1] *Bulletin de l'Académie impériale de médecine*, tome XXVIII, page 121 (séance du 18 novembre 1862).

[2] Suivant Rigaud (d'Oxford), la surface des continents se trouve à celle des mers dans le rapport de 100 à 270.

mière période de l'existence de la Terre, la seconde est constituée par le *règne de l'eau*, c'est-à-dire la précipitation générale des eaux et la naissance de l'Océan.

La considération du temps nécessaire à ces opérations dans des masses aussi énormes que la mer universelle, en relation avec une telle atmosphère, les a conduits à cette conclusion, que la période purement chimique a été extrêmement longue.

Du reste, deux causes très-simples, l'abaissement de la température et les lois de la pesanteur, ont modifié, durant cette période, la composition des eaux de l'Océan et l'ont amenée à peu près à ce qu'elle est restée aujourd'hui.

L'abaissement de la température a eu pour effets : de rendre possible l'absorption d'une partie des gaz qui auparavant faisaient partie de l'atmosphère ; de mettre ces gaz en présence des corps déjà dissous ou tenus en suspension, sur lesquels ils étaient susceptibles de réagir; enfin de laisser déposer, sous forme de cristaux plus ou moins purs, plus ou moins réguliers, l'excès des composés salins, plus solubles dans l'eau chaude que dans l'eau froide.

La profondeur de l'Océan s'est accrue, au fur et à mesure de la condensation des vapeurs, par le refroidissement graduel des parties les plus extérieures du sphéroïde.

L'Océan primitif était placé entre trois sources de chaleur, l'une intérieure : c'était la masse incandescente, le pyrosphère, dont le rayonnement se faisait sentir énergiquement à travers la mince pellicule solide; les autres extérieures : c'étaient le Soleil, et l'atmosphère ardente que la Terre possédait encore, et qui allait s'éteignant peu à peu. « D'abord, dit A. Maury, l'atmosphère vaporeuse qui environnait notre globe, entretenait une égalité de température et faisait de ce monde une véritable serre chaude. »

La séparation des terres et des mers n'est donc pas un fait simple ; elle s'est accomplie par une série de révolutions ; les unes soudaines et terribles, les autres lentes et presque insensibles, qui ont eu pour effet l'émersion et la submersion successives de toutes les parties du globe.

Dans son discours sur les révolutions de la surface du globe, Cuvier expose dans un langage magnifique les grandes fluctuations de l'Océan et les luttes continuelles de l'eau contre la terre.

Les continents portent dans leurs profondeurs des traces évidentes du séjour de la mer : non de la mer primitive et universelle, antérieure à l'émersion des terres, antérieure à l'apparition de la vie, mais de la mer tempérée ou froide, de la mer habitée par des milliards d'animaux divers qui ont laissé sur ses anciens lits leurs innombrables dépouilles.

Pour expliquer ces phénomènes il suffit donc d'admettre qu'à un moment donné les matières en fusion sous la croûte terrestre venant à se dilater ou à se vaporiser par l'effet du calorique, et trouvant en certains endroits cette croûte plus mince, plus flexible ou plus fragile, l'ont soulevée et bosselée, ou bien qu'elles l'ont rompue et se sont épanchées au dehors ; que ces soulèvements ou ces épanchements ont été assez considérables pour faire saillie au-dessus du niveau primitif des eaux, que ces dernières ont été une première fois refoulées dans les parties déjà creuses, et qui se sont creusées davantage en raison même de la saillie produite ailleurs.

Après des soulèvements et des affaissements successifs, après des flux et des reflux, l'équilibre s'est établi entre la tension intérieure et la pression extérieure. L'écorce du globe a acquis assez de solidité et d'épaisseur pour opposer une résistance efficace ; alors seulement les continents ont pris leur assiette définitive et les océans et les mers ont été resserrés dans des bassins qui n'éprouveront désormais que des modifications insignifiantes.

La profondeur moyenne de l'Océan est de 4,000 mètres environ suivant de la Bèche, pendant que de Humboldt n'assigne aux continents qu'une hauteur moyenne de 307 mètres au-dessus du niveau des mers.

La température des mers présente quelques anomalies qu'il importe de connaître.

En général cette température est moins élevée que celle de l'atmosphère. L'eau de la mer possède, en outre, une égalité de température plus constante que l'air ambiant, d'où il résulte que les contrées maritimes jouissent d'un climat plus doux et d'une température plus uniforme que les régions continentales.

Voici les résultats d'observations faites par Perron, avec ses ingénieux thermomètres.

1° La température de la mer à sa surface, loin des rivages, est plus faible à midi et plus élevée à minuit que celle de l'atmosphère; à l'ombre, matin et soir, les deux températures sont à peu près en équilibre.

2° La température de la mer s'élève à mesure que l'on approche des continents et des grandes îles.

3° Loin des rivages, la température du fond de la mer est généralement moindre qu'à la surface; le froid est d'autant plus grand que la profondeur se trouve plus considérable.

L'eau de la mer en se congélant se dégage de tout principe salin.

La congélation se fait vers les pôles dans de grandes proportions, de manière à donner naissance aux glaces polaires (vers le 50e degré de latitude).

La densité de l'eau de mer varie. D'après Marcet, l'eau distillée est à l'eau de mer dans le rapport de 1 : 1,022 pour l'océan Arctique ; de 1 : 1,028 à l'Équateur. Le poids spécifique est en moyenne de 1,027.

L'eau de mer est essentiellement salée, c'est-à-dire qu'elle renferme un grand nombre de sels minéraux (3 pour 100 de son poids) et quelques autres composés qui lui donnent un goût désagréable, et la rendent impropre aux usages économiques. Cette salure ne s'oppose ni à sa décomposition ni à sa putréfaction.

Voici le résultat des analyses de Bouillon-Lagrange et Vogel, Figuier et Mialhe, Usiglio (en laissant de côté quelques anomalies dues au lieu de puisement et à la profondeur de la mer).

SUR 1.000 GRAMMES D'EAU.	OCÉAN ATLANTIQUE. grammes.	MANCHE. grammes.	MÉDITERRANÉE. grammes.
Chlorure de sodium. . .	27.704	26.646	29.542
Chlorure de magnésium .	2.905	7.203	3.219
Sulfate de magnésie.. .	2.462	7.020	2.477
Sulfate de chaux. . . .	1.210	0.150	1.357
Carbonates de magnésie et de chaux.	0.132	0.150	0.114

Le degré de salure des diverses mers, l'eau douce étant représentée par 1,000, se trouve être de : Océan, 1,025 ; — Méditerranée, 1,030 ; — mer Noire, 1,014 ; — mer Caspienne, 1,025.

La salure de la Méditerranée est plus considérable que celle de l'Océan, parce que cette mer perd par évaporation plus d'eau qu'elle n'en reçoit par les rivières et les pluies.

Quelles sont les causes de la salure des mers ?

Halley pensait que primitivement la mer était peu ou point salée, et qu'elle l'était devenue, à mesure que les fleuves lui ont apporté, avec le tribut de leurs eaux, les sels qu'ils enlèvent dans leur parcours.

Mais ne faut-il pas tenir compte du sol lui-même ? le

sol des mers ne peut-il pas être proportionné à l'épaisseur des couches salines qu'elles contiennent? Parmi les sels solubles, celui qui se retrouve en plus forte proportion, c'est le chlorure de sodium (sel marin ou sel commun).

S'est-il formé par la *voie sèche* pendant la période ignée, ou par la *voie humide* dans la période aqueuse?

On ne doute plus aujourd'hui que le chlorure de sodium n'ait fait partie, dès l'origine, de la composition des eaux de mer[1], et l'on trouve une nouvelle preuve de leur salure originelle en étudiant la nature des êtres qui s'y sont formés les premiers.

Pour compenser les pertes, les mers reçoivent des fleuves qui ont parcouru la surface du sol, de nombreux matériaux, et parmi ceux-ci le calcaire indispensable à la formation des polypiers, des coraux, des îles et des archipels qui s'élèvent dans le sein des ondes[2].

Le phénomène de la phosphorescence des mers est constitué par des lueurs enflammées qui sillonnent leur surface, principalement entre les tropiques, lorsque les vagues se trouvent dans un état de vive agitation.

La phosphorescence est due à la présence d'une multitude de mollusques et de zoophytes qui brillent d'une lumière propre.

Ces animaux émettent un fluide tellement susceptible d'expansion, qu'en nageant en zigzag ils laissent sur l'eau des traînées brillantes qui s'étendent avec rapidité.

[1] « Rien, en effet, dans l'état actuel de nos connaissances géologiques, ne peut nous autoriser à penser que la mer ait jamais été douce. » (C[t] Maury.)

[2] « Quel spectacle plein de grandeur nous offre la nature dans la simplicité de ses moyens. L'eau de pluie, chargée de l'acide carbonique de l'air, tombe sur nos collines calcaires; elle s'y charge de carbonates de chaux qu'elle verse dans leur sein. Porté dans l'Océan, des courants l'entraînent bientôt, et saisi par des animaux microscopiques, il ajoute une pierre imperceptible à l'édifice de ces empires nouveaux qui s'y préparent pour l'avenir de l'humanité. » (Dumas.)

Consacrons actuellement quelques pages à l'étude des grands mouvements de l'Océan, de ses palpitations internes, qui se traduisent au dehors par les imposants phénomènes des courants pélagiens et des marées.

Les courants océaniques, ou *fleuves pélagiques*, présentent au milieu des mers un singulier spectacle; leur largeur est parfaitement déterminée, et ils traversent l'océan comme des fleuves dont les rives seraient formées par l'eau en repos. Quel contraste frappant que cette rapidité des courants et cette immobilité des eaux sur les deux rives!

Parmi les causes plus ou moins énergiques qui concourent à la formation du phénomène nous citerons: la durée et la force des vents; la propagation successive des marées; les variations de température des eaux suivant leur densité, leur profondeur; les variations de la pression atmosphérique.

Le premier est le grand courant équatorial ou de rotation qui faisait dire à Christophe Colomb « que les eaux de la mer se meuvent avec les cieux; (*las aguas van con los cielos*). »

Le deuxième courant transporte les eaux chaudes des basses latitudes vers les latitudes élevées. Le troisième vient des pôles.

Dans la mer des Indes, ces courants périodiques règnent sous le nom de moussons.

L'océan Atlantique nous montre le plus remarquable de tous, le *Gulf-stream*, courant majestueux au cours rapide et impétueux.

« Ses rives et son lit, dit le commandant Maury, sont des couches d'eau froide entre lesquelles coulent à flots pressés des eaux tièdes et bleues.

« Il est plus rapide que l'Amazone, plus impétueux que le Mississipi, et la masse de ces deux fleuves ne représente pas la millième partie du volume d'eau qu'il déplace. »

Le Gulf-stream (courant du golfe) a été ainsi nommé parce qu'il semble avoir sa source dans le golfe du Mexique, c'est-à-dire dans le bassin brûlant enfermé entre les côtes intérieures des trois Amériques. Le commandant Maury, qui a fait une étude des plus savantes et des plus consciencieuses du Gulf-stream, l'attribue à une cause analogue à celle des vents alizés, à savoir : l'inégalité de température, et par suite une différence de concentration, d'évaporation et de dilatation sous ces latitudes ; de là résulte la tendance constante des eaux chaudes des tropiques vers les pôles, et des eaux froides des pôles vers l'équateur.

« La température du Gulf-stream, beaucoup plus élevée que celle des milieux qu'il traverse, ne varie que d'un demi-degré par centaine de lieues; aussi parvient-il en hiver jusqu'au delà des bancs de Terre-Neuve, avec les abondantes réserves de chaleur que ses eaux ont absorbées sous le soleil des zones tropicales. » (Julien.)

Pour mieux comprendre l'origine des fleuves pélagiques, il faut reporter sa pensée sur le régime des courants atmosphériques qui engendrent les vents alizés.

Les *marées* sont des mouvements ou oscillations périodiques de la masse mobile des eaux de la mer, provoqués par l'action attractive de la Lune et du Soleil[1] ; cette action s'exerce sur toute la surface du globe, et se manifeste par l'intumescence des eaux.

[1] « Les grands mouvements de l'atmosphère et des mers commandent, comme ceux des corps célestes, l'attention et l'admiration des hommes. Ils ont en partie leur source dans des causes semblables ; ils paraissent être un des grands développements de la puissance de la nature ; et c'est à l'étude de ces mouvements, ainsi que de leurs circonstances, qu'on pourrait recourir comme à celle des cours des astres, pour remonter aux principes généraux de l'organisation de cet univers. » (Romme.)

La belle analyse de Laplace a mis la science en pos sion d'une théorie à peu près complète des marées.

Les calculs de l'illustre astronome, revus par Chaza et Gaussin, permettent aujourd'hui de prédire à l'ava les marées, en déterminant avec plus de certitude l'he et la hauteur sur les principaux points de notre litto

La force de la Lune est environ triple de celle Soleil, parce que la Lune est infiniment plus rapproc de la Terre.

Quel est le mode de production des marées; quel l'ordre de succession des phénomènes?

Nous savons que l'obéissance de notre planète à traction du Soleil se manifeste par son mouvemen translation suivant l'écliptique.

Si la masse terrestre, grâce à la cohésion des moléc qui la composent, peut conserver sa forme à peu régulière, il est certain que la couche liquide et par séquent très-mobile qui couvre la plus grande parti sa surface, obéira nécessairement à l'attraction sola Par le fait de cette attraction les eaux de la me soulèveront périodiquement, sous l'apparence d' montagne liquide très-étendue, se mouvant dans le opposé à celui de la rotation du globe. Mais ces premi oscillations de l'Océan, ces marées solaires ne devien sensibles qu'en se combinant avec les marées lunai Les points de la mer qui se trouvent perpendicul ment sous la Lune (*au zénith*) sont plus rapproché cet astre, et par suite plus fortement attirés que le ce du globe. Par contre, les points diamétralement o sés, ceux qui ont la lune au *nadir*, sont moins rap chés et moins fortement attirés.

De cette inégalité d'attraction il s'ensuivra que eaux situées directement sous la Lune s'élèveront cet astre en formant un renflement à la surface l'océan, pendant que les eaux situées aux antipodes, moins attirées, resteront en arrière, et formeront ainsi un second promontoire à la surface de la mer.

Pendant que cette double oscillation se produit sous la Lune, et dans le point opposé du globe, pour constituer la *marée haute*, le *flot*, le *flux*, sur tout le pourtour intermédiaire, là où les eaux ne sont pas soumises à l'attraction directe de la Lune, il y aura un mouvement de retrait qui déterminera la *marée basse*, le *reflux*, le *jussant*.

Comme les marées sont un phénomène très-complexe, l'on conçoit que leur hauteur doive varier, selon les circonstances locales, dans les différentes régions du globe.

Les marées se font très-peu sentir dans les mers qui ne communiquent avec l'Océan que par un étroit canal. C'est ainsi que le phénomène est presque nul dans la Méditerranée.

Les vents exercent une grande influence sur la hauteur des marées; elle peut aller jusqu'à les supprimer en partie, comme cela a lieu dans le golfe de la Vera-Cruz, lorsque le vent souffle avec violence en suivant une direction opposée au flot.

Quand les vents s'ajoutent à l'impulsion donnée par l'astre attirant, ils accroissent dans des proportions considérables la hauteur de la mer (Ressac, — Tourbillons, — Raz de marée).

ARTICLE IV

EAUX MINÉRALES

Avec J. Lefort, nous appellerons *eaux minérales* toutes celles qui en raison soit de leur température bien supérieure à celle de l'air ambiant, soit de la quantité et de la nature spéciale de leurs principes salins et gazeux, sont ou peuvent être employées comme agents médicamenteux.

En définissant les eaux minérales « celles dans lesquelles les épreuves de chimie font découvrir des substances gazeuzes, sulfureuses, salines ou métalliques, » Chevreul ne tient aucun compte de ce fait bien connu, que toutes les eaux, même les plus pures, contiennent une certaine quantité de matières étrangères.

Les rédacteurs de l'*Annuaire des eaux de France*, publié sous le haut patronage de Dumas, considèrent les eaux minérales « comme les représentants plus ou moins affaiblis des émanations qui ont laissé les traces de leur existence dans toutes les périodes géologiques. »

On entend par *régime* d'une eau minérale l'ensemble de ses conditions d'existence, c'est-à-dire sa température, sa minéralisation, le débit et le niveau d'émergence.

Les causes susceptibles d'influencer le régime des eaux minérales à température propre se résument dans la plus ou moins grande abondance des pluies, des neiges, dans la durée plus ou moins prolongée des gelées et de la sécheresse.

La température des eaux minérales varie extrêmement.

Un grand nombre sont froides, n'ayant que de 9 à 11° C. (température des couches terrestres les plus superficielles d'où elles sortent). D'autres, ayant sans doute un point de départ plus profond, ont de 12 à 20° de chaleur.

Elles sont ou fraîches à la main, ou presque tièdes.

Quand ces eaux ont naturellement une température égale ou supérieure à celle du corps humain (de 35 à 37° centig. et au-dessus), elles reçoivent et méritent le surnom de thermales (*calidæ* ou *calentes*).

Le régime des eaux thermales peut être affecté par des causes accidentelles (tremblements de terre), par des causes permanentes (incrustations, travertins, solidifications des terrains ambiants, variabilité de la minéralisation), par des causes temporaires successives (conditions météorologiques extérieures).

Les caractères physiques des eaux minérales, ceux du moins qui s'impriment à nos sens d'une manière toute particulière, mais qui ne peuvent jamais par eux seuls déterminer la nature véritable des diverses classes d'eaux, sont :

La couleur, — l'odeur, — la saveur, — la limpidité, — l'onctuosité.

Couleur. — En général, examinées au griffon et en petite quantité, les eaux minérales sont toujours incolores ; c'est seulement lorsqu'elles sont réunies en masse dans des piscines ou bassins qu'elles prennent, par un effet d'optique, des teintes plus ou moins verdâtres.

Les colorations spéciales de quelques-unes d'entre elles proviennent de substances de diverses origines tenues en suspension dans l'eau.

L'ardoise en poudre impalpable bleuit l'une des sources d'Ax (Ariége). Des matières argileuses donnent à la source de Nérac (Ardèche) une nuance jaune rougeâtre. Les eaux blanchissantes proviennent de l'action que l'oxygène exerce sur plusieurs eaux sulfurées, et qui amène la précipitation d'une partie du soufre à l'état de division extrême.

Odeur. — Chaque variété d'eau minérale répand une odeur plus ou moins accentuée.

Celle des eaux sulfurées, très-caractéristique, varie de l'œuf couvé à l'œuf pourri.

D'autres fois on constate une légère odeur, soit bitumineuse, soit marécageuse, indices de la nature du sol qu'elles ont traversé avant de jaillir à la surface.

Saveur. — Pas plus que les propriétés qui précèdent, le goût ne peut suffire pour distinguer la plupart des eaux minérales, alors surtout que la composition intime se modifie dans les variétés d'une même classe : tantôt la prédominance de l'acide sufhydrique masque la saveur des autres sels; tantôt l'acide carbonique atténue celle des chlorures; tantôt enfin la saveur toute particulière du fer annihile plus ou moins complétement celle des bicarbonates.

Indépendamment de la sensation plus ou moins franche que l'on éprouve au moment de porter à la bouche une eau minérale sulfurée ou chlorurée, il faut tenir compte de l'arrière-goût qui succède, arrière-goût salin ou amer, douceâtre ou fade, styptique ou atramentaire.

Limpidité. — Le plus souvent, les eaux minérales jaillissent très-limpides des griffons; mais, si leur point d'émergence est situé dans des terrains de transition, elles entraînent nécessairement des parcelles de matières minérales ou organiques, en poudre très-ténue, qui troublent leur transparence.

Les eaux ferrugineuses bicarbonatées perdent leur limpidité par l'oxyde de fer, qui reste en suspension dans leur masse et qui se dépose dès que les eaux sont à l'état de repos.

Onctuosité. — Ce caractère, qui se définit par l'étymologie même du mot, n'a pas une origine bien déterminée. Quelques chimistes l'attribuent aux silicates et au monosulfure de sodium; d'autres font jouer un rôle à la matière organique dans la production du phénomène. Toujours est-il que ce sont précisément les eaux de la chaîne des Pyrénées, les plus riches en matières organiques, qui deviennent les plus onctueuses.

Baumgartner, Marian Roller et Leconte ont essayé de déterminer l'influence que l'électricité exerce sur les eaux minérales.

Scoutetten, après avoir constaté la difficulté de fixer

la limite qui sépare l'eau minérale de l'eau ordinaire, explique les propriétés actives de la première par la présence de l'électricité.

Les principaux faits sur lesquels il s'appuie sont : que les eaux de rivière et toutes celles qui sont exposées à l'air libre manifestent une réaction électrique opposée à celle donnée par les eaux minérales. En se servant du galvanomètre de Nobili, il a vu que les eaux ordinaires dans leur contact avec les terres adjacentes sont positives, tandis que les eaux minérales chaudes ou froides, examinées à la source, étudiées dans les mêmes conditions, sont toujours négatives ; si ces mêmes eaux minérales sont mises en contact avec l'eau de rivière, à l'aide d'un vase poreux, elles donneront, dès que le circuit est fermé, le signe négatif, tandis que l'eau de rivière est positive.

Comme la minéralisation ne donne pas toujours la raison de l'activité de certaines eaux minérales à efficacité incontestable, Scoutetten l'attribue à une modification moléculaire du liquide déterminée par l'action prolongée de l'électricité, action produite par les courants qui ont lieu dans le sein de la Terre, par le frottement de la colonne liquide contre les parois des rochers, par les réactions chimiques incessantes, par l'élévation de la température ; aussi, pour lui, les effets thérapeutiques des eaux minérales prises à la source tiennent autant à l'action dynamique qu'à l'action médicamenteuse.

D'où proviennent les eaux minérales ? d'où tirent-elles leurs principes fixes, leur gaz, leur chaleur ?

Dès le treizième siècle, le célèbre dominicain Albert le Grand s'éleva au niveau de la science moderne, en expliquant d'une manière rationnelle l'origine des eaux thermales ; elles ne sont pour lui que le résultat de courants aqueux souterrains qui, échauffés par l'action de la chaleur centrale du globe, viennent enfin s'épancher à la superficie du sol.

Laborieusement élaborée par les savants de la Renaissance, cette théorie a été définitivement consacrée par les travaux de Descartes et de Laplace.

L'objection la plus sérieuse adressée à la théorie de Laplace, c'est que les sources thermales ont, ou à peu près, toujours le même volume et la même température.

Les auteurs qui ont invoqué l'influence des volcans pour expliquer la thermalisation des sources minérales, s'appuient sur ce fait que c'est généralement dans les terrains soumis jadis ou maintenant aux bouleversements terrestres et aux influences volcaniques, que les eaux thermales se rencontrent en plus grand nombre (Pyrénées, Vosges, Auvergne, Corse).

Berzélius adopte l'hypothèse de la chaleur centrale se traduisant au dehors par les eaux chaudes ou les volcans.

Les géologues modernes admettent généralement deux ordres d'eaux minérales, en rapport avec les lieux de provenance :

1° Les eaux chaudes qui sourdent directement des volcans.

La cause de leur température est aussi manifeste que l'origine des matières solides ou gazeuzes qui les imprègnent ; ces matières sont, ou déposées sous forme de sublimations dans les fissures des volcans, ou dégagées de leur cratère à chaque période éruptive.

2° Les sources salées, dont la formation mère dans les grands dépôts salifères ne peut être méconnue, ont avec ces derniers une liaison si intime, que de l'apparition des unes on peut toujours inférer la proximité des autres.

Voici le résumé des opinions d'Élie de Beaumont :

« Le globe terrestre renferme dans son intérieur un

immense foyer dont l'incessante activité nous est révélée par les éruptions volcaniques et tous les phénomènes qui s'y rattachent. Ces éruptions volcaniques amènent à la surface du sol des roches en fusion ou des laves, des matières volatiles, de la vapeur d'eau, des gaz chlorhydriques, sufhydriques, carboniques, des sels de soude, de fer, de cuivre, etc. Tout cela se dégage, ou des volcans en activité, ou des laves qui s'en écoulent, ou des fissures qui les avoisinent, ou des sources thermales; celles-ci proviennent, comme les émanations volcaniques elles-mêmes, d'une distillation ou d'une sublimation naturelle, dans laquelle la vapeur d'eau sert de véhicule aux molécules entraînées.

« Ainsi ce qui se passe dans les eaux minérales se passe dans les volcans, et cette analogie, les rattachant à la même cause, permet de regarder ces eaux comme des volcans réduits à la partie aqueuse. »

Pour mieux nous rendre compte de l'origine de l'eau des sources minérales, suivons-les dans leurs diverses provenances :

1° Eaux de l'atmosphère; 2° foyer des volcans en activité; 3° grande masse de l'Océan, et autrés grandes collections d'eau salée; 4° réservoirs souterrains.

Tout d'abord, observons combien il est difficile de déterminer dans quelle proportion chacun de ces éléments contribue à leur formation, car leur action peut être souvent simultanée.

1° La masse des eaux répandues sur la surface de la Terre est toujours la même ; en contact avec l'atmosphère, elle change d'état et se présente tour à tour sous forme de vapeur, de liquide, de glace. Ces évaporations et ces condensations successives donnent lieu à une sorte de circulation qui est la condition première de toute source d'eau. Si ces eaux s'infiltrent dans des terrains particuliers diversement minéralisés, elles pourront se minéraliser elles-mêmes et donner lieu à ces filets d'eau minérale relativement éphémères que nous trouvons au pied des montagnes.

2° Quel rôle peut-on assigner à l'eau de l'atmosphère dans la production des eaux minérales profondes, en admettant qu'elle puisse pénétrer à une profondeur considérable?

La masse prodigieuse de vapeurs aqueuses qui s'échappe d'un volcan en éruption semble indiquer qu'elle vient d'un réservoir immense. Si cette vapeur, après s'être développée dans le foyer volcanique en ignition, au lieu de sortir par les cratères, se fraye une route à travers les fissures des roches superposées, comme ces fissures suffisamment longues font l'office de tubes condensateurs, la vapeur se refroidira au fur et à mesure qu'elle s'éloigne du centre, et de l'état gazeux elle passera à cet état liquide qui constitue la source thermale.

3° L'Océan ne doit-il pas figurer comme l'un des éléments des eaux minérales, et, pour justifier la part immense que l'eau de la mer prend à leur formation, ne suffit-il pas d'étudier leur situation géographique?

Les plus abondantes et les plus chaudes se trouvent près des volcans actifs, situés eux-mêmes au voisinage de la mer, et la plupart sur des îles de l'Océan. Presque toutes ces eaux sont salines et minéralisées par le chlorhydrate de soude.

4° Les réservoirs souterrains ne peuvent exercer qu'une influence minime dans la production du phénomène, car en réfléchissant à la pesanteur spécifique de notre globe, il est difficile de concevoir leur existence. Il faudrait en outre les supposer à une profondeur assez grande pour pouvoir s'échauffer au foyer central, et assez loin de son influence directe pour se maintenir à l'état liquide. Toutefois ne perdons pas de vue que l'abondance des eaux chaudes acidules est un argument favorable à l'existence des grands réservoirs.

Les considérations qui précèdent nous mettent à même de formuler une explication plus plausible.

L'origine profonde et la migration des eaux minérales rendent donc compte de quelques particularités de leur composition, des combinaisons variées qu'elles présentent, des matériaux spéciaux qu'elles empruntent à leur passage.

C'est à la compression énorme qu'elles subissent, qu'elles doivent de tenir en dissolution des gaz qu'elles peuvent conserver encore au delà de leur émission.

Il faut donc distinguer, dans la théorie de la formation des eaux minérales, les principes minéraux dont elles sont chargées, de l'eau qui leur sert de véhicule.

C'est dans les profondeurs du sol que sont puisés les principes minéraux, soit dans les couches primitives d'où ils sortent pour ainsi dire tout faits, soit dans les terrains plus récents où ils sont comme ramassés au passage ; c'est de la superficie du sol que proviennent les eaux ; eaux météorologiques, eaux de pluie, eaux de source.

Seulement, tandis que l'on peut attribuer, avec Laplace, aux eaux pluviales le rôle le plus important dans la formation des eaux minérales, nous voyons qu'Élie de Beaumont ne semble rapporter une telle origine qu'à une série d'entre elles. Les autres proviennent de régions profondes au-dessous des porphyres, et surgissent dans des canaux fournis par leurs propres incrustations, sans communication préalable avec les eaux pluviales.

Le calorique qui échauffe les eaux thermales s'y trouve-t-il toujours dans un état particulier de combinaison, ainsi que nous venons de le voir? Parmi les problèmes que les naturalistes de l'antiquité se sont efforcés de résoudre, il en est peu qui aient donné lieu à autant de suppositions que celui de la caloricité ou de la thermalisation des eaux minérales.

L'hypothèse qui a survécu à toutes les autres est celle de la chaleur centrale de la Terre, soit qu'elle ne se produise au dehors que par les eaux chaudes qui en résultent, soit qu'elle se manifeste par des volcans.

Les eaux thermales sont les témoins irrécusables de cette chaleur centrale; leurs variations de température s'expliquent par le fait que les diverses couches du globe sont à une température d'autant plus élevée qu'elles se rapprochent davantage du centre.

On a beaucoup discuté pour savoir si la chaleur de ces sources était de même nature que celle que l'on fait acquérir à l'eau en l'exposant sur un foyer.

Fontan soutient que la question n'est pas douteuse pour ceux qui ont fait des expériences avec soin; elle les laisse convaincus que la chaleur des eaux naturelles et la chaleur communiquée produisent, à température égale, des résultats qui sont physiquement identiques [1].

Pendant deux années consécutives, muni de thermomètres Baudin très-sensibles, nous nous sommes efforcé d'élucider la question. — Des constatations nombreuses et des expériences comparatives faites avec le plus grand soin nous portent à admettre :

1° Que le refroidissement de l'eau minérale d'Eaux-

[1] Dans notre ouvrage sur les *Eaux-Bonnes*, nous avons consacré quelques détails à l'examen de trois assertions de Bordeu :

1° Les eaux minérales ne font pas sur les organes du goût et du tact les mêmes effets que l'eau commune chaude au même degré d'un thermomètre connu.

2° Il y a des qualités communes à toutes les eaux chaudes minérales : elles sont toutes un peu plus chaudes, plus actives le matin que le soir, la nuit que le jour, l'hiver que l'été.

3° L'eau commune se refroidit plus tôt que la minérale.

Bonnes est plus prompt que celui de l'eau ordinaire, préalablement portée à la même température ;

2° Que cette différence de refroidissement se manifeste surtout dans les premières minutes ; à mesure que l'on s'en éloigne, l'équilibre s'établit entre les deux températures.

EAU DE LA BUVETTE A 32° :

APRÈS							
5′	10′	15′	20′	30′	40′	50′	60′
30°20	29°00	27°80	27°20	25°90	24°70	23°70	22°70

EAU DU TORRENT PORTÉE A 32° :

31°20	29°40	28°50	27°50	25°90	24°70	23°60	22°80

Comment les sources minérales se répartissent-elles sur notre territoire ?

« On conçoit, à priori, disent les auteurs de l'*Annuaire des eaux de France*, que la composition des sources minérales d'une contrée ne peut être indépendante de sa structure minéralogique et géologique. Sur un millier environ de sources minérales qu'on a signalées en France, huit cents au moins appartiennent aux régions montagneuses et sortent de roches d'origine ignée, ou de terrains sédimentaires qui portent plus ou moins profondément l'empreinte de leur action. »

Les sources minérales se montrent généralement par groupes.

Nous adoptons volontiers la classification de l'*Annuaire*.

1. MASSIF CENTRAL DE LA FRANCE.

Vaste protubérance à base granitique, percée par des porphyres secondaires et des roches volcaniques, et parsemée, vers ses bords, de terrains sédimentaires et houillers.

2. GROUPE DES PYRÉNÉES.

Nettement caractérisé; l'axe est formé de roches cristallines et de terrains anciens, tandis que les flancs sont garnis de formations sédimentaires plus modernes.

3. ALPES ET CORSE.

Presque toutes les eaux minérales de cette région sortent de terrains stratifiés, et l'action des roches plutoniques ne semble pas étrangère à l'origine des eaux minérales de la Corse.

4. JURA.

Le trait dominant est le double relief des Vosges et de la Forêt-Noire, formé d'un axe granitique sur lequel s'appuient successivement les diverses formations de trias.

5. ARDENNES ET HAINAULT.

Ces sources sourdent toutes du terrain de transition et du terrain houiller.

6. MASSIF DU NORD-OUEST.

Sa constitution géologique est uniquement composée de roches cristallines primitives et de terrains sédimentaires les plus anciens.

7. PLAINES DU NORD.

8. PLAINES DU SUD.

Ces deux régions comprennnent les parties du territoire qui ne présentent pour accident orographique que de simples collines, et qui ne renferment pas de terrains plus anciens que les lias.

Comment classer les eaux minérales répandues sur la surface de la France ?

Une bonne classification des eaux minérales doit tenir compte, avec le plus de précision possible, des principes chimiques qui y prédominent, sans toutefois négliger la considération thérapeutique.

La classification chimique est la plus naturelle, parce qu'elle a des rapports intimes avec la distribution géographique et avec l'origine géologique des eaux.

Les auteurs de l'*Annuaire* proposent de tenir compte seulement de ceux des éléments des eaux minérales, que l'abondance permet de considérer comme essentiels, c'est-à-dire trois bases, la soude, la chaux et la magnésie ; — 4 acides : carbonique, chlorhydrique, sufhydrique et sulfurique.

D'où trois grandes classes et trois subdivisions pour chacune.

Durand Fardel et Lebret [1] font une classe des eaux ferrugineuses.

Pétrequin et Socquet admettent une classe d'eaux bromurées et iodurées.

Guérard a proposé de comprendre les eaux arsenicales dans une classe à part.

C'est pour nous conformer, autant que possible, à toutes ces justes exigences, que nous adoptons la division en sept grandes classes.

PREMIÈRE CLASSE. — EAUX SULFURÉES.

1re Division. — SULFURÉES CALCIQUES.
2e Division. — SULFURÉES SODIQUES.

[1] Pour la rédaction de ce chapitre nous avons fait de larges emprunts à l'important *Dictionnaire général des Eaux minérales et d'Hydrologie médicale*, rédigé par Durand Fardel, Lebret et J. Lefort avec le concours de J. François. Paris 1860.

DEUXIÈME CLASSE. — EAUX CHLORURÉES.

1re Division. — Chlorurées sodiques.
2e Division. — Chlorurées sodiques bicarbonatées.
3e Division. — Chlorurées sodiques sulfureuses.

TROISIÈME CLASSE. — EAUX BICARBONATÉES.

1re Division. — Bicarbonatées sodiques.
2e Division. — Bicarbonatées calciques.
3e Division. — Bicarbonatées mixtes.

QUATRIÈME CLASSE. — EAUX SULFATÉES.

1re Division. — Sulfatées sodiques.
2e Division. — Sulfatées calciques.
3e Division. — Sulfatéesmagnésiques.
4e Division. — Sulfatées mixtes.

CINQUIÈME CLASSE. — EAUX FERRUGINEUSES.

1re Division. — Ferrugineuses bicarbonatées.
2e Division. — Ferrugineuses sulfatées.
3e Division. — Ferrugineuses.

SIXIÈME CLASSE. — EAUX IODURÉES BROMURÉES.

SEPTIÈME CLASSE. — EAUX ARSENICALES.

Le rôle essentiel que jouent les eaux minérales dans la thérapeutique moderne, nous impose l'obligation de faire une étude sommaire de chacune de ces grandes catégories.

PREMIÈRE CLASSE. — EAUX SULFURÉES.

Dans les eaux sulfurées, le principe caractéristique, le sulfure, existe en faible proportion et sous une forme protéique, imparfaitement définie, mais disparaissant toujours avec la plus grande facilité.

D'après la nature du terrain d'où elles émergent, et des matériaux solides et gazeux qu'elles renferment, on les divise en :

Eaux sulfurées sodiques, jaillissant des terrains primitifs ; et en eaux sulfurées calciques, qui sourdent des terrains de transition secondaires ou tertiaires, en passant au travers de substances organiques en putréfaction, en général des tourbes.

Les eaux sulfurées sodiques, sans traces d'acide sulfhydrique, prises au griffon, ne répandent aucune odeur caractéristique ; mais dès qu'elles absorbent l'oxygène de l'air, elles dégagent l'odeur d'œufs couvés que l'on retrouve constamment dans les eaux sulfurées calciques.

Ces eaux sulfurées, claires et transparentes à la source, se troublent quelquefois et deviennent blanchâtres au contact de l'air par la modification du principe sulfuré.

Leur saveur est douceâtre ou fade, quelquefois un peu amère.

Les sources sulfurées sodiques sont thermales à un haut degré : la plupart ont de 30° à 45°. Ax et Luchon atteignent 60° et 70°. Leur sulfuration se fait par le sulfure de sodium.

Ces eaux sont alcalines; et le principe qui domine dans leur alcalinité, c'est le chlorure de sodium.

Les eaux sulfurées calciques ont pour base la chaux et renferment de l'hydrogène sulfuré libre ; ce sont, comme nous l'avons dit plus haut, des eaux salines terreuses qui deviennent accidentellement sulfureuses.

Les propriétés thérapeutiques des eaux sulfureuses comprennent des applications spéciales : diathèse herpétique, catarrhe de l'appareil respiratoire.

Des applications communes : lymphatisme, rhumatisme, chlorose, syphilis, scrofules.

Des applications secondaires : maladies chirurgicales, métrite chronique, catarrhe des voies urinaires, dyspepsies.

DEUXIÈME CLASSE. — EAUX CHLORURÉES.

Les eaux minérales chlorurées sont, de toutes, les plus riches en principes fixes.

Plus souvent tempérées et thermales que froides.

Dans toutes, l'élément dominant est le chlorure de sodium; puis viennent le chlorure de magnésium, les bicarbonates et sulfates alcalins et terreux.

Toutes les eaux chlorurées sont sodiques, très-limpides, incolores et inodores.

Leur saveur est sensiblement salée, quelquefois amère, suivant la proportion du chlorure de magnésium.

La majorité des eaux chlorurées arrive sur le sol avec de l'acide carbonique et de l'azote, qui les font bouillonner dans les puits.

Presque toutes sont ferrugineuses, mais elles déposent moins d'oxyde rouge de fer que les eaux bicarbonatées et sulfatées.

Plusieurs donnent naissance à des quantités considérables de conferves vertes.

Les eaux chlorurées sodiques peuvent être distinguées, entre elles, d'après la quantité d'acide carbonique ou d'hydrogène sulfuré qu'elles dégagent, et d'après leur degré relatif de minéralisation.

L'acide carbonique facilite leur usage en ajoutant des propriétés particulières, et la présence de l'hydrogène sulfuré leur apporte un second élément de guérison.

La proportion des principes minéralisateurs les fait distinguer en faibles (au-dessous de 2 grammes) et en fortes (celles qui excèdent ce chiffre dans quelque proportion que ce soit).

Les eaux chlorurées sodiques ne présentent pas une caractéristique thérapeutique aussi formelle que les eaux sulfureuses.

Elles représentent une médication — *reconstituante* (agents toniques et stimulants à la fois); — *altérante* (modifiant certaines altérations spéciales de l'organisme); — *purgative* (généralement bornée).

La spécialisation thérapeutique des eaux chlorurées sodiques s'applique formellement au lymphatisme et à la scrofule.

TROISIÈME CLASSE. — EAUX BICARBONATÉES.

Toutes les eaux qui contiennent de l'acide carbonique combiné sont minéralisées par des bicarbonates, et non par des carbonates neutres.

Les eaux minérales bicarbonatées sont en général froides, fréquemment tempérées et moins souvent thermales.

Les principes dominants sont, outre l'acide carbonique libre, les bicarbonates de soude, de chaux et de magnésie; on y admet aussi des bicarbonates de potasse, de strontiane, de fer et de manganèse. Dans un grand nombre d'entre elles on signale des proportions très-notables de chlorures alcalins et des sulfates alcalins et terreux.

Limpides, incolores et inodores pour la plupart, elles impriment au palais une saveur aigrelette d'abord, terreuse et alcaline ensuite.

Leur gaz acide carbonique est le plus souvent mélangé d'air atmosphérique.

Ces gaz en excès forment des bulles, plus ou moins nombreuses, qui engendrent un véritable bouillonnement.

Les eaux minérales bicarbonatées tapissent les parois des puits qui les contiennent et le sol sur lequel elles s'épanchent, de dépôts plus ou moins stratifiés composés soit d'oxyde de fer rouge, soit de carbonate de magnésie.

Des masses compactes, cristallisées par le carbonate de chaux, se rencontrent dans les eaux incrustantes du Puy-de-Dôme.

Lorsqu'on les agite dans un vase, elles pétillent à la façon du vin de Champagne ; on les rencontre particulièrement dans les terrains primitifs et volcaniques.

Jusqu'ici les eaux bicarbonatées ont été généralement désignées sous les noms d'eaux acidules ou alcalines, suivant que l'on prenait en considération leur acide ou leur base prédominante. Nous les avons groupées dans trois divisions, selon que les bases sont alcalines, terreuses, ou mixtes : Bicarbonatées sodiques, — calciques, — mixtes.

La *spécialisation* des eaux bicarbonatées sodiques s'adresse : aux maladies du foie, à la goutte, à la gravelle urique, aux engorgements des viscères abdominaux. Leurs applications *communes* concernent : la dyspepsie, le diabète, le catarrhe des voies urinaires. Leurs applications *accidentelles* concernent : le rhumatisme, la métrite chronique, les maladies de la peau.

QUATRIÈME CLASSE. — EAUX SULFATÉES.

Les eaux minérales sulfatées sodiques, calciques, magnésiques ou mixtes, ne possèdent pas à leur point d'émergence des propriétés physiques assez tranchées pour qu'on puisse les distinguer d'un grand nombre d'eaux bicarbonatées et d'eaux chlorurées.

Presque toujours, surtout lorsqu'elles sont froides ou tempérées, on y découvre de l'acide carbonique et quelquefois des traces plus ou moins abondantes d'acide sulfhydrique.

L'analyse chimique seule peut fournir des données certaines sur leur constitution.

Elles renferment, comme principes dominants, des

sulfates de soude, de chaux, de magnésie, et cela en proportion tout à fait en rapport avec la nature du terrain d'où elles émergent; aussi, plus elles traversent des terrains modernes, plus elles sont riches en sulfates de chaux.

Leur température est aussi variable que la proportion de leurs principes fixes; mais on constate que, toutes choses égales d'ailleurs, leur degré de minéralisation est d'autant plus élevé que leur température est plus froide.

On ne pourrait assigner à ces eaux que des spécialisations toutes secondaires:

Elles trouvent leurs applications dans les affections qui s'accompagnent habituellement d'un état névropathique.

CINQUIÈME CLASSE. — EAUX FERRUGINEUSES.

On doit entendre par eaux ferrugineuses, en hydrologie médicale, non pas les eaux où il existe du fer en une proportion quelconque, mais seulement celles où, tandis que le fer existe en proportion thérapeutique, les autres principes se trouvent en proportion trop faible pour assigner à ces eaux des caractères spéciaux.

La plupart sont froides et n'atteignent jamais une température élevée.

La proportion de fer est toujours très-faible; les sources les plus notables comme eaux ferrugineuses atteignent à peine et ne dépassent presque jamais 5 centigrammes de sels de fer pour 1000 grammes.

Dans les eaux ferrugineuses, le fer est inscrit le plus souvent à l'état de bicarbonate, de protoxyde, quelquefois de sulfate.

Propriétés physiques et chimiques. — Tant qu'elles n'ont pas reçu le contact de l'air, elles se conservent parfaitement incolores; mais exposées à l'air libre, ou bien conservées depuis quelque temps dans des bouteilles, elles laissent déposer tout ou partie de leur fer à l'état de sesquioxyde hydraté suivant les uns, de carbonate de sesquioxyde suivant les autres.

Leur saveur est légèrement atramentaire, styptique, en rapport avec la quantité de fer qu'elles contiennent.

Elles déposent toujours une quantité notable d'oxyde rouge sur le sol qu'elles parcourent, ou sur les parois des appareils qui les recèlent.

La production de ce dépôt se lie à la température de la source, à la nature et à la quantité des principes minéralisateurs.

Toutes choses égales d'ailleurs, une eau minérale dépose d'autant plus d'oxyde de fer, qu'elle est à une température plus élevée, qu'elle contient moins d'acide carbonique et de carbonates, et enfin qu'elle est moins chargée de principes fixes.

SIXIÈME CLASSE. — EAUX ARSENICALES.

Au point de vue purement chimique, cette expression d'eaux arsenicales n'impliquerait pas une espèce particulière d'eaux minérales; mais en tenant compte de leur importance thérapeutique, nous pourrons parfaitement les comprendre dans une classe à part.

Quoique Boyle eût annoncé, dès 1685, qu'il ne serait pas étonnant de rencontrer l'arsenic dans les eaux minérales, parce que ce corps existe abondamment dans les terrains d'où jaillissent ces eaux, c'est seulement en 1839 que Tripier trouva pour la première fois l'arsenic dans le dépôt spontané des eaux de Hammam-Meskoutine (province de Constantine).

Walchner conclut de ses expériences sur les dépôts ferrugineux de plusieurs sources de la Forêt-Noire que toutes les eaux minérales ferrugineuses étaient arsenicales et, de plus, imprégnées de cuivre.

Chevalier et Gobley résument en ces termes les analyses d'un grand nombre d'eaux minérales avec leurs dépôts:

1° Certains dépôts ocreux ne sont formés que d'oxyde de fer; d'autres, outre le fer, renferment des traces de cuivre; d'autres enfin, outre le fer, contiennent du cuivre et de l'arsenic.

2° L'arsenic ne se trouve pas seulement dans les eaux ferrugineuses, mais encore dans celles qui ne contiennent pas sensiblement de fer.

3° La présence de l'arsenic dans les eaux minérales n'est pas liée à l'état du principe ferreux; on le rencontre dans les eaux sulfatées comme dans celles qui sont seulement carbonatées.

4° Les eaux minérales empruntent l'arsenic qu'elles contiennent aux minerais, principalement ferrugineux, dans lesquels ce métalloïde existe à l'état de sulfure.

On a beaucoup discuté pour savoir l'état sous lequel on rencontre l'arsenic dissous dans l'eau.

Thénard suppose que l'arsenic a produit de l'arséniate de soude dans les eaux. Ce sel, sous l'influence de l'évaporation spontanée du liquide qui le tient en dissolution et de l'oxyde de fer, a formé de l'arséniate de sesquioxyde de fer.

Il n'est pas facile de déterminer aujourd'hui la part qu'il convient de faire à l'arsenic dans l'action thérapeutique des eaux minérales.

La présence, même en faible proportion, d'un principe dont l'action sur l'organisme est aussi énergique, ne saurait être indifférente; aussi Lhéritier à Plombières et Thénard au Mont-Dore lui accordent une grande place dans l'action thérapeutique des eaux de ces stations.

SEPTIÈME CLASSE. — EAUX IODURÉES ET BROMURÉES.

Afin de tenir compte des propriétés qu'il avait reconnues aux iodures alcalins, Alibert a formé, sous le nom d'eaux iodurées, une classe spéciale d'eaux minérales les plus riches en iode.

Soubeyran a même proposé trois sous-divisions d'après la nature des autres principes dominants : iodurées salines (Bourbonne), iodurées acidules (Montechia), iodurées sulfureuses (Aix en Savoie).

Le nombre des sources minérales dans lesquelles la proportion d'iode dépasse celle attribuée aux eaux potables, n'est pas très-étendu.

Comme les iodures se rencontrent le plus souvent à côté des chlorures alcalins, il n'est pas toujours facile d'assigner à chaque élément son rôle thérapeutique. On s'accorde cependant à reconnaître l'efficacité des eaux iodurées dans le traitement des diathèses lymphatique, scrofuleuse et de leurs manifestations; elles ont été aussi préconisées contre la cachexie syphilitique.

L'existence de l'iode, prévue par Davy dans l'eau de mer, n'a été reconnue dans certaines eaux minérales que par Angelini de Voghera et Cantù de Castelnuovo d'Asti.

Les iodures ont été signalés dans les eaux émergeant de toutes les formations géologiques.

Voici à cet égard les conclusions de Chatin :

1° L'iode existe en proportion variable dans toutes les eaux qui sourdent du globe.

2° La richesse des eaux en iode peut être présumée d'après la nature plus ou moins ferrugineuse des terrains qu'elles lavent.

3° La proportion de l'iode croît ordinairement dans les eaux avec celle du fer, de telle sorte que les eaux dites ferrugineuses peuvent être tout aussi bien nommées eaux iodurées.

4° Les eaux des terrains ignés sont plus iodurées en moyenne, et surtout plus uniformément, que celles des terrains de sédiment.

5° Les eaux de la craie verte et des oolithes ferrugineuses tiennent le premier rang parmi celles-ci; elles peuvent même se placer avant celles des terrains ignés.

6° Tout en étant riches en iode ; les eaux de la formation houillère viennent après celles des terrains ignés ou simplement ferrugineux.

7° Les eaux des terrains essentiellement calcaires et magnésiens sont très-peu iodées.

8° L'iode est surtout rare dans les marnes irisées, gangue habituelle du sel gemme.

9° Les iodures ne sont pas nécessairement proportionnels aux chlorures.

On suppose, non sans beaucoup de raison, que dans les eaux minérales l'iode est à l'état d'iodure et uni avec la soude, la potasse, quelquefois même avec l'ammoniaque, comme dans les sources de Cransac

Quelle peut être l'origine des iodures dans les sources?

Bussy, qui a découvert l'iode dans la houille de Commentry, pense qu'il provient de la réaction des pyrites en voie de combustion sur le sel marin qui doit se trouver dans la houillère, jadis baignée par l'eau de la mer.

L'iode se retrouve aussi dans les conferves qui végètent au milieu des eaux minérales.

Si le brome ne tient qu'une place très-secondaire dans la constitution chimique des eaux minérales, il est certain qu'il faut tenir grand compte de sa présence, au point de vue thérapeutique, principalement dans le traitement de la scrofule.

Les bromures se rencontrent, en proportion notable, dans les eaux chlorurées sodiques (les sources de Nauheim contiennent de 5 à 10 milligrammes de bromure de magnésium) et dans l'eau de mer (sur 227 gr de résidu, l'eau de la mer Morte contient 5 gr 30 de bromure de magnésium et 2 gr 87 de brome) (Boussingault.)

Ils se concentrent d'une façon remarquable dans les *eaux-mères* des salines.

On désigne sous ce nom le résidu d'évaporation des salines où l'on exploite le chlorure de sodium pour la consommation générale.

Les propriétés anesthésiques des bromures de potassium et de sodium, signalées par de bons expérimentateurs, paraissent avoir, d'après Trousseau, une large part dans l'amendement ou la guérison (à Kreuznach et à Nauheim) de certaines maladies d'ailleurs incurables.

Nous ne terminerons pas ce chapitre sans signaler l'une des plus importantes découvertes réalisées par l'hydrologie moderne; nous voulons parler des préparations que O. Henry fait subir aux eaux minérales dans le but de concentrer leurs éléments de minéralisation.

Pétrequin propose de remplacer les méthodes imparfaites et infidèles employées jusqu'ici, par la concentration de l'eau minérale au moyen de congélations successives.

Ce nouveau procédé, digne d'être mieux apprécié et plus généralisé, se fonde sur ce principe : pendant la congélation de l'eau, les éléments qu'elle tient en dissolution se séparent de la partie congelée, formée d'eau presque pure, et restent mêlés à la partie qui persiste à l'état liquide. C'est, au dire de Pétrequin, une analyse naturelle opérée par le froid.

CHAPITRE III

L'AIR

(ΑΕΡΩΝ)

ARTICLE PREMIER

L'ATMOSPHÈRE

Au-dessus de l'océan des eaux qui baigne les continents et les îles, s'étend un autre océan, bien plus vaste, qui couvre à la fois les terres et les mers, et enveloppe de toutes parts notre planète : c'est cette couche gazeuse qu'on appelle atmosphère (ἀτμός vapeur, σφαῖρα sphère.)

L'atmosphère est, ainsi que les mers, le siége de courants et de contre-courants, que la subtilité et la mobilité de sa substance rendent incomparablement plus rapides.

Si l'océan obéit à l'attraction luni-solaire et se déplace périodiquement par l'effet de cette attraction, on conçoit que l'air doit être soumis le premier à cette influence, et que les marées atmosphériques doivent toujours précéder la manifestation des marées océaniques.

1. Météorologie.

La météorologie peut se définir : la science de l'atmosphère, ou, mieux encore, la science des phénomènes atmosphériques et des lois qui les régissent.

Son utilité dans les applications à l'hygiène et à la

médecine est désormais incontestable; et l'on ne doit pas désespérer de trouver des lois qui permettront de prédire la succession et le retour des phénomènes atmosphériques, comme on prédit le retour des phénomènes astronomiques.

Le mot météore dérive du grec (μετά au-dessus, et έωρος de άείρω j'élève, μετεορος tout ce qui est élevé au-dessus de nous). Les anciens n'étaient pas d'accord sur sa signification réelle; mais aujourd'hui ce mot appartient à toutes les langues des nations civilisées [1].

C'est à partir du dix-septième siècle, que la météorologie entre dans une voie rationnelle, grâces aux travaux du napolitain Porta et du grand Descartes. De nos jours, Alexandre de Humboldt peut être justement considéré comme le créateur de la météorologie en tant que science

[1] Mille superstitions obscurcissent l'origine de la météorologie, qui doit sa naissance à des sentiments intimes de notre existence morale : *la curiosité* et *l'admiration* qu'inspirent certains phénomènes de la création ; *la terreur* qui accompagne les grands accidents de la nature (tremblements de terre, foudres, tempêtes); *la reconnaissance* pour la puissance qui préside aux météores bienfaisants (pluies, rosées, etc.).

Aussi toutes les religions primitives se sont-elles inspirées de ces imposantes manifestations; aussi les dieux de l'antiquité ne sont-ils que des symboles empruntés à l'air et à ses modifications ! (Jupiter, Vulcain, Neptune, etc.)

Les premiers philosophes de la Grèce se sont occupés des observations des phénomènes atmosphériques, ainsi que l'attestent *les Nuées* d'Aristophane, *le Traité* d'Hippocrate ; mais c'est Aristote qui, en rassemblant les éléments qui constituaient la science de l'art, les a réunis en un faisceau, et les a résumés après un contrôle préalable.

Pour Aristote, l'univers est animé d'un double mouvement circulaire qui entraine avec lui tous les corps de la nature, et les météores sont produits par deux exhalaisons, l'une sèche ou *fumée*, l'autre humide ou *vapeur*.

Dans la connaissance et le fonctionnement de ces deux exhalaisons réside tout le secret de la météorologie ancienne.

Théophraste et Épicure nous ont laissé divers traités sur les *Signes du temps*, sur la *Nature des choses*.

Pline et Sénèque se sont bornés à commenter Aristote ; leur exemple a été servilement suivi par les nombreux commentateurs qui se sont succédé, aussi bien chez les Arabes que chez les Grecs et les Romains.

exacte d'observation, dans ses rapports avec l'agriculture, la médecine et la marine.

« Lorsqu'on réfléchit à l'importance de la météorologie, dit Bérigny, l'on se sent pénétré d'une conviction sincère et ferme de son avenir, et d'entraînement vers son étude. »

N'est-ce pas par des échanges mutuels et réciproques, avec toutes les sciences naturelles et physiques, que la météorologie éclairera les mesures de salubrité publique et d'économie politique?

N'est-ce pas elle qui concourra à assurer le bien-être de l'homme, et par conséquent la vigueur des générations futures, en fournissant des règles à l'hygiène?

2. Composition de l'atmosphère.

C'est au milieu des courants généraux et des oscillations instantanées de l'atmosphère, que s'agitent tous les êtres vivants, répandus à la surface de la terre; c'est dans cet immense réservoir, que les plantes et les animaux puisent leur *pabulum vitæ*, c'est-à-dire l'acide carbonique pour les premières, l'oxygène pour les seconds.

L'homme étant lié à cette masse d'air par des rapports nécessaires, non interrompus, il s'ensuit que les divers éléments qui la constituent (électricité, lumière, chaleur, miasmes, émanations ou gaz délétères) doivent agir d'une manière immédiate sur l'organisme.

On désigne sous le nom de *Firmament* la couleur azurée de cette enveloppe gazeuse qui, à une période reculée, a dû être immense et s'étendre jusqu'aux limites de la lune.

L'air atmosphérique est un des corps les plus transparents connus; mais, malgré son faible pouvoir absorbant, il n'est pas cependant complétement transparent. Il faut admettre que les particules d'air atmosphérique absorbent une partie de la lumière qu'elles reçoivent, en laissent passer une partie et réfléchissent la troisième.

De là vient qu'elles éclairent la voûte du ciel, illuminent les objets terrestres que le soleil n'éclaire pas directement, et déterminent une transition insensible entre le jour et la nuit.

Comme il était intéressant de pouvoir définir, d'une manière précise, soit la teinte du ciel, soit la quantité de lumière qu'il nous envoie de ses différents points, de Saussure avait imaginé de mesurer au moyen du *cyanomètre* l'intensité de la couleur bleue du ciel.

D'après l'état de l'atmosphère, l'on distingue les jours en :

Jours sereins, ceux où le ciel a présenté moitié au plus de sa surface occupée par les nuages.

Jours nuageux, quand les nuages ont occupé de un quart à trois quarts du ciel.

Jours couverts, ceux où les éclaircies atteignent au plus un quart du ciel.

Ces distinctions sont intéressantes pour le climatologiste, car la pureté de l'atmosphère joue un rôle essentiel, aussi bien dans l'état physiologique que dans les diverses phases de la maladie.

Une atmosphère limpide, un ciel sans nuages, produisent une sensation des plus incontestables, sur les dispositions individuelles, et exercent toujours sur nos fonctions une influence bienfaisante. Rien ne peut se comparer à la gaieté et à la liberté expansive d'esprit, que donne aux valétudinaires un beau jour de soleil. Autant une belle journée réjouit l'âme, autant la sérénité du ciel égaye le caractère et tonifie le corps ; autant les nuages qui obscurcissent l'horizon, et les pluies qui l'inondent, portent au recueillement et à la tristesse !

La hauteur de l'atmosphère a été fixée, d'une manière approximative, à la 1/300 partie du diamètre de la terre. Biot, par des calculs déduits des observations de Humboldt sur le Chimboraço, et de Boussingault sur l'Antisana, donne le chiffre de 43,000 mètres pour sa limite supérieure.

Ceux de Laplace l'ont conduit à admettre que l'air à 12 lieues de hauteur doit être aussi rare que sous le récipient de la machine pneumatique.

Lavoisier a reconnu le premier que l'air renfermait essentiellement deux gaz : l'un éminemment propre à entretenir la combustion et la respiration, l'oxygène (découvert par Priestley en 1774); l'autre éteignant les corps en combustion, suffoquant les animaux, l'azote. — Les travaux de Dumas et de Boussingault ont fixé la composition de l'air à 20,8 d'oxygène, et 79,2 d'azote, en volume ; ou bien à 23,015 d'oxygène en poids, et 76,440 d'azote.

Gay-Lussac nous a prouvé que la constitution de l'atmosphère est la même depuis la surface de la terre jusqu'aux plus grandes hauteurs auxquelles l'homme puisse atteindre.

Voici les résultats d'analyses faites par lui, Thénard, et Gresset, au moyen de l'eudiomètre Volta.

	AIR ATMOSPHÉRIQUE PRIS A LA SURFACE DU SOL.	AIR PRIS A 6,636 MÈTRES DE HAUTEUR. (Ascension de Gay-Lussac septembre 1804.)
Air atmosphérique. . . .	3 mesures.	3 mesures.
Gaz hydrogène.	2 —	2 —
Résidu après la combustion.	3,04 —	3,05 —

En même temps, une mesure de gaz oxygène très-pur a exigé 2 mesures 04 de gaz hydrogène, résultat ne différant que de 0,01 de celui qu'on a trouvé par des expériences faites, en grand et avec soin, sur la composition de l'eau.

Donc, ajoute Gay-Lussac, l'air atmosphérique et l'air pris à une élévation de près de 7,000 mètres sont identiquement les mêmes et contiennent chacun, 0,2149 d'oxygène[1].

Cette constance de composition n'est pas toutefois si absolue qu'elle ne doive subir quelques modifications, quoique dans des limites très-restreintes.

A Paris, la plus forte quantité d'oxygène, trouvée dans l'air au moyen de l'appareil eudiométrique de Regnault, s'est élevée à 20,999, et la plus faible, à 20,913 ; en moyenne à 20,960.

L'air recueilli en 1849 sur le Gange (époque du choléra) ne contenait que 20,390 à 20,387 d'oxygène.

Le capitaine Ross a fixé dans les mers polaires la composition normale, entre 20,9 et 21.

Sous l'influence de la radiation solaire, l'air recueilli à la surface des flaques d'eau de mer, recouvertes d'une abondante végétation, peut contenir jusqu'à 23,67 d'oxygène pour 100 en volume [2].

L'air recueilli dans un égout de Paris renferme :

Oxygène	13,79
Azote	81,21
Acide carbonique	2,01
Hydrogène sulfuré	2,99 [3]

L'air des mines de Cornouailles contient d'après Moyle au maximum :

[1] De Saussure fils a trouvé, en se servant du gaz nitreux, que l'air pris sur le col du Géant contenait à un centième près autant d'oxygène que celui de la plaine.

Les expériences de Cavendish, Macarthy, Berthollet et Davy ont confirmé l'identité de composition de l'atmosphère sur toute la surface de la terre.

[2] Morren l'attribue à la décomposition par les végétaux, de l'acide carbonique provenant de la respiration de certains animalcules de couleur verte et rouge, qui se développent à la surface de la mer.

[3] On sait que 1/800 d'hydrogène sulfuré dans l'air que l'on respire suffit pour tuer les oiseaux en quelques instants.

18,95 d'oxygène.
80,95 d'azote.
et 0,065 d'acide carbonique.

Indépendamment de l'oxygène et de l'azote, l'air renferme d'autres principes plus ou moins étrangers à sa composition, mais capables d'exercer une action plus ou moins nuisible sur l'organisme.

Les uns sont appréciables par nos moyens d'investigation (gaz industriels, gaz naturels, poussières diverses); les autres, de nature inconnue et insaisissable, deviennent des agents d'épidémies meurtrières.

Nous n'énumérerons pas tous les gaz produits de l'industrie humaine, et toutes les poussières minérales, végétales ou animales, qui peuvent se rencontrer dans l'air à un moment donné.

Nous allons indiquer les gaz qui y ont été successivement découverts par les chimistes, car les vapeurs d'eau seront étudiées d'une manière spéciale à l'article hygrométrie.

L'acide carbonique se trouve constamment dans l'air en proportion variable de 0,01 à 0,005. Quelques auteurs pensaient qu'il ne pouvait pas dépasser certaines couches inférieures de l'atmosphère, mais de Saussure en a reconnu l'existence sur le sommet du mont Blanc.

C'est aux recherches de Fresenius, Boussingault et Barral, que nous devons la constatation de l'acide nitrique et de l'ammoniaque.

Chatin évalue à 1/45 de milligramme la quantité d'iode contenue dans les 4,000 litres d'air qui passent par nos poumons dans l'espace de 12 heures.

Schœnbein a fait connaître l'*ozone*, auquel nous consacrerons un article particulier.

Daniell a trouvé, à l'embouchure de certaines rivières, des atomes d'hydrogène carboné et sulfuré.

Paul Savi a signalé l'action des eaux sur certains terrains de la Maremme qui renferment des masses séléniteuses imprégnées de soufre et de sel marin, d'où se dégagent de l'hydrogène sulfuré et de l'hydrogène carboné.

Barral a découvert la présence du phosphore dans les eaux pluviales, ce qui implique l'existence de matières phosphorées dans notre atmosphère [1].

Dans les émanations paludéennes, comme dans les miasmes (quelle qu'en soit l'origine), les recherches de chimie les plus délicates n'ont pas réussi jusqu'ici à constater d'une manière irréfutable les corpuscules organiques, les détritus, les débris de végétaux, d'insectes, d'animalcules infusoires [2].

3. Lumière.

Au milieu de toutes les merveilles qui nous entourent, il n'est point de phénomène plus digne d'admiration que la lumière. Don précieux du Créateur, elle nous initie à toutes les magnificences de l'univers, animant sans cesse l'espace de ses douces vibrations, s'unissant intimement à la chaleur pour répandre de toute part la fécondation.

« Sans la lumière, a dit Lavoisier, la nature était sans vie ; elle était morte et inanimée ; un Dieu bienfaisant en apportant la lumière a répandu à la surface de la terre l'organisation, le sentiment et la pensée. »

Le soleil et les étoiles sont les sources naturelles et

[1] Roy pense que les roches volcaniques et certaines argiles contiennent du phosphore à un état d'oxydation plus ou moins imparfait, et que, sous l'action des vapeurs aqueuses, les phosphores des argiles émettent des principes gazeux à base d'hydrogène phosphoré.

[2] Gigot-Suard affirme que les miasmes proviennent de matières animales et végétales en décomposition ; ils sont constitués par des particules de ces substances, et des animaux infiniment petits qui naissent et se développent dans les matières organiques pendant leur décomposition.

N'est-ce pas là une vue d'intuition, puisque la loupe et le microscope n'ont jamais démontré cette existence matérielle du miasme !

permanentes de la lumière ; celle-ci se développe, en outre, par le choc, le frottement, et les actions chimiques et électriques.

La plupart des météores lumineux qui se succèdent dans l'atmosphère, proviennent du soleil, dont le rayonnement éclaire sans cesse tous les corps qui gravitent autour de sa sphère d'action.

Quoique prodigieuse, la vitesse de la lumière n'est point infinie [1] (80,000 lieues à l'heure).

Quand la lumière passe du vide dans un corps transparent, les ondulations changent avec la densité de l'éther (ce fluide hypothétique dont on admet l'existence dans tous les corps) : leur nature reste la même, mais l'amplitude des oscillations est moindre, comme une vague qui diminuerait de hauteur.

Toujours est-il que la lumière se divise alors en deux parties : l'une est réfléchie, l'autre pénètre dans l'intérieur du corps ; seulement la réflexion d'un rayon ne se fait jamais suivant la même direction et le même angle que son incidence.

Quelque variés que soient les phénomènes des couleurs, tous dépendent du principe découvert par Newton.

« La lumière blanche qui nous vient du soleil se compose d'une foule de rayons colorés dont la réfrangibilité n'est pas la même. »

Presque tous les rayons qui nous sont renvoyés par des objets terrestres sont colorés : ces objets décomposent la lumière blanche, absorbent certaines couleurs et en réfléchissent d'autres ; de là vient que ces objets eux-mêmes nous paraissent colorés.

[1] Le soleil étant situé à 38,000,000 de lieues environ, sa lumière met 8′, 13″ à venir de cet astre à la terre, et comme la plus grande vitesse d'un boulet sortant du canon est de 175 lieues à l'heure, en admettant qu'il conservât toujours sa force d'impulsion, il s'ensuit que le boulet arriverait du soleil à la terre en 22 ans.

En traversant un prisme, la lumière se décompose en sept nuances :

Rouge, —orangé,—jaune,—vert,—bleu,—indigo, —violet.

Mais, dès que l'on réunit les sept couleurs élémentaires en un même point, avec une grosse lentille, la lumière blanche du rayon primitif se trouve reproduite.

Les physiciens ont tour à tour admis diverses théories sur la nature de la lumière; le système des ondulations est universellement adopté aujourd'hui.

Illustré par les travaux de Descartes, Grimaldi, Huyghens, Young, Fresnel, Malus, Arago, le système des ondulations a été transformé par Cauchy en une théorie mathématique.

L'action de la lumière sur certaines substances a donné naissance à l'art de reproduire et de fixer les images.

La découverte de Daguerre et de Niepce de Saint-Victor a été l'origine des procédés les plus variés, des perfectionnements les plus utiles à l'industrie et aux sciences naturelles.

Parmi les applications les plus récentes, nous citerons celles de Schall, de Berlin, qui est parvenu à établir une échelle de toutes les nuances de la couleur noire que l'action de la lumière solaire produit sur le papier photographique; de sorte qu'en comparant la nuance que l'on obtient, dans un moment quelconque, sur un tel papier, à celle indiquée sur l'échelle, on peut exactement connaître la force de la lumière du Soleil.

Depuis quelque temps Becquerel fils et le commandant Niepce de Saint-Victor ont fait de louables efforts pour fixer les couleurs au moyen de l'héliochromie.

Il s'agit d'arriver à reproduire une image, telle qu'on la verrait dans une glace.

Ils partent de ces principes, « qu'un corps frappé par

la lumière ou soumis à l'insolation, conserve encore dans l'obscurité quelque impression de cette lumière. »

« La lumière communique à certaines substances qu'elle a frappées une véritable activité ; en d'autres termes, certains corps ont la propriété d'emmagasiner la lumière dans un état d'activité persistante. »

Nous ne pouvons nous dispenser de dire quelques mots de la *polarisation*, cette modification particulière de la lumière, ou cette propriété qui a donné lieu aux travaux importants de Brewster, Biot, Fresnel, Arago, et dont les phénomènes nombreux et singuliers ont fourni des données nouvelles sur la constitution intime des corps.

Nous savons déjà que la lumière, à la rencontre d'un milieu différent de celui où elle se trouve, subit généralement dans sa marche deux modifications particulières connues sous le nom de *réflexion* et *réfraction*.

La réflexion est soumise à des lois simples et uniformes pour toute espèce de milieu.

La réfraction qui pour les milieux homogènes, tels que les gaz, les liquides, les corps solides transparents non cristallisés, s'opère d'après une loi unique, devient un phénomène plus complexe lorsqu'on passe aux milieux cristallisés.

En s'éloignant de la forme de polyèdre régulier, ces cristaux deviennent biréfringents (cristaux à un seul axe et cristaux à deux axes).

La lumière qui traverse un cristal biréfringent acquiert des propriétés nouvelles, ou plutôt subit des modifications qui la distinguent de la lumière naturelle ; ces modifications peuvent aussi résulter de la réflexion simple de la lumière sur des corps polis sous certaines incidences (plaque de verre polie, noircie à la face inférieure.)

Les modifications que subit la lumière, dans les circonstances que nous venons d'examiner, ont reçu le nom de *polarisation*.

Influence de la lumière sur les êtres organisés. — La nature a si étroitement lié les deux phénomènes de la lumière et de la chaleur, qu'il est parfois difficile d'étudier séparément leurs manifestations diverses et l'influence qu'ils exercent sur les êtres organisés.

« La lumière, dit Martins, exerce sur les végétaux une action non moins réelle que la chaleur; vainement vous placerez une plante dans les conditions de température les plus favorables, si la lumière manque, la plante s'étiole et dépérit [1]. »

Edwards admet que le défaut d'une lumière suffisante est l'une des causes de ces déviations de forme dans les parties molles et dures chez les enfants affectés de scrofules; cette affreuse affection ne se développe-t-elle pas de préférence chez les enfants pauvres, dans des rues étroites et peu éclairées?

De Humboldt a démontré par les preuves les plus péremptoires que la lumière est la première condition de toute vitalité organique à la surface liquide et solide de notre planète [2]. »

Ainsi, en résumé, dans le règne végétal les plus importantes fonctions sont sous la dépendance de la lumière [3].

Dans le règne animal, la lumière préside à l'évolution

[1] En végétant à l'ombre, les plantes jaunissent et blanchissent; l'influence immédiate de l'ombre sur la peau humaine se manifeste, comme sur le végétal, par la pâleur.

[2] Dans un même pays, les habitants des campagnes sont plus hâlés que ceux de la ville; à des latitudes un peu distantes, les peuples de la province ou de la nation diffèrent de teinte dans une proportion sensiblement en rapport avec l'intensité de la lumière solaire.

[3] Au milieu des régions polaires la lumière est pâle, à cause de l'obliquité des rayons solaires; mais, comme pendant tout le temps de la végétation l'atmosphère est éclairée, il s'ensuit que la longueur de la période lumineuse compense jusqu'à un certain point la faiblesse de son intensité.

normale des formes, en même temps qu'elle représente le stimulant spécial de l'organe de la vue.

Son influence sur les dispositions intellectuelles et morales de l'homme est des plus incontestables.

Influence de la lumière sur la production de l'acide carbonique des animaux. — Pour Moleschott, la quantité d'acide carbonique produite sous un faible degré de lumière est à celle qui est exhalée sous une intensité de lumière très-forte :: 1 : 1,18.

En mesurant la quantité d'acide carbonique exhalée par les grenouilles, il a trouvé une quatrième partie de plus d'acide carbonique sous l'action de la lumière que dans les ténèbres.

L'influence exercée par la lumière du jour réfléchie, sur la production de l'acide carbonique des animaux, peut être assez grande pour faire augmenter celle-ci d'environ un cinquième.

L'influence puissante de la soustraction de la lumière sur le développement de la graisse n'avait pas échappé aux anciens, et Columelle nous indique à ce sujet des règles précises pour l'engraissement des oies.

L'influence lunaire sur l'atmosphère est incontestable bien qu'elle ait été parfois un peu exagérée.

Si l'étude des points lunaires en particulier ne fournit pas aujourd'hui de règles précises, nous ne savons pas le parti que pourront tirer plus tard de la connaissance des années *analogues* [1] la médecine, l'agriculture et les arts.

En attendant, on ne doit pas se lasser d'observer et d'observer partout, parce qu'il paraît certain que l'influence lunaire se modifie dans les divers climats.

Le noircissement de la peau sous un ciel serein, *le hâle*

[1] Années se ressemblant par leurs principaux éléments : elles reviennent ordinairement à dix-huit ans d'intervalle.

du bivouac constituent des phénomènes de nature à démontrer l'influence de la lumière de la Lune.

Dans ces circonstances, il s'opère à la surface de la peau tous les effets du rayonnement vers l'espace, dont la conséquence nécessaire est un abaissement notable de température.

L'influence de la Lune sur le règne végétal existe au dire d'Aristote, de Pline, de Columelle et de Caton.

« Quand il s'agit de planter, ajoute Bacon, il n'est pas inutile d'observer l'âge de la Lune. »

Les astronomes ont montré l'influence réelle de la Lune sur le globe terrestre, et *vice versa*.

Les météorologistes admettent que les phases lunaires ne sont pas sans action sur la direction des vents et les jours de pluie.

Si son influence sur la germination des plantes et sur leur croissance est vague, celle qu'elle exerce sur certains actes physiologiques n'est pas toujours bien déterminée; le rôle que la Lune joue dans les phénomènes de la menstruation, et dans les actes organiques qui en dépendent, est encore mystérieux.

L'influence de la Lune sur les maladies a été affirmée par des noms si respectés, qu'il serait peu sage de tout nier, de tout rejeter sans examen.

Imitons la sage réticence d'Olbers, astronome et médecin de Brême; après avoir déclaré que son expérience personnelle ne lui démontrait pas cette influence, il ajoute :

« Néanmoins, je ne voudrais pas nier, contre tant d'observateurs anciens, toute influence de la Lune dans quelques maladies rares. »

4. Météores lumineux.

a. Crépuscule. — Pour l'astronome, l'*aurore* est cette

lumière faible qui commence à colorer l'atmosphère lorsque le Soleil n'est plus qu'à 18° au-dessous de l'horizon, et qui continue en augmentant jusqu'au lever de cet astre.

Le *crépuscule*, c'est le passage gradué de l'éclat du jour à l'obscurité de la nuit fermée ; le retour de cette obscurité à la lumière du jour, en observant les mêmes gradations, constitue l'aurore.

Dans le langage ordinaire, ces deux modifications de la lumière portent des noms différents ; pour l'astronome et le physicien, elles ne sont qu'un seul et même phénomène observé de deux stations opposées, et qui dépend de l'atmosphère terrestre, de son étendue, de sa nature et de la densité de ses couches, depuis la surface supérieure jusqu'à la Terre

La longueur du crépuscule n'est pas bien déterminée. Elle dépend de la quantité angulaire dont le Soleil est abaissé au-dessous de l'horizon ; mais elle est modifiée, en outre, par le degré de sérénité de l'atmosphère.

Immédiatement après le coucher du Soleil, la courbe qui forme la séparation entre la zone atmosphérique directement illuminée par le Soleil, et celle qui n'est illuminée que secondairement et par réflexion, reçoit le nom de courbe crépusculaire.

Quelque temps après le coucher, cette courbe traverse, d'orient en occident, la région zénithale du ciel; cette époque forme la fin du crépuscule civil.

La moitié orientale du ciel étant soustraite à l'éclairement solaire, la nuit commence pour les personnes dont les fenêtres sont à l'orient.

Plus tard, la courbe crépusculaire disparaît elle-même à l'horizon occidental ; c'est alors la fin du crépuscule astronomique; il est nuit close.

b. Halos. — Les Grecs nommaient *halos* (de ἅλως,

aire), et les Romains *couronnes*, les cercles lumineux, de nuances variées, que l'on aperçoit autour des astres, et plus fréquemment pendant la nuit autour de la Lune.

Nous donnerons le nom générique de couronnes aux anneaux plus ou moins vivement colorés, qui entourent le Soleil et la Lune (mais toujours à petite distance du disque de l'astre, et pour ainsi dire en contact avec lui).

Avec Bravais, nous appellerons halos, les courbes ou taches lumineuses atmosphériques qui ne sont ni arcs-en-ciel, ni couronnes.

Lorsque ces taches lumineuses, le plus souvent colorées en rouge, en jaune et en vert, se montrent à la droite du Soleil, à une distance de 22° environ, simulant une ressemblance, d'ailleurs assez grossière, avec l'astre lui-même, elles prennent le nom de *parhélies* (παρα, autour, ἥλιος, soleil) ou faux soleils.

Si les mêmes apparitions se produisent autour de la Lune, elles constituent les *parasélènes* ou fausses lunes.

La cause des halos, suivant Mariotte, réside dans des filaments de neige en forme de prismes triangulaires équilatéraux, sur lesquels viennent frapper sous certains angles les rayons lumineux.

Pendant leur ascension de 1850, Barral et Bixio s'étant trouvés dans un nuage ainsi constitué, ils ont pu voir et toucher les prismes de glace qui le composaient.

Les couronnes se trouvent de préférence au milieu des *cumulus* (Kaemtz).

Pour que ces phénomènes se produisent, il est nécessaire que le nuage ait une épaisseur convenable, et que la cristallisation de l'eau s'opère avec lenteur sans être troublée par le vent. Arago, et plus tard Brewster, ont démontré que la lumière du halos ordinaire (22° de rayon) offrait les caractères de la lumière polarisée par réfraction.

c. *Arcs-en-ciel.* — Quoique l'arc-en-ciel soit un phénomène connu de tous, comme la nature ne nous révèle pas moins ses secrets dans les petites choses que dans les grandes, il est indispensable d'énumérer les particularités de ses manifestations, afin de les rattacher aux lois de l'optique moderne.

L'arc-en-ciel ordinaire consiste en une série de zones ou bandes juxtaposées, colorées des teintes normales du spectre solaire, depuis le rouge jusqu'au violet, et situées dans la région du ciel opposée au Soleil.

Ces bandes dessinent sur la sphère céleste des petits cercles, dont le centre commun, situé presque toujours au-dessous de l'horizon, est diamétralement opposé à l'autre.

La bande rouge a le rayon le plus considérable; elle est par conséquent située sur le bord convexe ou extérieur de l'arc; la bande violette, avec son rayon moins étendu, se trouve placée à l'intérieur.

Les autres couleurs sont normalement échelonnées entre ces deux extrémités.

Le moine Allemand Theodorich paraît être le premier qui se soit formé une idée exacte du mode de génération de l'arc-en-ciel.

Il pensait que les rayons lumineux, après avoir pénétré dans la goutte d'eau, se réfléchissaient à l'intérieur et reparaissaient ensuite dans l'atmosphère.

La connaissance des véritables lois de la réfraction a permis à Descartes d'analyser plus complétement le phénomène, et de le soumettre à des mesures rigoureuses.

En corroborant son explication de preuves expérimentales analogues à celles indiquées par de Dominis, il a pu réaliser les arcs de premier et de deuxième ordre, au moyen d'une sphère de verre remplie d'eau.

Newton a complété cette théorie, en faisant dépendre la coloration de l'arc, de l'inégale réfrangibilité des rayons de différentes couleurs qui composent la lumière blanche.

L'arc en-ciel se forme pendant la pluie, et le plus souvent vers la fin d'une averse, lorsque le ciel, commençant à s'éclaircir, laisse pénétrer les rayons solaires jusqu'à la surface inférieure des nuages ; toutefois Kaemtz a cité des arcs-en-ciel se dessinant sur un ciel en apparence complétement serein.

Les gouttes de rosée produisent parfois l'apparence d'un arc-en-ciel étendu sur les prairies humides, peu après le lever du Soleil ; cet arc terrestre offre alors l'aspect d'une immense parabole.

L'arc-en-ciel se dessine souvent dans la brume qui s'échappe des jets d'eau et des cascades.

De Tessan l'a vu se développer sur les en-brins de la mer, c'est-à-dire sur les gouttelettes que le choc du vent ou de la pluie arrache du sommet des lames.

d. Mirage. — On a désigné sous le nom de *mirage* des apparences singulières dues à un état particulier des densités des couches atmosphériques : ce phénomène produit un déplacement apparent des objets, abaisse ou élève leurs images, tantôt les laissant droites, et tantôt les renversant, comme un rivage lointain vu par réflexion sur le plan d'une nappe d'eau parfaitement unie.

L'illustre Monge, qui avait suivi l'expédition d'Égypte commandée par le général Bonaparte, fut un des premiers à expliquer le mirage en invoquant la réflexion de la lumière.

Quelques années plus tard, Wollaston imita les principaux effets du phénomène en superposant lentement dans un flacon à faces planes deux liquides de densité différente et pouvant s'unir chimiquement (eau et alcool ; eau pure et eau gommée, etc.).

Le mirage ordinaire ou mirage inférieur se montre tantôt sur la surface de la mer, des lacs ou des grands fleuves ; tantôt sur les vastes plaines sèches, et principalement dans les régions sablonneuses, sur les longues avenues ou sur les grèves du littoral de la mer.

A la surface de l'eau, c'est ordinairement le matin qu'il se produit, et de préférence en été ou en automne.

Le mirage ordinaire a pour origine l'état anormal des densités des couches atmosphériques les plus basses ; il se produit lorsque les densités vont en croissant graduellement à partir de la surface du sol, jusqu'à une certaine hauteur, où elles acquièrent un maximum au-delà duquel commence une décroissance progressive.

Si le mirage est un simple phénomène de réfraction, le fait du redressement des objets s'expliquera très-bien par le système des ondes lumineuses, en adoptant les idées de Fresnel sur la vitesse de la lumière dans les différents milieux.

Le mirage inverse ou mirage supérieur présente trois cas :

Tantôt on aperçoit au-dessus de l'objet son image renversée et, au-dessus de celle-ci, une seconde image droite comme l'objet ;

Tantôt de ces deux images supérieures, c'est l'image renversée qui paraît seule, l'image droite supérieure ayant disparu ;

Tantôt enfin il n'existe que l'image directe supérieure sans image renversée au-dessous.

La différence de constitution des diverses parties d'une même couche atmosphérique contribue à faire varier les rapports de visibilité.

Ces phénomènes s'observent dans les soirées des journées chaudes et calmes, alors qu'une couche d'air chaud vient se superposer plus ou moins brusquement à une couche d'air froid, et alors que le calme subséquent de l'atmosphère permet à ces deux nappes de subsister quelque temps dans cet état.

Le cas du mirage multiple se présente lorsque plusieurs images, toutes renversées, sont superposées à l'objet. Biot et Arago ont vu se produire ce phénomène en observant la nuit au cercle répétiteur, du haut de la montagne Desierto de las Palmas, un réverbère allumé sur l'île d'Iviza (160,000 mètres de distance) : au-dessus de l'image ordinaire, ils voyaient se former deux, trois ou quatre fausses images superposées dans la même verticale.

Nous réservons pour l'article *Magnétisme* la description des aurores boréales.

ARTICLE II

PRESSION BAROMÉTRIQUE

1. Baromètre.

L'air atmosphérique, dont nous venons de déterminer la composition, obéit aux lois de la pesanteur et de l'élasticité.

Un litre d'air recueilli au niveau des mers, à la température de zéro, pèse 13 décigrammes ; sa pesanteur spécifique, celle de l'eau étant représentée par 1,000 est suivant Deluc :: 1 : 760. C'est vers 1640 que Torricelli et Otto de Guericke démontrèrent la pesanteur de l'air.

Torricelli prenait un tube de verre de 1 mètre de longueur fermé à l'une de ses extrémités, le remplissait de mercure, et le plongeait, par son extrémité ouverte, dans une cuve à mercure.

La colonne s'abaissant jusqu'à la hauteur d'environ 76 centimètres, il en conclut que la pesanteur de l'air s'opposait à l'écoulement du mercure par la partie inférieure du tube, et il nomma baromètre (βάρος, poids; μέτρον, mesure) l'instrument destiné à mesurer le poids de l'atmosphère par la hauteur barométrique, c'est-à-dire par la différence de niveau entre les deux colonnes.

Sur les bords de l'Océan, ce poids se trouve donc représenté par une couche de mercure de 757 millimètres qui envelopperait tout le globe terrestre.

Le génie de Pascal ayant pressenti que la colonne mercurielle devait être plus longue au pied d'une montagne qu'à son sommet, le philosophe exécuta en 1648 sa mémorable expérience du Mont-Dore.

Cet air a la propriété d'être éminemment élastique, à ce point, que l'espace qu'il peut occuper n'a d'autres limites que les barrières résistantes dont il est entouré.

L'élasticité de l'air obéit à cette loi formulée par Mariotte, « le volume d'une masse d'air donné est en raison inverse des pressions. »

Ceci suppose nécessairement l'existence, entre les molécules de l'air, d'une force répulsive, en vertu de laquelle ces molécules tendent à s'éloigner l'une de l'autre.

Si l'air est pesant et élastique, il doit exercer une pression constante et considérable sur tous les corps à la surface de la terre et des eaux seulement; cette pression s'exercera dans tous les sens avec une égalité parfaite, de dehors en dedans et de dedans en dehors.

L'esprit se préoccupe, au premier abord, d'une pression aussi considérable; mais bientôt la réflexion nous fait voir que ce fluide pénétrant par tous nos organes, son élasticité lui permet de se faire partout équilibre, et qu'en réalité c'est sur lui-même qu'il pèse bien plus que sur la matière dont nos corps sont composés.

N'y a-t-il pas en effet, chez tous les êtres organisés, des fluides élastiques à l'état de liberté dans les poumons et les intestins, ou à l'état de dissolution dans le sang et les humeurs?

Cette même élasticité donne à l'air une mobilité extrême, qui nous permet de le diviser, de le déplacer dans tous les sens, pour l'exécution de nos mouvements.

Évaluons les différences de pression produites par les variations de la colonne barométrique, puisqu'elles doivent se traduire par des effets considérables sur l'organisme.

Au niveau de la mer, sous une pression de 760 millimètres, l'atmosphère pèse 1035 grammes sur une surface de 1 centimètre carré; la superficie de l'homme étant représentée par un rectangle ayant un mètre de base, et pour hauteur la taille de l'individu, il s'ensuit qu'une personne de taille moyenne, supportera dans ces conditions un poids de 16,000 kilogrammes (pouvant atteindre le chiffre de 20,600 pour un homme à stature élevée.)

A mesure que l'on s'élève dans les montagnes, la colonne de mercure destinée à faire équilibre au poids de l'air, tend à baisser, et à 1000 mètres, cette diminution atteint le chiffre de 400 livres (au sommet du Chimborazo, de Humboldt n'était plus que sous une pression de 376 millimètres[1]).

Il suit de là que les poumons de l'homme sous des vo-

[1] Sur les montagnes un peu élevées, le mercure baisse de 1^{mm} par 10^{m},5 environ de hauteur; à de fortes élévations l'abaissement de 1^{mm} correspond à une hauteur plus considérable, ce qui doit être attribué à la diminution progressive de la densité de l'air.

lumes identiques, et pour des ampleurs thoraciques égales, reçoivent un air qui a perdu 1/8 de sa densité et de son poids normaux.

Ces circonstances provoquent l'évaporation insensible et rendent l'air plus sec et plus froid.

Les variations des baromètres nous montrent que la pression atmosphérique subit des modifications continuelles.

A des intervalles plus ou moins éloignés, cette pression arrive, par une série d'oscillations, à un état maximum, pour passer ensuite à l'état contraire. Ce phénomène n'est pas limité à une localité donnée : il se produit sur une suite de points formant à la surface de la terre une ligne plus ou moins étendue, essentiellement mobile ; cette ligne se déplace suivant des vitesses et des directions qu'il importe d'étudier avec soin.

Quételet, par analogie avec ce qui se passe sur les mers, appelle onde atmosphérique l'intervalle qui sépare deux lignes de pression maximum [1].

On se rend compte des variations continuelles du baromètre, au moyen de lectures successives enregistrées avec soin.

[1] Voici les principales conclusions d'un mémoire de Quételet :

1° L'atmosphère est généralement traversée par plusieurs systèmes d'ondes différentes. Ces ondes interfèrent et produisent, pour chaque lieu de la terre, un état spécial de pression.

2° Au milieu de tous les mouvements particuliers, il se prononce un système d'ondes prédominant, qui semble rester à peu près constant pour un même climat.

3° Les ondes atmosphériques semblent se propager avec moins d'obstacles à la surface des mers, qu'à l'intérieur des terres.

4° La vitesse, avec laquelle les ondes se propagent, est très-sensible (en moyenne, 6 à 10 lieues à l'heure).

5° Les directions des vents n'ont pas de rapports apparents avec les directions des ondes atmosphériques ; ainsi que les ondes sonores, elles se transmettent dans toutes les directions, malgré l'obstacle des vents, lesquels peuvent, à la vérité, en modifier l'intensité et la vitesse.

Pour obtenir la vraie moyenne journalière de la pression atmosphérique, il faudrait observer le baromètre à toutes les heures du jour, et diviser par 24 le produit additionné de toutes les observations [1], mais ordinairement l'on se borne à prendre la moyenne arithmétique de trois observations [2].

La colonne barométrique est sujette à des oscillations continuelles, périodiques ou diurnes, et accidentelles ou variables.

Sous l'équateur, de Humboldt a retrouvé les premières avec une constance, une précision telles qu'elles pouvaient indiquer l'heure, comme une horloge.

Sous nos latitudes, en partant de midi, le baromètre baisse jusqu'à 3 ou 5 heures, moment où il atteint son minimum, puis il remonte, et son maximum tombe entre 9 et 11 heures du soir.

Il baisse de nouveau, son second minimum est vers 4 heures du matin, et son second maximum à 10 heures [3].

L'amplitude des oscillations diurnes va en croissant de l'équateur au pole : elle est de quelques millimètres sous la ligne, elle dépasse 40 millimètres dans les hautes latitudes.

La pression est moindre en été qu'en hiver ; en même temps on remarque pendant l'année une double période : à partir de l'hiver, la pression diminue jusqu'à l'équi-

[1] On suivra la même marche pour avoir les moyennes d'un mois, d'une saison, d'une ou plusieurs années.

[2] Ces observations sont prises à. . . 18 heures, 2 heures, 10 heures,
ou à. . . . . 19 — 2 — 9 —

Ce chiffre représente sensiblement la pression barométrique moyenne d'où l'on peut déduire l'amplitude de l'oscillation diurne, c'est-à-dire la différence que l'on obtient en soustrayant la moyenne des *minima* de celles des *maxima*.

[3] A Paris, les calculs de Bouvard ont fixé les deux *maxima* à 9 heures du matin et à 9 heures du soir; la hauteur moyenne n'éprouve annuellement que de faibles différences.

noxe, puis elle augumente en été sans atteindre néanmoins la moyenne hibernale : on retrouve ensuite en automne des traces d'un second minimum, puis la courbe remonte jusqu'en hiver [1].

La constance et la périodicité des oscillations barométriques prouve l'existence d'une loi physique, d'où elles dérivent. Toutefois les causes de ces variations diurnes ne sont pas parfaitement déterminées.

Dove attribue toutes les oscillations à la pression de l'air sec et de la vapeur d'eau : ses calculs sur la tension de la vapeur d'eau à chaque heure du jour lui ont fait reconnaître l'existence d'un maximum et d'un minimum diurnes ; dans cette constatation, il est difficile de ne pas tenir compte de l'action calorifique du soleil.

La coïncidence des oscillations du baromètre avec les changements dans le temps n'indique pas de toute nécessité la liaison intime des deux phénomènes. Elle tient très-souvent à la position particulière du continent européen.

La baisse du baromètre dans un pays démontre que sa température est plus élevée que celle des contrées avoisinantes (soit parce qu'il s'est échauffé directement, soit parce que les autres se sont refroidies.)

L'ascension du baromètre prouve au contraire que ce pays devient plus froid que ceux qui l'entourent.

Les vents exercent une influence marquée sur la hauteur de la colonne mercurielle.

La moyenne monte de $1^{mm},7$ à $3^{mm},2$ par les vents de nord, nord-est, nord-ouest et est, et baisse de $0^{mm},8$ à $3^{mm},7$ par ceux de sud, sud-ouest, sud-est et ouest.

Le baromètre est très-haut quand le vent souffle entre

[1] Ce fait que la hauteur barométrique est moindre en été qu'en hiver, résulte surtout des changements de pression atmosphérique, et démontre d'une manière évidente les mouvements de l'océan aérien sur toute la surface du globe.

le nord et l'est; il est très-bas quand la direction du vent oscille entre le sud et l'ouest.

En tenant compte de la présence des continents, on voit qu'en Europe le baromètre atteint son maximum quand le vent souffle du nord et de l'intérieur des terres. Le minimum coïncide avec les vents océaniques.

Le baromètre s'élève d'autant plus que l'air se trouve plus serein et plus sec; il baisse par les temps de pluie et surtout à l'approche des ouragans. Dans les zones tempérées il fait beau, et très-beau, à mesure que la colonne mercurielle s'élève et atteint sa plus grande hauteur: lorsqu'elle vient à baisser, le ciel se couvre de nuages, et la pluie ne tarde pas à tomber.

C'est à l'approche des tempêtes, que se manifestent les plus forts abaissements du baromètre; ordinairement ces grandes variations s'opèrent avec rapidité, et à de courts intervalles elles annoncent des perturbations atmosphériques très-étendues.

2. Effets de la pression atmosphérique.

Tout ce que nous venons de dire des relations de l'homme avec l'atmosphère, prouve à l'évidence que la pression atmosphérique n'est pas moins indispensable à l'entretien de la vie que l'oxygène lui-même.

En général, le point du baromètre où s'accomplit avec la plus entière perfection le jeu des fonctions vitales, est celui qui varie entre 760 millimètres et 764 millimètres.

A Paris, la hauteur moyenne de 761 millimètres nous représente la pression la plus favorable à la santé du plus grand nombre des individus, au plein exercice de leurs facultés, aux manifestations les plus puissantes de leur vie morale.

Si la pression atmosphérique est indispensable au jeu des organes et à l'entretien de la vie, quelle sera l'influence exercée sur le corps humain par une différence de pression? Dans quelles limites et dans quelles circonstances se manifestera-t-elle?

En principe, l'homme peut exister dans toutes les contrées du globe, et partout les fonctions essentielles s'exécutent avec intégrité.

Les lieux habités sont placés à des hauteurs très-diverses, et leurs populations sont soumises normalement à des pressions extérieures très-différentes :

LOCALITÉS.	HAUTEUR DU BAROMÈTRE. millimètres.	PRESSION PAR CENTIMÈTRE CARRÉ. grammes.
Bords de la mer. . . .	760	1033
Paris.	756	1028
Quito.	553	752
Antisana.	470	639

Et cependant, comme malgré cette différence les êtres organisés sont aussi bien portants à Antisana qu'à Paris, il faut admettre d'une part que la diversité de pression moyenne ne constitue qu'un caractère secondaire des climats, de l'autre, qu'il s'opère une sorte d'acclimatement, une adaptation particulière aux conditions physiques qui les entourent.

Gavarret donne une autre explication de ces phénomènes.

Pour lui, les vrais dangers de la diminution de la pression extérieure viennent du dégagement des gaz normalement dissous dans le sang. Chez les êtres qui vivent habituellement sous une pression atmosphérique très-faible, la proportion des gaz du sang se modifie, de manière à se mettre en équilibre avec les pressions extérieures, et à faire ainsi disparaître toute cause de perturbation.

Examinons successivement les conditions principales d'un air très-condensé et d'un air plus ou moins dilaté.

Leur différence est capitale, car pendant que le premier accroît la vigueur des organes, sans jamais engendrer de fâcheux effets, le second produit ordinairement de graves désordres.

Toutefois comme l'un et l'autre constituent un modificateur énergique, agissant à notre insu sur l'organisme, ils ont donné dans les mains de thérapeutistes habiles des résultats favorables.

a. Air comprimé. — Les noms de Triger, Hamel, Pravaz, Tabarié, Polet Watelle [1], François [2], Foley [3] se rattachent aux intéressantes études entreprises sur l'air comprimé, soit pour la construction des ponts, soit pour les appareils thérapeutiques.

La première sensation qu'éprouve une personne renfermée dans un bain d'air comprimé, c'est de croire le poids de son corps diminué de beaucoup.

Il y a exaltation de la puissance musculaire, modification notable de la circulation ; le pouls est plein, résistant, fréquent ; le sang se portant en plus grande quantité vers les organes intérieurs et vers les centres nerveux, on observe une véritable excitation des facultés intellectuelles.

Les actes de la digestion et des différentes sécrétions s'accomplissent avec aisance.

Les ouvriers qui ont travaillé à la construction du pont de Kehl sur le Rhin, c'est-à-dire dans un air comprimé et humide, ont éprouvé les phénomènes suivants : bourdonnements d'oreilles ; obtusion de l'ouïe dans les premières minutes ; respiration aisée, plus profonde,

[1] *Annales d'hygiène publique et de médecine légale*, 2e série. Paris, 1854, t. I, p. 241.

[2] *Des effets de l'air comprimé sur les ouvriers travaillant dans les caissons servant de base aux piles du pont du grand Rhin.* (*Annales d'hygiène*, 2e série, 1860, t. XIV, p. 289).

[3] *Du travail dans l'air comprimé*. Paris, 1863.

moins fréquente; ampliation de la capacité pulmonaire; circulation d'abord accélérée puis ralentie; au début augmentation et plus tard, par une pression plus forte, diminution de l'appétit chez les ouvriers.

b. Air dilaté. — En étudiant les effets de l'air dilaté, il faut distinguer avec Lombard les altitudes moyennes et les altitudes élevées, celles au-dessous de 1,000 mètres et celles au-dessus, les alpines et les alpestres.

D'après ce que nous avons dit plus haut, si un individu consomme à Paris (à 760 millimètres de pression) dans ses seize aspirations 8 litres d'air à la minute, soit 480 à l'heure, dès qu'il se trouvera transporté à 1,000 mètres de hauteur (710 millimètres de pression) il éprouvera une perte de 60 litres par heure, soit 1440 litres par jour; et comme les gaz qui circulent dans nos organes sont en rapport de densité avec le poids de l'atmosphère, ils doivent nécessairement, dans leur circulation avec les liquides qu'ils accompagnent, présider avec une force moindre aux transformations physiologiques[1].

Voici succinctement les observations que nous avons faites sur les enfants, aux Eaux-Bonnes, à une hauteur de 735 mètres:

Pendant les premières semaines de leur arrivée aux Pyrénées, ces jeunes êtres subissent l'influence du changement d'air, de la pureté de l'atmosphère, de l'exercice; leur activité vitale augmente, et il s'opère dans

[1] Si l'on veut connaître les modifications de l'air respiré, il faut établir les calculs suivants:

L'oxygène figure dans l'air pour 23/100; mais si un litre d'air pèse $1^{gr},20$ au bord de la mer, sous une pression de 760^{mm}, il ne pèse plus que $1^{gr},10$ sur la montagne, à une hauteur de 700 mètres par exemple. En conséquence, il y aura en moins 23 milligrammes par litre d'oxygène, soit 11 grammes pour une heure et 264 grammes pour la journée.

Tout le monde comprendra qu'une différence aussi notable doit exercer une action directe et immédiate sur la respiration pulmonaire et sur l'hématose.

tout leur organisme une modification notable. Mais plus tard, sous l'influence d'une oxygénation constamment imparfaite, d'une hématose journellement appauvrie, les fonctions gastro-intestinales se dérangent, et des symptômes d'anémie et de chloro-anémie précèdent ou suivent ceux d'irritabilité nerveuse.

La pâleur du teint, l'amaigrissement, les bruits de souffle des carotides, l'inquiétude du caractère ne laissent aucun doute sur ces conditions pathologiques.

On ne peut pas attribuer ces faits à l'air trop vif des montagnes.

Les enfants sont souffreteux, parce qu'ils sont privés d'une certaine quantité d'oxygène ; nous trouvons un argument péremptoire de cette conception pathologique dans l'efficacité des moyens thérapeutiques employés (préparations ferrugineuses; huile de foie de morue ; vins de quinquina [1]).

Les phénomènes physiologiques observés dans les ascensions des hautes montagnes peuvent se grouper ainsi :

1° Effets sur le système nerveux — vertiges, céphalalgies, somnolence ;

2° Effets sur la circulation et la respiration — dyspnée, constriction thoracique, transudations du sang par les muqueuses, syncopes, palpitations, accélération du pouls ;

3° Effets sur les fonctions digestives — anorexie, nausées, vomissements, soif ;

4° Effets sur la locomotion — douleurs musculaires, affaiblissement des membres ;

5° Effets sur le système cutané — peau rugueuse, sup-

[1] Les effets d'un air peu oxygéné sont utiles pour les poitrinaires, parce qu'ils ont besoin de respirer le moins possible, et d'introduire une quantité moindre d'oxygène dans les poumons.

(Voir notre mémoire lu à l'Académie des sciences, *Influence de l'air des Pyrénées sur les affections chroniques de la poitrine.*)

pression de la transpiration, pâleur de la peau, cyanose de la face.

Tout ce cortége de symptômes morbides qui constitue e *mal des montagnes*, ne se présente pas toujours avec la même fréquence et la même intensité; plusieurs même sont mis en doute par certains voyageurs.

Ce que nous pouvons affirmer, c'est que ces effets sont des plus complexes, et qu'il faut nécessairement, au moment de les apprécier, tenir compte des circonstances particulières inhérentes aux individus et aux conditions atmosphériques au milieu desquelles ils sont placés.

Lors de la célèbre ascension de Gay-Lussac et Biot, ce n'est qu'à la hauteur de 7,000 mètres qu'ils éprouvèrent une gêne sensible dans leur respiration, au milieu d'un air très-sec.

A 4,000 mètres, les animaux qu'ils avaient emportés ne paraissaient pas souffrir de la rareté de l'air.

La circulation cardiaque s'était accélérée : le pouls de Gay-Lussac était monté de 62 à 80, et celui de Biot de 72 à 112.

Barral et Bixio dans leurs deux ascensions disent : « Sauf un froid très-vif, nous n'avons ressenti aucune douleur. »

Boussingault a toujours joui d'une excellente santé dans toutes ses ascensions ; il est vrai qu'il attribue, en grande partie, cet avantage au silence qu'il s'était constamment imposé.

Il est donc certain que l'on peut s'habituer fort bien à vivre dans un air très-raréfié, qu'on peut y être rapidement transporté sans souffrir, alors qu'on ne fait aucun effort.

En général, les douleurs et les souffrances proviennent de la fatigue du voyage, du défaut de précautions.

L'étude des conditions hygiéniques que l'homme éprouve sur la Cordillère du Mexique, a fait naître dans l'esprit de Jourdanet l'idée d'appliquer au traitement de nos infirmités, l'air que l'on respire sur les montagnes, à différents degrés de hauteur.

L'aérothérapie est pour Jourdanet la méthode curative qui cherche à imiter la nature, en réalisant, d'une manière artificielle, les effets bienfaisants de l'air des montagnes sur la santé de l'homme.

L'expérience personnelle de l'auteur l'a porté à admettre ces trois propositions :

— Au pied des grandes chaînes, l'air des montagnes n'a pas plus d'influence sur la santé que l'air des plaines.

— Cet air devient fortifiant à une hauteur moyenne.

— Il est débilitant, au delà de deux mille mètres.

Voici les principes qui ont le plus préoccupé Jourdanet dans l'installation de l'appareil qu'il a imaginé.

Deux choses sont nécessaires à l'entretien de la vie :

L'absorption de l'oxygène (agent essentiel de notre existence, élément actif de toutes les transformations vitales) et le rejet de l'acide carbonique (produit d'une combustion lente, où la chaleur animale trouve sa source presque exclusive).

L'action régulière de l'oxygène sur la vie est garantie par trois forces qui en assurent le jeu physiologique.

A. La pression atmosphérique intervient d'une manière efficace, pour introduire et retenir dans le sang l'oxygène nécessaire à l'entretien de nos fonctions.

B. Les globules jouissent du privilége d'assurer la condensation de ce gaz par une action chimique.

C. Le gaz acide carbonique, par son accumulation ou sa sortie exagérée, tempère ou rend plus active la présence de l'oxygène, et en fait varier la densité.

Si la régularité de l'hématose consiste dans la stabilité des rapports entre les deux gaz, bien plus que dans la quantité plus ou moins élevée de l'oxygène du sang, on conçoit les ressources efficaces que pourra recueillir la thérapeutique d'une raréfaction intelligente et mesurée du poids de l'atmosphère.

c. Air marin. — L'air de la mer est-il pernicieux ou utile ?

Que de dissertations sur ce sujet ; que de travaux contradictoires, pour ne pas avoir établi de justes distinctions, pour ne pas avoir déterminé les principes d'une application intelligente ?

L'activité, la puissance thérapeutique de la brise maritime sur l'organisme est des plus incontestables ; mais, arme à deux tranchants, elle se montre utile ou nuisible, selon les cas où elle est indiquée convenablement ou mal à propos, car souveraine pour la forme *torpide* des affections de poitrine, elle est désastreuse pour la forme *éréthique*. Développons plus amplement cette pensée.

Les avantages réels, incontestés des pays situés sur les bords de la mer (dans les régions tempérées de l'Europe) peuvent se résumer ainsi :

1° Température plus modérée, plus uniforme de l'atmosphère ambiante ;

2° Pression atmosphérique constamment forte ; maintenant, toutes choses égales d'ailleurs, un équilibre plus stable dans les fonctions du poumon ;

3° Oscillations barométriques, thermométriques et hygrométriques se faisant avec les moindres amplitudes.

Les conditions spéciales de l'air que l'on respire aux bords de la mer consistent dans :

1° Sa pureté plus considérable. — Il n'est pas chargé de miasmes. — Il est sans cesse renouvelé par les courants qui, à heure fixe, se produisent sous les noms de brise de mer, brise de terre.

2° Sa plus grande oxygénation. — A volume égal, sous une pression atmosphérique plus constante, l'air contient une proportion plus élevée d'oxygène, c'est-à-dire d'air vital.

3° Son odeur particulière. — Elle est due aux plantes marines qui couvrent le rivage, et qui renferment du brome et de l'iode.

4° Sa composition spéciale. — Il est imprégné de sel marin. Ces légers dépôts proviennent des particules d'eau de mer, qui soulevées par le sillage, puis entraînées par le vent, alors que la vague se brise sur les rochers de la rive, se vaporisent insensiblement à la surface des corps extérieurs, en y déposant des cristaux de chlorure de sodium ; ces particules imperceptibles sont transportées quelquefois par la brume à la distance de quelques kilomètres.

Cet air marin est-il efficace dans le traitement des affections chroniques de la poitrine ?

L'expérience des siècles l'a consacrée de la manière la plus formelle. Hippocrate, Arétée, Aristote, Pline, Galien, tous les médecins de l'ancienne Rome conseillaient aux poitrinaires le séjour sur les bords de la mer.

De nos jours c'était la croyance la plus généralement admise, croyance basée comme on le voit sur l'expérience du passé, sur l'observation du présent, lorsque l'un de nos confrères les plus distingués de la médecine navale, le professeur J. Rochard est venu déployer hardiment la bannière de la réaction, et la statistique à la main proclamer « *l'influence nuisible de la navigation et* « *des pays chauds sur la marche de la phthisie pulmonaire*[1]. »

Nous avons déjà eu occasion de combattre les idées du chirurgien en chef de la marine, Jules Rochard.

Il y a dans son travail trois questions à examiner :

L'influence de la navigation, — celle de l'atmo-

[1] *Mémoires de l'Académie impériale de médecine*, t. XX. Paris, 1856.

sphère, — et celle de l'émigration vers les pays chauds.

Pour déterminer le premier point, au lieu d'étudier cette influence sur des marins, c'est-à-dire sur des individus placés, et par leur genre de vie et par les nécessités du métier, au milieu des conditions hygiéniques les plus défavorables, il aurait fallu la suivre sur des voyageurs libres, naviguant précisément pour l'amélioration de leur santé.

Dans ces circonstances, Jules Rochard aurait reconnu avec nous tous, « *que ce n'est pas la mer qui est funeste aux marins phthisiques, mais bien leur genre de vie.* »

J. Rochard se place aussi sur un mauvais terrain, quand il cherche l'action bienfaisante de l'air marin, alors qu'il est respiré sur des bâtiments toujours suspects d'encombrement, en l'absence de toute précaution hygiénique.

Au sujet de l'émigration, il importe d'établir une distinction : car en préconisant les climats chauds, le médecin a particulièrement en vue les pays tempérés de notre continent ; personne ne songe à envoyer ses malades sous les tropiques.

ARTICLE III

TEMPÉRATURE

1. Chaleur.

Lorsqu'ils ont voulu remonter à l'explication des phénomènes du monde physique, les savants modernes se sont trouvés en présence d'un fluide universel dans lequel tous les fluides impondérables semblent se confondre, en subissant certaines modifications.

Quoique l'essence de l'impondérable calorique soit encore hypothétique, nous savons qu'il ne faut pas le confondre avec la chaleur.

Le premier constitue l'effet ; le second, la cause même de la sensation [1].

Un corps qui se trouve dans le voisinage d'un autre, dont la température est plus haute ou plus basse, s'échauffe ou se refroidit; cet échange se fait de deux manières, par la *conductibilité* et par le *rayonnement*.

La *conductibilité* c'est la propriété des corps de transmettre la chaleur par l'intermédiaire de leurs molécules : ce pouvoir est différent dans les divers corps de la nature; en général plus une substance est poreuse, et moins elle est conductrice.

Le *rayonnement*, c'est la transmission de la chaleur au moyen de rayons calorifiques qui traversent facilement un certain nombre de corps, et l'air pur en particulier.

Tous les corps de la nature, toutes les particules de la matière contiennent du calorique à l'état libre ou latent, et rayonnent perpétuellement les uns vers les autres ; il résulte de là un échange continuel de température entre eux, parce que les uns absorbent ce que les autres perdent par le rayonnement [2].

Le calorique peut donc être regardé comme la force antagoniste de la cohésion.

Les manifestations ordinaires de la chaleur se présentent dans les actions mécaniques, électriques, moléculaires, chimiques et vitales qui se produisent autour de nous ; aucune composition, aucune décomposition ne s'opère sans l'intervention du calorique, qui traduit ses effets par un dégagement de chaleur dans les combinai-

[1] Lavoisier et Fourcroy ont appelé *calorique* l'agent supposé des sensations de chaleur.

[2] La *capacité calorique* des corps, c'est la quantité de chaleur nécessaire pour élever chacun d'eux à la même température.

Ces diverses quantités constituent les *chaleurs spécifiques*.

sons chimiques, par un abaissement dans les dissolutions [1].

La source principale de la chaleur universelle réside dans l'action du Soleil, et varie suivant la hauteur de cet astre au-dessus de l'horizon [2].

En suivant, par un beau jour, la marche du Soleil, on reconnaît, sans secours d'instruments, que l'intensité de la chaleur diminue avec sa hauteur, parce que l'atmosphère absorbe une partie de ses rayons lumineux ; à mesure que le Soleil s'abaisse vers l'horizon, ses rayons sont obligés de traverser une plus grande épaisseur d'atmosphère pour arriver jusqu'à nous.

L'influence de cette chaleur solaire diminue aussi à mesure que la latitude augmente, et Sir Herschell qui au cap de Bonne-Espérance avait vu le thermomètre monter à 48°,3 sous l'action directe des rayons solaires, n'a trouvé en Europe que le chiffre 29°,5.

On appelle *température*, l'impression plus ou moins sensible que fait éprouver au corps humain la masse d'air qui l'environne, selon qu'elle est plus ou moins chargée de chaleur ; cette impression se mesure par le thermomètre ; par conséquent la température d'un lieu c'est la valeur numérique, exprimée en degrés de l'échelle thermométrique, de la quantité de chaleur contenue dans l'air qui l'entoure, et ses températures moyennes diurnes, mensuelles et annuelles représentent l'expression dernière, énoncée par un seul chiffre, de toutes les

[1] La température presque invariable des animaux est entretenue principalement par l'action chimique de la respiration : le principe vital préside constamment à la production du phénomène.

[2] La hauteur du soleil au-dessus de l'horizon est un élément très-important dans l'étude de son action calorifique, car on sait qu'une surface est d'autant plus échauffée par une source de chaleur éloignée, que la ligne menée de cette source à cette surface se rapproche le plus de la perpendiculaire.

influences climatologiques, auxquelles ce lieu s'est trouvé soumis pendant les périodes de vingt-quatre heures, d'un mois, d'une année [1].

2. Thermomètre.

Depuis leur invention au seizième siècle [2] les thermomètres ont peu varié dans leur forme, qui se compose toujours d'un réservoir en verre ou en cristal, sphérique ou cylindrique, soudé ou soufflé, à l'extrémité d'un tube dans lequel on a introduit un liquide.

Ils sont fondés sur ce principe qu'en se réchauffant, tous les corps augmentent de volume, dans une proportion différente pour chacun d'eux.

Les premiers physiciens mesuraient les températures par les différences absolues des volumes du liquide qu'ils employaient, et ils admettaient que ces différences étaient proportionnelles aux températures.

On reconnut de bonne heure la nécessité de déterminer sur chaque instrument un point fixe, servant de point de départ pour son échelle, capable de déterminer le volume initial que les variations de température devaient augmenter ou diminuer.

A cet effet Hooke proposa pour point fixe celui auquel

[1] Si l'on pouvait observer le thermomètre d'heure en heure, la nuit comme le jour, on aurait la véritable marche de la température pendant la journée complète. (La première série horaire est due à Cinnisello de Padoue.)

Le procédé arithmétique consiste à additionner entre eux les degrés de température de toutes les heures, et à diviser cette somme par 24. Pour déterminer la température moyenne d'un mois, on additionne ensemble la température moyenne diurne de tous les jours de ce mois, et l'on divise cette somme par 30. La somme des températures des trois mois (*décembre, janvier et février*) divisée par 3, nous donne la température moyenne de la saison d'hiver. Enfin, la somme des moyennes des quatre saisons divisée par 4, représente la moyenne annuelle ou de l'année entière.

[2] Imaginé par Galilée, suivant les uns, par Drebbel, suivant les autres,

s'arrêtait le liquide soumis à la température de la congélation de l'eau.

Les recherches de Newton le déterminèrent à ajouter au premier point proposé par Hooke un second point, celui de l'ébullition de l'eau. Cette idée heureuse des deux points fixes conduisit à éliminer la mesure du volume du liquide. Réaumur prenant pour points ceux de la congélation et de l'ébullition de l'eau, à 0° et 80°, employa l'esprit-de-vin comme liquide thermométrique.

Roëmer substitua le mercure à l'esprit-de-vin et adopta l'échelle dite depuis de Farenheit[1].

Enfin Celsius proposa, en 1742, de diviser l'intervalle des points fixes en cent parties ou degrés, d'où le nom de thermomètre centigrade.

Vers la même époque Christyn, de Lyon, imaginait aussi la division centésimale en comparant les volumes du mercure aux deux points fixes, volumes qu'il trouvait dans le rapport des nombres 6,600 à 6,700 dont la différence est égale à 100.

L'étude des lois qui régissent les variations de température de l'air atmosphérique, prouve leur dépendance immédiate de l'action solaire ; à mesure que cet astre s'élève sur l'horizon, la chaleur augmente ; elle diminue dès qu'il est couché. Il y a donc chaque jour deux époques auxquelles correspondent un maximum et un minimum de température[2].

Le thermomètre monte régulièrement pendant la ma-

[1] Le point de glace fondante correspond à la 32e division ; le point d'ébullition, à la 212e ; l'intervalle est partagé en 212 — 32 = 180 parties. Au-dessous de 32, on compte jusqu'à zéro ; au-dessous de zéro, les degrés sont négatifs.

[2] Les instruments qui indiquent eux-mêmes la mesure absolue de ces températures sont connus sous le nom de thermométrographe. Les plus exacts ont été imaginés ou construits par Rutherford, Six, Bellani, Bunten, Walferdin.

tinée, à partir du moment où le Soleil paraît à l'Orient.

Entre deux et trois heures de l'après-midi, un peu plutôt en hiver, un peu plus tard en été, la colonne liquide de l'instrument atteint la plus grande longueur; c'est le moment de la forte chaleur de la journée ou le maximum.

Depuis trois heures de l'après-midi, le thermomètre baisse graduellement, et un peu avant le lever du soleil (environ une demi-heure), la colonne est plus courte qu'à tout autre moment; c'est l'instant du plus grand froid ou du minimum.

Aux autres heures, l'extrémité de la colonne marque des degrés intermédiaires, entre le maximum et le minimum.

Mais deux fois par jour, vers neuf heures du matin et neuf heures du soir, la température est telle, qu'elle représente approximativement la chaleur moyenne de la journée, c'est-à-dire une température dans laquelle le froid de la nuit se trouve compensé par la chaleur du jour [1].

Pendant que les températures mensuelles, calculées au moyen de plusieurs années, varient très-notablement entre elles, la moyenne annuelle reste toujours à peu près la même [2].

Cette moyenne, déduite d'un petit nombre d'années, pourra donc être considérée comme l'expression de la vérité, dont elle s'approchera d'autant plus, que le nombre des années sera plus considérable.

[1] Cette méthode serait plus précise, si la température ne changeait pas très-rapidement au moment où elle oscille vers la moyenne.

[2] L'oscillation thermométrique mensuelle moyenne, c'est la différence moyenne qui existe, dans le cours de plusieurs années, entre le degré le plus élevé et le degré le plus bas du thermomètre dans chacun des mois de l'année.

3. Isothermes.

Dans nos zones tempérées, les moyennes mensuelles et annuelles présentent une concordance remarquable dans leurs résultats. Depuis le milieu de janvier, la température s'élève d'abord lentement, puis rapidement en avril et mai ; ensuite elle croît moins vite jusqu'à la fin de juillet où elle atteint son maximum. Elle baisse d'abord lentement en août, plus rapidement en septembre et en octobre, et descend à son minimum dans le milieu de janvier.

Cette marche est si constante, qu'on peut calculer les moyennes mensuelles d'un lieu à l'aide d'un petit nombre d'éléments.

En cherchant les jours où la température est égale à la moyenne, et ceux où elle atteint son maximun et son minimum, Kaemtz a trouvé : minimum de température, 14 janvier ; — moyenne, 24 avril et 21 octobre ; — maximum, 26 juillet.

D'après Arago (Observatoire de Paris de 1665 à 1823), les jours du plus grand froid tombent en général dans la deuxième semaine de janvier.

Ceux de la plus grande chaleur sont irrégulièrement distribués en juillet et en août.

La loi de cette marche de la température, se déduit aisément de la position du Soleil par rapport à notre hémisphère.

Il faut naturellement tenir compte, et de la hauteur du Soleil, et du temps qu'il reste au-dessus de l'horizon, et du plus ou moins d'intensité du rayonnement nocturne.

En réunissant par des lignes tous les points dont la température moyenne de l'année est la même, on obtient des courbes que de Humboldt a tracées le premier sur les cartes, et qu'il a désignées sous le nom d'isothermes (ἴσος, égal ; θερμός, chaleur), mais comme cette température varie avec la hauteur au-dessus de la mer, il faut réduire ces températures à ce niveau [1].

Si l'on se borne à réunir sur une mappemonde tous les lieux dont la moyenne hibernale est la même, il en résulte des courbes appelées isochimènes (ἴσος, égal ; χειμών, hiver) ; celles qui passent par les points où les moyennes estivales sont égales, se nomment isothères (ἴσος, égal ; θέρος, été).

Les lignes d'égale température, avec leur point de départ de l'équateur thermique, s'écartent fortement des lignes géographiques : elles suivent des courbes très-inégales, très-capricieuses, mais très-importantes à connaître pour le géographe et le naturaliste.

Nous avons déjà eu occasion de constater les progrès sérieux que cette détermination de de Humboldt avait imprimé à la climatologie [2].

L'examen attentif des isothermes démontre aussi que l'hémisphère austral possède, dans les latitudes élevées, une température plus basse que l'hémisphère boréal.

Nous devons attribuer cette différence à la configuration particulière du continent austral, et à sa plus grande masse d'eau.

L'hémisphère austral ne possède pas les courants équa-

[1] La France est comprise entre les isothermès de 20 et de 10°.

Dans l'état actuel de nos connaissances sur les températures moyennes des principales villes de l'Empire, il est impossible de tracer ces lignes avec quelque certitude.

D'une manière générale, on peut dire que les isothermes vont de l'est à l'ouest en s'élevant vers le nord. Ainsi, Strasbourg et Bruxelles, Genève et Nantes sont sensiblement sous les mêmes isothermes, quoique leur latitude soit fort différente.

[2] Kaemtz, Berghaus, Johnston et Petermann ont successivement complété l'œuvre du maître.

toriaux, poussés dans l'autre hémisphère vers les hautes latitudes, par les vents de sud-ouest.

Peut-être faut-il aussi faire intervenir dans l'explication l'inégale température des hémisphères, le rayonnement du sol vers les espaces célestes, rayonnement dont l'intensité peut varier suivant les diverses régions de l'espace, comme l'a indiqué Pouillet (Martins).

On voit par là, que d'éléments concourent à la modification de la température sur un lieu déterminé :

Différence de latitude ; hauteur relative au-dessus du niveau des mers ; étendue, forme et direction des continents ; proximité d'une grande masse fluide ; présence ou absence de certaines perturbations atmosphériques.

4. Effets de la température.

RÉSISTANCE DE L'HOMME A LA CHALEUR ET AU FROID.

Si dans les observations météorologiques, il importe de tenir compte des moyennes de température aux diverses périodes, de jour, de mois et d'année, il ne faut pas cependant négliger les températures extrêmes.

Elles sont du plus grand intérêt pour le climatologiste, car les vicissitudes instantanées de l'atmosphère, les variations brusques de température, exercent la plus fâcheuse influence sur l'organisme humain.

A l'équateur, les variations atmosphériques sont peu considérables. A Cumana, de Humboldt n'a jamais vu le thermomètre au-dessus de 32°,8, ni au-dessous de 20°,8 (différence de 12°)[1].

Dans le Sahara algérien, à une température de 40° dans le jour, succède une température de quelques degrés au-dessous de zéro pendant la nuit.

[1] Il ne faut jamais perdre de vue que la différence de température, prise au soleil ou à l'ombre, présente une différence de 6 à 10 degrés.

De pareilles variations nyctémérales sont nécessairement pernicieuses. Le climat excessif des monts Ourals offre sans cesse des étés brûlants, succédant à des hivers rigoureux.

Sous la latitude de Paris, deux mois qui se succèdent n'offrent jamais un accroissement de température de plus de 4°,7.

DES PLUS GRANDES CHALEURS ET DES PLUS GRANDS FROIDS.

Robert a vu en Abyssinie le thermomètre marquer quelquefois 60°[1].

Sur les côtes de la mer Rouge, à l'ombre et par un temps couvert, il s'est élevé à 65°.

Schow, dans son tableau du climat d'Italie, donne les chiffres suivants :

Nice, 33° ; Rome, 38° ; Palerme, 39°.

En Algérie, l'on a observé au camp d'Aïn Babouche (province de Constantine) une température de 58°.

Les désastres causés par une température élevée ne peuvent être comparés à ceux qu'entraîne le froid excessif.

Dans l'air calme, à une température inférieure à celle du corps, l'homme perd de la chaleur par évaporation, par le contact de l'air, par le rayonnement.

[1] Lorsque Boerhaave disait qu'aucun animal pourvu de poumons ne pouvait vivre dans une atmosphère, dont la température était égale à celle de son sang, il ne connaissait pas les chaleurs tropicales de 47 à 70 degrés au soleil que l'on peut supporter.

En 1774, Fordyce, Banks, Solander, Blayden, Home et Philipps entrèrent dans une chambre dont la température était de 128 centigrades, et y restèrent 8 minutes. Leur température naturelle n'éprouva qu'un léger accroissement.

. Le degré de chaleur que les animaux peuvent endurer paraît en partie dépendre de leur volume.

On sait que la chaleur solaire excessive peut devenir, pour les troupes en marche, une cause de désastres.

Si l'air est agité, son renouvellement augmente considérablement la quantité de chaleur enlevée au contact des corps; en outre, la forte évaporation produit un refroidissement plus considérable.

C'est à ces deux causes réunies qu'est due la sensation de fraîcheur ou de froid que nous éprouvons, lorsqu'il ne survient d'autre changement dans l'atmosphère que la vitesse de son mouvement [1].

Parry a constaté dans les régions polaires que la seule différence du mouvement de l'air équivalait à une différence de température de 11°.

Il souffrit plus du froid, la température étant à — 6° avec brise, que lorsqu'elle était descendue à — 17° en temps calme.

			CENTIGRADES.
A Montréal (États-Unis), par.	45°	lat. nord.	— 37°
Fort Entreprise (Franklin). .	64°	»	— 49°,1
Fort Élisabeth (Ross). . . .	69°	»	— 50°,8
Sibérie.	56°	»	— 64°
Jenisseik (Gmelin). . . .	0°	»	— 85°

Disons quelques mots sur la température de l'homme, des végétaux et des animaux.

La température de l'homme varie aux diverses heures du jour; la différence est d'autant plus grande que la température de l'atmosphère est moins élevée.

[1] Nous devons signaler un fait climatologique d'une grande importance. Les vicissitudes atmosphériques que l'on éprouve à certains moments du jour, brusques et instantanées sur le littoral méditerranéen, sont rarement en rapport avec les degrés de température indiqués par le thermomètre.

Cette discordance entre la température réelle et la sensation de froid éprouvée par l'individu, tient-elle à des conditions locales, ou dépend-elle de quelques éléments nouveaux répandus dans l'atmosphère?

« C'est que nous ne jugeons de ces influences de chaleur et de froid, dit Périer, que par leurs relations avec les températures dont nous avons contracté l'habitude; et c'est que, d'autre part, les témoignages de nos sens ne s'accordent que bien rarement avec les indications fournies par les instruments de météorologie. »

Voici le résultat des expériences de Davy.

	TEMPÉRATURE DE L'ATMOSPHÈRE.	TEMPÉRATURE DE L'HOMME.	DIFFÉRENCE.
6 heures du matin. .	16°,03	36°,65	19°,84
Midi.	25°,45	36°,94	11°,49
6 heures du soir. .	21°,64	37°,22	15°,85

Il existe des rapports proportionnels entre la fréquence du pouls et la température. Chossat a démontré que l'abstinence et la privation absolue d'aliments amènent un abaissement progressif et constant de la chaleur [1].

Toutes les fonctions du règne organique sont plus ou moins sous l'empire du climat et de la température, mais on ne peut pas attribuer à la température seule toutes les modifications fonctionnelles qui coïncident avec son action.

Nous verrons au chapitre IV, l'influence que la température peut exercer sur la mortalité en général, et sur le nombre proportionnel des malades.

La différence de température entre les végétaux et l'air ambiant dépend spécialement du faible pouvoir conducteur de la matière végétale, et de l'immersion des racines dans le sol, dont la chaleur varie moins que celle de l'air.

Schubler a trouvé cette différence d'autant plus grande, que l'arbre était plus gros, qu'on y plongeait le thermomètre plus près de la terre, que la température extérieure avait varié avec plus de rapidité.

Suivant Gœppert, pendant la germination des graines et des tubercules, il se développe une chaleur qui dépasse la chaleur extérieure, de 19° cent.

La chaleur a été refusée aux animaux sans vertèbres, ainsi qu'aux poissons et aux reptiles, par Treviranus.

Selon Spallanzani, si un seul limaçon n'influe pas sur le thermomètre, plusieurs réunis le font monter de 1/3

[1] *Recherches expérimentales sur l'inanition* Paris. 1843.

de degré; Nobili, Melloni, Berthold, ont démontré qu'il se produit de la chaleur chez les insectes.

Hunter a remarqué que l'eau qui entoure immédiatement un poisson gèle plus tard; et que la température est plus élevée d'environ 3°,5 F. dans l'estomac d'une carpe, qu'elle ne l'est dans l'eau.

EXPÉRIENCES DE JOHN DAVY DANS UN VOYAGE A CEYLAN POUR CONSTATER LA TEMPÉRATURE ANIMALE :

		TEMPÉRATURE DE L'ANIMAL. centigrades.	TEMPÉRATURE AMBIANTE. centigrades.
INSECTES	Scarabée	25°,0	24°,3
	Ver luisant	23°,3	22°,8
	Guêpe	24°,4	23°,9
	Scorpion	25°,3	26°,1
CRUSTACÉS	Ecrevisse	26°,1	26°,7
	Crabe	22°,2	22°,2
MOLLUSQUES	Huître commune	27°,8	27°,8
	Limaçon	24°,6	24°;6
POISSONS	Requin	25°,0	23°,7
	Truite commune	14°,4	13°,3
	Poisson volant	25°,5	25°,3
AMPHIBIES	Tortue	28°,9	26°,0
	Grenouille	25°,0	26°,7
	Serpent	31°,4	27°,5
OISEAUX	Milan	37°,2	25°,3
	Perroquet	41°,1	24°,0
	Moineau	42°,1	26°,6
	Poule de jungles	42°,5	25°,5
	Oie commune	41°,7	25°,5
MAMMIFÈRES	Chauve-souris	37°,8	28°,0
	Singe	39°,7	30°,0
	Écureuil	38°,8	37°,0
	Lièvre	37°,8	26°,5
	Tigre	37°,2	26°,5
	Panthère	38°,9	27°,0
	Cheval arabe	37°,5	25°,0
	Élan femelle	39°,4	25°,6
	Éléphant	37°,5	26°,7

Si nous voulions passer en revue l'influence qu'exerce sur l'organisme humain l'air qu'on respire, selon ses diverses conditions de chaleur ou de froid, d'humidité ou de sécheresse, de calme ou d'agitation, nous nous verrions emportés au delà des limites de ce travail.

Nous allons nous borner à présenter les caractères différentiels de chacune des principales catégories.

AIR CHAUD ET SEC.

Accélération de la circulation capillaire et périphérique.
Perspiration cutanée plus grande.
Diminution de la sécrétion urinaire.
Consommation moindre de la quantité d'oxygène inspiré.
Lenteur des mouvements respiratoires.
Alanguissement des fonctions digestives.
Faiblesse musculaire.
Atonie de la vie organique.

AIR FROID ET SEC.

Contraction des vaisseaux capillaires de la peau.
Diminution de la transpiration.
Augmentation des urines.
Consommation plus grande d'oxygène.
Respiration plus accélérée.
Appétit plus régulier.
Activité et puissance musculaire.
Exubérance de la vie organique.

AIR CHAUD ET HUMIDE.

Sous un volume donné, il contient moins d'éléments respirables.
La respiration fréquente et pénible amène une hématose incomplète.

Les liquides affluent dans les vaisseaux périphériques, mais la circulation capillaire est languissante.

L'humidité s'oppose à l'évaporation de la sueur.

L'appétit est émoussé, les digestions sont paresseuses.

Le relâchement des tissus par l'humidité chaude prédispose aux congestions.

Augmentation du poids du corps.

Débilité du système musculaire.

AIR FROID ET HUMIDE.

Il enlève aux corps plus de chaleur que l'air froid et sec.

Dépression des fonctions périphériques, sans surcroît d'activité des fonctions centrales.

La vie languit dans ses réceptacles internes comme à la périphérie.

Les sécrétions des membranes muqueuse et génito-urinaire augmentent sans turgescence vitale.

De toutes les influences météorologiques, l'air froid et humide est celui qui apporte le plus de trouble et d'irrégularité dans les actes de la vie organique.

L'impression brusque et prolongée de l'air froid et humide, surtout si la transpiration se trouve activée, détermine des maladies graves et sérieuses.

« L'action combinée du froid et de l'humidité est essentiellement perturbatrice de l'ordre naturel des mouvements organiques, et quand elle sévit d'une manière habituelle, comme il arrive dans certaines localités, elle finit par altérer l'hématose et la complexion des tissus. » (Michel Lévy, *Traité d'hygiène publique et privée.*)

ARTICLE IV

HYDROMÉTÉORES

1. Vapeurs.

Les eaux qui recouvrent la plus grande partie de la surface du globe, s'élèvent en vapeurs dans l'atmosphère. Tantôt elles s'y mêlent et restent invisibles, tantôt en se condensant, elles forment les brouillards et les nuages.

En vertu de certaines modifications, que nous étudierons plus loin, les nuages se résolvent en pluies, et ces pluies s'infiltrent dans le sol, fécondent les plantes, grossissent les fleuves, et vont se perdre avec eux, dans les lacs et les mers qui les avaient fournies.

Au sein de l'atmosphère, comme à la surface du sol, les changements d'état de l'eau, jouent un rôle prépondérant, dans la succession des phénomènes météorologiques ; ils sont la cause première qui fait que la température, la pression, l'humidité, les mouvements atmosphériques, varient dans leurs révolutions diurnes et annuelles.

Nous allons passer en revue, aussi brièvement que possible, ces transformations successives, à savoir : l'évaporation ; l'ascension dans l'atmosphère de la vapeur mêlée à l'air qui lui sert de véhicule ; la formation de la brume par la condensation de la vapeur refroidie dans les mouvements d'ascension ; le stationnement de cette brume au milieu d'une certaine couche atmosphérique ; le travail d'aggrégation des particules d'eau condensée, en même temps que les masses d'air où elles flottent, s'agglomèrent par l'action du soleil ; et enfin les diverses réactions qui opèrent la précipitation de l'eau.

Si l'on expose de l'eau à l'air libre, dans un récipient

quelconque, on la voit diminuer de jour en jour de volume, et disparaître en abandonnant les sels qu'elle tenait en dissolution.

Par cette métamorphose, l'eau a changé d'état, et s'est réduite en vapeur. (L'eau en passant à l'état aériforme, occupe un espace plus grand que celui qu'elle remplissait, lorsqu'elle se trouvait encore à l'état liquide.)

Cette évaporation insensible se produit à toutes les températures; mais elle est naturellement plus prompte, lorsque l'air ambiant est plus sec et plus renouvelé.

Le degré de température, auquel s'effectue l'évaporation, a une importance capitale, car un volume d'air saturé à 30° par exemple, peut fournir à la précipitation treize fois plus d'eau qu'un même volume d'air saturé de vapeur, à la température de 10° seulement; il suit de là, que chaque degré de température a son point de saturation de vapeur.

L'atmosphère contient toujours une certaine quantité de vapeur, variant d'après les calculs de Dalton, entre 0,0166 et 0,0033 du volume de l'air, et allant en diminuant de la saison d'été à celle d'hiver, de l'équateur aux pôles [1].

En pleine mer, l'air paraît saturé de vapeur d'eau à toutes les latitudes, mais cette saturation diminue à mesure que l'on s'avance vers les continents; par les

[1] Le poids de la vapeur que peut contenir un mètre cube d'air, à différentes températures, a été calculé par des expériences d'August.

Pouillet donne, dans ses *Éléments de physique*, une table qui présente en regard les tensions de la vapeur d'eau depuis — 20° jusqu'à 40°, et les poids correspondants, en grammes, de la vapeur contenue dans un mètre cube d'air.

Depuis 0° jusqu'à 25°, la force élastique, exprimée en millimètres, est sensiblement égale au poids de la quantité correspondante exprimée en grammes.

Ainsi, à la température de 6°, la tension de la vapeur est de 7^{mm}, et le poids de la vapeur contenue dans un mètre cube d'air est de $7^{gr},7$.

mêmes raisons, sur les côtes, la quantité de vapeur est, à latitude égale, la plus grande possible ; elle devient moindre, au fur et à mesure que l'on pénètre dans les terres.

L'on ne peut pas dire que l'évaporation de l'eau soit produite par une sorte d'affinité entre ce liquide et l'air qui l'environne ; car le phénomène s'opère plus rapidement encore dans le vide.

Il est donc plus logique de supposer que l'eau, retenue à la surface du globe, par l'attraction centrale, ne s'en éloigne que pour obéir aux lois du calorique, cette force antagoniste de la pesanteur [1].

Existe-t-il une différence entre les gaz et les vapeurs?

Les corps aériformes, se divisent naturellement en deux classes.

Quelques-uns, restent toujours à l'état gazeux ou élastique, on les nomme gaz ou corps aériformes.

D'autres passent, sous l'influence de diverses circonstances (pression, température) à l'état liquide; ils sont désignés sous le nom de vapeurs.

D'après la loi de Mariotte, les espaces occupés par les

[1] La mesure de l'évaporation a laissé jusqu'ici beaucoup à désirer, et cependant, cette mesure est indispensable pour compléter les observations pluviométriques. On fait usage ordinairement d'un bassin cylindrique (de $0^m,20$ de diamètre sur $0^m,10$ à $0^m,15$ de profondeur), garanti par un grillage en fer, à l'abri de la pluie et du soleil.

Si l'on voulait réaliser quelque chose d'analogue à ce qui se passe dans la nature, il vaudrait mieux avoir de grands bassins enfoncés dans la terre ; on surmonte les difficultés d'une détermination exacte de niveau, en se servant de pointes dorées ou garnies de platine, plongeant entièrement dans l'eau et regardant en haut.

Avec un peu d'habitude, il est facile d'évaluer exactement le contact de ces pointes avec la surface du liquide.

Dans la détermination de la quantité d'eau évaporée par une surface liquide, il faut partir du principe, que la quantité d'eau, évaporée dans un bassin découvert, est à peu près proportionnelle à sa surface. Il suit de là que la hauteur d'eau évaporée est à peu près la même, quelles que soient les dimensions du bassin employé.

gaz, sont inversement proportionnels aux pressions ; l'air sec rentre dans les conditions de ce principe.

Si l'air est humide, et que les pressions soient fortes, les espaces deviendront plus petits, car alors une partie de la vapeur d'eau se condense et passe à l'état liquide.

C'est seulement lorsque l'espace n'est pas saturé, que la vapeur se comporte comme un gaz, jusqu'à ce que l'espace soit assez petit pour être saturé.

Les vapeurs et les gaz obéissent à une loi commune qui les sépare des liquides : d'après la loi de Berthollet, développée par Dalton et Graham, les gaz et les vapeurs se pénètrent mutuellement de la manière la plus intime. Le temps nécessaire, pour que la pénétration ait lieu, dépend de la densité des gaz.

Lorsque l'air renferme une plus grande quantité de vapeur d'eau, qu'il ne peut en contenir à l'état de saturation, une partie de cette vapeur flotte dans les airs, l'autre passe à l'état liquide. Cette précipitation donne lieu aux phénomènes de rosée que nous observons journellement [1].

La brume est une vapeur vague qui trouble l'air, mais qui n'empêche pas de voir à de grandes distances.

2. Brouillards.

Si les vapeurs ne trouvent pas de corps solide sur lequel elles puissent se précipiter, elles restent suspendues en l'air, sous la forme de petites vésicules qui troublent la transparence de l'atmosphère, donnant lieu par leur

[1] Rosée que l'on voit en été sur une carafe d'eau froide placée dans une chambre saturée de vapeur humide.

Rosée qui s'étale l'hiver sur les carreaux de vitre d'un appartement chauffé.

Rosée qui s'aperçoit très-bien en chauffant en plein air un vase rempli d'eau.

L'air ne pouvant dissoudre toute la vapeur d'eau qui se dégage, celle-ci passe à l'état vésiculaire.

réunion, aux brouillards et aux nuages, selon que la masse de vapeur reste à la surface de la terre, ou qu'elle s'élève à une certaine hauteur.

Les brouillards ordinaires, sont donc constitués par la vapeur d'eau à l'état vésiculaire [1].

Leur aspect, l'impression qu'ils produisent sur nos organes, les indications hygrométriques qu'ils déterminent, les phénomènes optiques qu'ils présentent, ne laissent aucun doute à cet égard. Halley regardait les petits corps dont les brouillards se composent, comme des sphères creuses, analogues aux bulles de savon ; ainsi que ces petites sphères creuses, les brouillards auraient une tendance à se maintenir dans l'air et à s'élever.

Les brouillards se produisent en général par le mélange de deux courants d'air, saturés d'humidité et inégalement chauds [2]; la vapeur d'eau est alors dépouillée de toute substance étrangère.

Quand le brouillard se montre quelque part, il faut admettre de toute nécessité que l'air est saturé d'humidité [3].

Charles Martins a démontré l'existence de brouillards

[1] Examiné à la loupe, le brouillard se compose de petits corps opaques, obéissant aux lois de la gravitation; les molécules d'eau, se groupent sous formes de sphérules pleines ou creuses, ce qui a donné lieu aux dénominations de vapeur vésiculaire, brouillard vésiculaire, pour désigner cet état particulier de la vapeur d'eau.

[2] Hutton admet en principe qu'il y a précipitation de vapeur aqueuse toutes les fois que deux masses d'eau saturées, mais d'inégale température, se rencontrent.

[3] On ne peut guère définir l'intensité des brouillards en plein jour, qu'en indiquant à combien de mètres une personne, possédant une bonne vue, cesse d'apercevoir les objets.

A Londres, les brouillards ont quelquefois une densité si grande, qu'il est parfois difficile de voir clair à midi dans les rues.

Peltier, qui a étudié les brouillards sous le point de vue électrique, distingue les brouillards simples et non électriques, et les brouillards électriques, résineux ou vitrés, selon les influences combinées de la terre et des régions supérieures de l'atmosphère.

complétement secs; leur analogie avec les premiers se borne à ce qu'ils remplissent l'atmosphère, et troublent comme eux la transparence de l'air; mais la vapeur d'eau est étrangère à leur formation.

Lorsque ce phénomène se produit, l'azur du ciel est mat, le soleil perd son éclat, et les objets éloignés n'apparaissent qu'à travers une vapeur.

Le savant météorologiste en admet quatre genres bien distincts :

1° Les brouillards secs produits par la fumée résultant de la combustion des tourbières [1] ;

2° Les brouillards secs généraux produits par des éruptions volcaniques [2] ;

3° Brouillards secs à l'horizon, d'origine inconnue [3] ;

4° Brouillards secs proprement dits [4].

[1] D'après Egen, ce genre de brouillards secs est de la fumée due à la combustion des tourbières. Il a une odeur particulière, que l'on reconnaît toujours quand on l'a sentie une seule fois. Il est plus rare et moins intense, à mesure que l'on s'éloigne du district des tourbières. Reste à savoir si cette fumée peut-être transportée à de grandes distances dans la direction du vent, sans se dissiper.

[2] Le brouillard sec de 1783 s'est étendu sur un espace de 25° en latitude (de la Norvége jusqu'en Syrie), de 120° en longitude (de l'Angleterre à l'Altaï).

« C'était, dit Senebier, une vapeur bleuâtre, quelquefois rougeâtre, jamais grise, comme les brouillards ordinaires; elle colorait les objets en bleu. Les jours où elle était épaisse, les maisons et les arbres disparaissaient à la distance d'un 1/3 de lieue. » Ce brouillard persista pendant deux mois de l'été, par tous les temps et par tous les vents.

Pour Toaldo, Cotte et de Saussure, ce brouillard était de la fumée dont l'origine devait se rapporter aux tremblements de terre, et aux éruptions volcaniques qui bouleversèrent, dans cette même année, l'Islande et la Calabre.

[3] La fumée d'horizon n'a pas été jusqu'ici l'objet d'une étude approfondie. Elle paraît être plus commune et plus intense dans le midi que dans le nord de l'Europe, dans les régions chaudes, que dans les pays froids.

Pendant son second séjour à Cumana, de Humboldt avait observé l'éclipse du 28 octobre 1799. « La nuit, dit-il, une de ces vapeurs roussâtres qui l'anfectent guère l'hygromètre dans les régions basses de l'atmosphère, voifait les étoiles. »

[4] Ces brouillards ne sont ni des fumées produits de combustion, ni

3. Nuages.

Halley et de Saussure admettaient que les nuages étaient composés de parties vésiculaires, c'est-à-dire de couches d'eau enveloppant un centre gazeux, composé d'air atmosphérique, ou de tout autre fluide élastique.

L'abbé Raillard explique le phénomène de la suspension apparente des nuages dans l'atmosphère, par la résistance que celle-ci oppose à la chute d'un corps, quand ce corps, eu égard à son poids absolu, présente une grande surface.

Ce qui constitue le nuage, ajoute Raillard, ce sont de petits globules d'eau ou de petits cristaux de glace disséminés dans l'air, en nombre assez grand pour en troubler la transparence, et c'est leur petitesse extrême, qui ne leur permet de tomber qu'avec une excessive lenteur.

Suivant Fresnel, la chaleur solaire, s'accumulant dans les couches de nuages floconneux, dilate l'air qui en sépare les vésicules et en fait autant de petits aérostats.

Voici comment le maréchal Vaillant expose son ingénieuse théorie.

« La surface de la terre rayonne sur les gouttelettes pleines ou vésiculaires qui constituent les nuages ou les

fumée d'horizon, mais des vapeurs au milieu desquelles l'observateur est plongé sans éprouver la plus légère sensation d'humidité, et sans que les instruments hygrométriques en accusent la moindre trace.

« Quand, depuis plusieurs jours, le temps est décidément au beau, dit de Saussure, l'air n'est pas parfaitement transparent, on y voit nager une vapeur bleuâtre qui n'est pas une vapeur aqueuse, puisqu'elle n'affecte pas l'hygromètre, mais dont la nature ne nous est pas encore connue. »

« En résumé, dit Martins, l'existence de véritables brouillards secs, aussi denses que les brouillards humides, ne me paraît pas parfaitement démontrée. La vapeur bleuâtre, de de Saussure, n'est qu'un trouble dans la transparence de l'air, et non un véritable brouillard. »

brouillards ; que le sol soit naturellement plus chaud que l'air, ou qu'il soitaccidentellement échauffé par la présence du soleil, toujours est-il que les gouttelettes s'échauffant aussi par rayonnement font participer l'air qui les touche ou les avoisine, à cette élévation de température ; et chaque gouttelette avec cette portion d'air qui la baigne, devient comme un petit ballon dont le centre ou la gouttelette est la partie lourde, et dont l'enveloppe, c'est-à-dire la petite couche d'air échauffée par son contact avec l'eau, est la partie la plus légère. Ce que nous venons de dire d'une gouttelette, s'applique aux gouttelettes voisines et à toutes celles qui composent le brouillard. — Celui-ci est donc comme un grand ballon sans enveloppe, flottant dans l'air à une hauteur qui est le résultat du rayonnement de la terre sur toutes ces gouttelettes. Le soleil, par sa chaleur, exerce une action sur les brouillards.

« Quand le soleil échauffe et éclaire ce brouillard que nous avons supposé assis sur la terre, toutes les gouttelettes d'eau, déjà tenues en suspension par l'effet du seul rayonnement de la terre, vont s'échauffer sous l'action du soleil, puis elles échauffent à leur contact l'air qui les enveloppe, et le plus souvent le résultat de cette nouvelle action sera un gonflement de notre ballon, et une diminution de sa densité; et tout l'ensemble étant devenu spécifiquement plus léger que l'air extérieur, s'élèvera majestueusement dans l'atmosphère et deviendra pour nos yeux un véritable nuage.

« Ainsi donc un nuage est aussi un ballon sans enveloppe, que la chaleur de la terre, la chaleur du soleil et le courant ascendant qui monte souvent de la terre pendant le jour, élèvent et soutiennent au-dessus de nos têtes.

« On voit que les nuages obéissant à des causes diverses, peuvent et doivent occuper des régions bien différentes dans le ciel. »

Quelques météorologistes pensent que les effets de la chaleur solaire et des courants de la chaleur terrestre ne suffisent pas pour soutenir les nuages au milieu des airs, et qu'il faut aussi tenir compte des actions électriques.

A considérer les formes, les apparences, les dispositions si variées des nuages, il semble que toute classification soit impossible ; cependant, on les a ramenés à des types principaux.

Avec Howard, nous distinguerons : les *cirrus*, les *cumulus*, et les *stratus*.

Les cirrus : *queue de chat des marins ;* nuages en fibres parallèles, ondoyantes ou divergentes ; filaments déliés dont l'ensemble peut être comparé tantôt à un pinceau, tantôt à des cheveux crépus, tantôt à un réseau délié.

Les cirrus sont les nuages les plus élevés (2 à 3,000 mètres de hauteur) ; leur apparition précède souvent un changement de temps.

Les cumulus : *balle de coton des marins ;* nuages d'été en forme de demi-sphère, s'entassent quelquefois les uns sur les autres. Ils doivent leur existence aux courants acendants.

Les stratus [1], couche très étendue, continue, horizontale, formant une espèce de voile qui couvre le ciel ou une partie du ciel. Ils se forment d'ordinaire au coucher du soleil pour disparaître à son lever.

La direction des nuages est très-pénible à observer.

On a employé des méthodes très-différentes pour déterminer la hauteur des nuages ; celles de Bernouilli et de Lambert sont d'une application difficile.

[1] Il serait préférable de conserver le mot de stratus comme nom générique, s'appliquant à tous les étages de nuages qui envahissent le ciel.

« Il semble peu probable, dit Pouillet, qu'en se bornant à mesurer la hauteur des nuages par des méthodes qui exigent la présence du soleil, et qui exigent, de plus, le concours de diverses circonstances très-fortuites et très-fugitives, on parvienne jamais à pénétrer un peu profondément dans les questions si générales et si complexes qui forment la base de la météorologie de l'atmosphère. »

Pour Pouillet, il faut des méthodes simultanées qui exigent le concours de deux observateurs. Alors, on peut obtenir la hauteur du nuage, la vitesse et la direction du vent, trois éléments essentiels pour la solution du problème.

Les deux grandes difficultés qui se présentent dans ces recherches, sont relatives, l'une au choix des lieux d'observation, l'autre au mode de transport des observateurs.

Le moyen proposé repose sur la relation qui existe entre la distance zénithale d'un nuage et l'angle formé par sa verticale et la verticale de l'observateur : on démontre aisément que le sinus de ce dernier est proportionnel à la tangente du premier, du moins pour toutes les observations qui ne sont pas très-voisines de l'horizon.

Bravais propose une méthode pour observer cette hauteur des nuages, d'où il déduit une formule mathématique.

Krecke a établi à l'observatoire météorologique et magnétique d'Utrecht un instrument spécial pour déterminer la distance et la hauteur des nuages.

Un phénomène de réflexion peut conduire, d'après Peyré, dans quelques cas très-particuliers, à la connaissance de la hauteur à laquelle se trouve une couche horizontale de nuages.

4. État hygrométrique.

Nous avons dit, plus haut, que l'eau solide ou liquide a une grande tendance à se convertir en vapeur. Ce changement d'état qui se fait instantanément dans le vide, a lieu dans l'atmosphère avec une rapidité qui diminue au fur et à mesure que la vapeur se forme ; celle-ci sature l'air ou acquiert toute la force élastique qu'elle peut prendre sous l'influence de la température et de la pression ambiantes.

Cette vapeur, en se formant, absorbe une quantité notable de chaleur, qui produit un abaissement de température dans les parties du corps situées près de la surface évaporante.

Quelle est la véritable signification de ces mots :

Humidité relative et humidité absolue ?

Humidité relative. — Si l'on connaissait le poids de la vapeur d'eau contenue dans un volume d'air déterminé, et le poids nécessaire pour saturer ce même volume, le rapport de ces poids exprimerait l'humidité relative de ce volume d'air [1].

L'humidité absolue, c'est la force élastique de la vapeur d'eau contenue dans l'air au moment de l'observation.

L'humidité relative donne une valeur exacte de l'état hygrométrique de l'air, de son degré d'humidité physiologique ou sensible, tandis que la force élastique de la vapeur n'est qu'un des éléments du problème et ne

[1] On peut toujours substituer aux poids ci-dessus les forces élastiques de la vapeur qui leur correspondent, et qui sont proportionnelles, comme eux, à l'humidité de l'air.

Cette substitution étant admise, on calcule l'humidité relative, en faisant usage des tables des forces élastiques de la vapeur d'eau dans l'air saturé. (Voir Becquerel, *Éléments de physique terrestre et de météorologie.*)

suffit pas, car l'air pourrait contenir plus de vapeur dans un moment que dans un autre, et cependant être relativement plus sec [1].

Nous pouvons donc appeler *état hygrométrique* de l'air le rapport entre la quantité de vapeur d'eau contenue dans l'air, et celle qui s'y trouverait au point de saturation.

Étroitement lié à la témpérature et presque sous sa dépendance, cet état hygrométrique joue un rôle très-important dans l'étiologie des maladies et dans l'influence des divers climats, sur l'organisme.

J. Clark, le célèbre climatologiste, considère l'humidité comme l'une des qualités physiques de l'air, qui sont le plus nuisibles à la vie humaine.

Pendant que l'air chaud et humide exerce sur l'ensemble des fonctions une action débilitante, l'air devient vital et actif, avec la sécheresse ; une atmosphère moïte et humide réprime l'évaporation insensible de la surface cutanée [2]; les conditions contraires l'activent.

Il est des jours où l'homme le plus robuste éprouve de l'oppression et de la langueur ; il en est d'autres où

[1] A 6°, l'air est saturé lorsque la tension de la vapeur est égale à. 7mm
Et l'humidité relative. = 100
A 26°, l'air est à un très-grand degré de sécheresse lorsque la tension est égale à. 7
Car l'humidité relative. = 28

Dans les deux cas, la force élastique est la même ; mais dans le premier l'air est saturé, tandis que dans le second cas il est, au contraire, à un degré de sécheresse qui arrive très-rarement.

[2] Quand la peau est couverte de sueur, l'évaporation qui s'opère enlève une grande quantité de chaleur, et l'impression du froid devient d'autant plus pénible et dangereuse, que l'air ambiant se trouve dans un état de sécheresse et d'agitation.

De la Roche a déterminé les effets comparables de l'air sec et de l'air humide sur l'homme à de hautes températures.

il a le sentiment d'une exaltation vitale, d'une énergie musculaire exagérée[1].

La vapeur d'eau en dissolution dans l'air augmente sa transparence; quand l'atmosphère est toute imprégnée de vapeur d'eau, et que la pluie est prochaine, les horizons se rétrécissent, les plans les plus éloignés, au lieu d'être perdus dans une poussière nébuleuse, ont une netteté inaccoutumée, les montagnes lointaines prennent une teinte plus bleue ; la nuit, les lumières s'entourent d'une large auréole et semblent plus colorées.

Variations diurnes de la quantité de vapeur d'eau : — Voici les lois déduites par Kaemtz, d'après des observations faites à Halle ; c'est le matin, avant le lever du soleil, que la quantité de vapeur atteint son minimum, pendant toute la durée de l'année : en même temps, à cause de l'abaissement de température, l'humidité est à son maximum.

A mesure que le soleil s'élève sur l'horizon, l'évaporation augmente, et l'atmosphère reçoit à chaque instant une plus grande quantité de vapeur. Mais comme l'air oppose un obstacle à la formation de cette vapeur, il s'éloigne toujours de plus en plus du point de saturation, et l'humidité devient de plus en plus faible. Cette marche continue sans interruption, jusqu'au moment où la température atteint son maximum.

En hiver, la quantité de vapeur augmente régulièrement jusque vers l'après-midi ; lorsque le thermomètre commence à baisser la vapeur se condense en

[1] Edwards, en soumettant des oiseaux, par une température extérieure de 13°, comparativement à un air sec et humide, a constaté les pertes ci-après :

	AIR SEC.			AIR HUMIDE.	
Nos	Poids.	Perte.	Temps.	Poids.	Perte.
1.	20gr,5	1gr,2	4 heures.	21gr,5	0gr,7
2.	23, 2	4, 5	8 —	24, 7	3,

partie sur les corps froids, et la proportion de vapeur diminue jusqu'au lendemain matin ; tandis que, par suite de cet abaissement de la température, l'air devient relativement plus humide.

En été, les choses se comportent autrement : alors la quantité de vapeur absolue augmente également le matin ; mais avant midi il y a déjà un maximum. Ensuite, la quantité de vapeur absolue diminue jusqu'au moment de la température la plus forte de la journée; pendant ce temps l'air s'éloigne de plus en plus du point de saturation.

Après avoir atteint son maximum, la quantité de vapeur augmente de nouveau assez régulièrement jusqu'au lendemain matin, tandis que relativement l'air devient de plus en plus humide [1].

Variations annuelles de la quantité de vapeur d'eau. — La vapeur étant le résultat de l'action de la chaleur sur l'eau, il est évident que sa quantité doit varier dans les différentes saisons.

En janvier, le mois le plus froid de l'année, la quantité de vapeur atteint son minimum ; en même temps l'humidité relative est à son maximum. A mesure que la température s'élève, l'évaporation devient plus active, et la quantité de vapeur augmente, pour atteindre son maximum en juillet, le mois où l'air est le plus sec. Aux approches de l'hiver, quand la chaleur diminue, la quantité d'eau qui se précipite sous la forme de pluie, de rosée, de gelée blanche, est beaucoup plus considérable que celle qui passe à l'état de vapeur.

[1] Ch. Martins a étudié sur le Faulhorn, avec Bravais et Peltier, les variations diurnes de l'humidité.

Ses observations confirment celles de Kaemtz, pour la marche de la tension absolue de la vapeur d'eau et de l'humidité relative.

Les heures du maximum et du minimum de la tension absolue, ainsi que l'amplitude de la variation, sont presque identiques.

Sa quantité va donc toujours en diminuant, quoique l'humidité augmente continuellement et soit plus forte en novembre et décembre, qu'en janvier.

De là, les froids humides qui caractérisent ces deux derniers mois.

Les couches supérieures de l'atmosphère sont-elles plus sèches ou plus humides que les inférieures ?

De Saussure, Deluc, de Humboldt ont établi que l'air était plus sec en haut qu'en bas : Kaemtz révoque en doute l'opinion généralement reçue.

Les observations de Bravais et Charles Martins confirment celles de Kaemtz. « En somme, l'air des couches supérieures est aussi humide que celui des couches inférieures. »

Les vicissitudes atmosphériques influencent ce phénomène d'une manière plus marquée, dans la région des nuages, que dans la plaine.

Il ne faut jamais oublier que le thermomètre et l'hygromètre indiquent seulement l'état de l'air au lieu où ils se trouvent ; à 50 ou 60 mètres au-dessus de la tête de l'observateur, les conditions sont changées. L'expérience de tous les jours nous apprend que l'air n'est pas également humide par tous les vents ; mais ici, il faut tenir compte des conditions topographiques locales [1].

5. Hygromètres.

Nos sensations nous avertissent que la quantité de vapeur d'eau contenue dans l'air n'est pas toujours la même ; pour la déterminer d'une manière rigoureuse, on a recours aux hygromètres [2].

[1] Généralement la quantité de vapeur est aussi petite que possible, lorsque le vent souffle entre le N. et le N.-E. ; elle augmente quand il tourne à l'E., au S.-E. et au S., et atteint son maximum entre le S. et le S.-O., pour diminuer de nouveau en passant à l'O. et au N.-O.

[2] On nomme hydroscopiques ou hydrométriques les corps qui ont la pro-

Les hygromètres sont destinés à donner la mesure de l'état hygrométrique de l'air, c'est-à-dire de la force élastique de la vapeur contenue dans l'atmosphère, et de son humidité relative.

Les principes de leur construction sont basés sur les phénomènes essentiels qu'ils reproduisent :

L'absorption, l'évaporation, la condensation.

L'hygromètre de Saussure se présente comme un type de l'absorption. Il est fondé sur l'allongement qu'éprouve un cheveu convenablement dégraissé, quand l'humidité augmente [1].

Dans ses beaux mémoires sur l'hygromètre, Regnault a démontré que deux procédés donnent des résultats généralement très-exacts.

Le premier consiste à absorber l'humidité contenue dans l'air et à la peser.

Le deuxième a pour but de déterminer *le point de rosée*, c'est-à-dire la température à laquelle il faut abaisser l'air, pour qu'il soit saturé par la quantité de vapeur d'eau qu'il contient au moment de l'expérience.

Malheureusement ces procédés exigent beaucoup d'habitude et beaucoup d'attention. C'est la raison pour laquelle les observations hygrométriques faites jusqu'ici laissent beaucoup à désirer.

priété d'attirer l'humidité ; en absorbant la vapeur d'eau, ces corps changent naturellement de dimensions.

[1] Quoique la graduation de l'instrument soit difficile à établir, quoique sa marche soit irrégulière comme tous les mouvements des corps solides, il a cependant rendu des services aux météorologistes.

On peut, du reste, diminuer les inconvénients, en suivant dans la construction les règles établies par Regnault, et en le comparant de temps à autre avec l'hygromètre condenseur.

Regnault se sert de plusieurs cheveux préparés d'une manière uniforme. Il les gradue plus convenablement, en les plaçant successivement sous une cloche, où l'on renferme en même temps un mélange d'acide sulfurique et d'eau qui émet des vapeurs d'une tension connue.

Et cependant comme, de tous les instruments de météorologie, l'hygromètre est celui qui porte le caractère le plus local, il convient de le perfectionner le plus possible, en rendant les calculs moins compliqués.

La théorie du psychromètre repose sur les deux principes suivants établis par Gay-Lussac en 1825 :

1° Le froid produit par l'évaporation est sensiblement proportionné à la quantité de vapeur qui se forme ;

2° Cette vapeur est essentiellement dépendante du degré d'humidité de l'air dans lequel se fait l'évaporation.

C'est en les appliquant, qu'August a construit son psychromètre [1].

Hygromètre à condensation. — Si l'on expose un verre contenant de l'eau, dans une atmosphère chargée de vapeur, et qu'on refroidisse lentement cette eau, il se déposera sur les parois du vase une petite rosée.

On appelle *température du point de rosée* la température à laquelle ce dépôt commence à se former ; c'est précisément celle à laquelle il faudrait que l'air s'abaissât, pour se trouver saturé par la quantité de vapeur tenue en suspension. Il résulte de là, que la température du point de rosée correspond au maximum de tension de la vapeur contenue dans l'air au moment de l'observation.

[1] L'instrument consiste en deux thermomètres parfaitement pareils. L'un qui sert de thermomètre ordinaire, l'autre dont la boule est entourée d'une mousseline mouillée et qui marque une température d'autant plus basse que l'air est plus sec. Par la lecture simultanée de ces deux thermomètres, on constate la différence qui les sépare, et au moyen de tables construites préalablement *ad hoc*, l'on détermine l'humidité de l'air et la force élastique de la vapeur d'eau, contenue dans l'atmosphère.

Lorsque la température est au-dessous de zéro, la boule du thermomètre se recouvre d'une couche de glace, et il faut alors recourir à des tables différentes.

Pour que le vent n'exerce pas une influence sur les résultats donnés par les deux thermomètres, il faut que sa vitesse ne dépasse pas 5 ou 6 mètres par seconde : cette vitesse correspond dans notre pays à un vent assez fort.

Il suffira donc de déterminer par une expérience cette température, pour qu'avec une table des tensions ou forces élastiques de la vapeur on obtienne ce premier élément de l'état hygrométrique de l'air [1].

L'hygromètre condenseur de Regnault est sans contredit celui qui donne avec le plus de précision le point de rosée.

Un autre instrument, éminemment propre à ces expériences, c'est le thermomètre métastatique à alcool, imaginé par Walferdin. Il se règle à volonté à toute température; et dans la limite des observations nécessaires pour les déterminations psychrométriques, il indique la centième partie d'un degré centésimal, sans que sa cuvette dépasse le volume d'un petit thermomètre [2].

6. Rosée.

Les vapeurs d'eau répandues dans l'atmosphère pas-

[1] Supposons qu'on ait trouvé dans une expérience :

Température	du point de rosée.	13°,1
	de l'air ambiant.	18°,5

La table de la force élastique de la vapeur d'eau (évaluée en millimètres de mercure pour chaque dixième de degré), calculée par Regnault, donne pour ces températures les chiffres de

$$11^{mm},24 \text{ et } 15^{mm},8.$$

Le premier nombre fait connaître la force élastique ou la tension de la vapeur d'eau contenue dans l'air, et le rapport

$$\frac{11,24}{15,88} = 0,71 \text{ l'humidité relative.}$$

c'est-à-dire que, dans ce cas, l'air contient 71 centièmes de la vapeur d'eau nécessaire pour la saturer.

[2] Il suffit d'engager dans la tige la bulle de mercure qui sert d'index, à une température un peu supérieure à la température ambiante que l'on détermine alors, puis de faire tourner l'instrument en fronde après avoir entouré sa cuvette de mousseline humide, pour que l'évaporation ait lieu, de noter sa nouvelle indication et de comparer entre elles les deux observations ainsi obtenues avec le même instrument.

Le thermomètre métastatique devient, dans ce cas, l'instrument psychrométrique le plus simple et le plus rigoureux.

sent à l'état liquide par refroidissement, par augmentation de pression, ou par affinité d'un autre corps pour elles. Les gouttelettes qui en résultent, et qui viennent se déposer sur les plantes, constituent le phénomène de la rosée [1].

La rosée peut donc se définir : de la vapeur d'eau condensée et précipitée sur des corps situés à la surface du sol, par suite de leur rayonnement vers l'espace pendant les nuits sereines [2] ; les nuages et les brouillards l'empêchent de se produire ; elle est d'autant plus abondante que l'air se trouve plus chaud et chargé de plus de vapeurs.

La théorie de la rosée qui satisfait le mieux l'intelligence, est celle donnée par Wells en 1814, et qui a été successivement adoptée par Melloni, Bellani, Palmieri, Arago, etc. Elle repose sur le fait, accepté dans les écoles, que les corps qui se couvrent de rosée peuvent se refroidir, et se refroidissent réellement, au-dessous de la température de l'air ambiant.

Pour Wells, la rosée ne vient ni d'en bas ni d'en haut; elle se forme au contact de la vapeur atmosphérique (quelle que soit son origine) avec des corps devenus, sous l'influence du rayonnement nocturne, plus froids que l'air qui les environne. Suivons plus attentivement le phénomène.

Dans les nuits sereines, l'air, la terre et les plantes se refroidissent par le rayonnement vers les espaces célestes; l'air toutefois conserve mieux sa chaleur; mais il est des corps qui la perdent plus rapidement et se refroidissent de plusieurs degrés, quoique l'air ambiant se mani-

[1] Les alchimistes recueillaient avec soin la rosée qu'ils regardaient comme une exsudation des astres, dans laquelle ils espéraient trouver de l'or.

[2] Déjà Aristote avait reconnu cette dernière condition indispensable de toute formation de rosée.

feste tiède et à une température au-dessus de zéro. Alors les couches inférieures de l'atmosphère abandonnent leur vapeur d'eau, qui se précipite sur le corps refroidi et forme la rosée.

On appelle point *de rosée* le moment où a lieu ce dépôt.

Zantedeschi a contesté dernièrement les preuves alléguées par Wells et par Melloni ; se fondant sur des expériences instituées au milieu des campagnes ouvertes de la Vénétie et de la Lombardie, il affirme que les corps couverts de rosée et de gelée blanche, dans les nuits sereines et tranquilles, conservent la même température que l'air ambiant, pris à la même hauteur que la partie du corps qui se couvre de rosée.

Della Casa reconnaît comme un fait hors de doute, qu'il s'élève des vapeurs de toutes les surfaces humides, terre, eaux, marais, plantes, et que l'atmosphère en est fréquemment saturée pendant les nuits calmes et sereines; mais la condensation de ces vapeurs ne suffit pas pour rendre compte de tous les phénomènes de la rosée comme le pensait Fusinieri.

Della Casa admet en principe la théorie de Wells, mais il la complète en faisant entrer en ligne de compte une force moléculaire (attractions des molécules superficielles du corps pour la vapeur), qui s'exerce différemment suivant la nature des corps. Quand la vapeur atmosphérique arrive au contact d'un corps refroidi par le rayonnement nocturne, sa force expansive peut être vaincue par l'attraction de la superficie de ce corps, et la condensation qui en résulte constitue la rosée.

Le *serein* ne doit pas être confondu avec la rosée ; il est formé par des gouttes de pluie très-fines et à peu près invisibles, qui tombent le soir à l'époque des grandes chaleurs, principalement dans les vallées.

L'air chargé d'humidité se refroidissant tout à coup au

moment où le soleil disparaît sous l'horizon, la vapeur d'eau ne peut s'y maintenir en totalité; une partie se condense et se précipite vers le sol.

La *bruine* est une pluie fine résultant de la condensation de certains brouillards.

La *gelée blanche* doit être considérée comme un cas particulier de la rosée; c'est le dépôt de glace en petits cristaux qui se fait sur les herbes et les autres corps à la surface du sol, par suite du rayonnement nocturne.

Le *givre* est aussi un dépôt de glace, en aiguilles cristallines, qui hérisse quelquefois tous les objets, arbres, buissons, édifices; mais ce phénomène, moins commun que la gelée blanche, ne se forme ni dans les mêmes circonstances ni dans les mêmes époques; on ne l'observe que pendant les froids de l'hiver, alors que, la température de l'air et de tous les corps étant au-dessous de zéro, un vent humide vient à souffler et détermine des brouillards.

Le *frimas* désigne cette espèce de neige qui recouvre les objets sans qu'il y ait chute de flocons dans l'atmosphère.

Quelle est la théorie du givre et du frimas?

Lorsque les vapeurs d'eau se sont condensées en un amas de petites gouttelettes liquides et pleines, ôtant à l'air sa transparence, elles constituent un brouillard.

Ces globules de la dimension de 1/50 de millimètre et du poids de 1,230,000 milligrammes, restent indéfiniment suspendus dans l'air, soit qu'ils tombent insensiblement vers le sol, soit qu'ils soient soulevés par les moindres courants.

Mais à quelle température se fait la congélation du brouillard?

Fournet, en s'occupant de la congélation de la vapeur vésiculaire, a prouvé qu'il faut des froids de 12° et 15°

pour déterminer la congélation spontanée des gouttelettes de brouillard en suspension dans l'air : c'est donc à cette limite de 12° que lesdites gouttelettes de brouillard peuvent passer à l'état de *surfusion* [1].

Partant de ce principe, Nouel explique comment peuvent se produire les deux phénomènes du givre et du frimas, par un temps brumeux et par une température de plusieurs degrés au-dessous de zéro.

Dans ces conditions on a un brouillard à l'état de surfusion ; ses gouttelettes poussées par le vent arrivent au contact des corps qui offrent des aspérités (herbes, buissons, arbres, édifices) et se congèlent à l'instant en houppes cristallines qui vont sans cesse en augmentant de longueur, car leurs pointes sont tournées vers le vent.

Pour nous résumer nous dirons avec Nouel :

1° Les gouttelettes liquides du brouillard flottant dans l'atmosphère ne se congèlent pas avant une température de - 13° à - 15° et demeurent en surfusion.

2° Lorsqu'un brouillard se forme à la surface du sol par la gelée, les gouttelettes liquides en touchant les corps solides (chargés d'aspérités) se congèlent et donnent naissance à des aiguilles cristallines qui vont sans cesse en augmentant de longueur : c'est ce dépôt de glace cristallisée qui a reçu le nom de givre ou frimas [2].

On nomme *verglas* la couche de glace unie qui recouvre

[1] On appelle surfusion d'un liquide le phénomène qui se produit lorsque sa température peut, dans certaines circonstances, être abaissée au-dessous de son point ordinaire de solidification, sans que pour cela il change d'état.

Gay-Lussac, en faisant refroidir de l'eau pure dans un vase à parois lisses et minces, a pu pousser le refroidissement jusqu'à — 12° sans obtenir de congélation sur la masse.

[2] En parlant de ces phénomènes, Fournet avait dit que les enjolivures sont le résultat de la simple influence du contact des aspérités d'un corps solide sur un liquide à l'état de surfusion.

le sol en se modelant sur lui, et en le rendant glissant.

Ce phénomène peut se rapporter à plusieurs causes :

Supposons que, la terre étant couverte de neige, il survienne un petit dégel qui la fond en partie; si la gelée reprend la nuit, cette eau se transformera en cette couche de glace qui constitue le verglas.

D'ordinaire le verglas se forme, lorsque, après des froids prolongés, il survient une pluie fine et peu abondante, qui se congèle en touchant un sol dont la température est inférieure à zéro. Les gouttes de pluie s'étalent alors sur les objets situés à la surface de la terre, et s'y congèlent en les recouvrant d'une couche unie et transparente.

Les grands verglas reconnaissent une autre cause; Fournet les attribuait à la chute de gouttes d'eau refroidies au-dessous de zéro et se congélant au moment où elles rencontrent le sol.

Voici, du reste, comment Nouel résume les conditions du phénomène :

1° La pluie peut tomber à travers une atmosphère à plusieurs degrés au-dessous de zéro (elle prend ordinairement naissance lorsqu'un vent humide et chaud S.-O, dans nos pays, vient se croiser à une certaine hauteur avec un vent glacé E. ou N.-E.).

Il se forme alors dans les régions élevées un brouillard en surfusion, dont les gouttelettes se réunissent pour former des gouttes de pluie qui demeurent elles-mêmes en surfusion;

2° Ces gouttes de pluie tombant sur des objets au-dessous de zéro, s'étalent à leur surface et s'y congèlent en partie, par suite du phénomène de la surfusion, et surtout par la congélation continue qui résulte de la basse température de l'air où le phénomène a lieu.

7. Pluie.

L'hydrométéore essentiellement lié à la nature des climats, c'est la pluie[1]. Sa formation est déterminée par la condensation et le refroidissement de la vapeur aqueuse répandue dans l'atmosphère. Les vésicules des nuages, saturées par l'humidité et précipitées par le froid, se réunissent en gouttelettes liquides plus pesantes que l'air et tombent sur le sol.

Les pluies, par leur durée, leur intermittence ou leur continuité, impriment à l'atmosphère des qualités particulières qui modifient plus ou moins profondément le jeu physiologique de tous les organes de l'économie.

Les averses d'été, par exemple, répandent une douce fraîcheur et modèrent la surexcitation amenée par d'accablantes chaleurs ; les pluies froides de l'automne, en portant l'atmosphère à son maximum d'hygrométrie, produisent tous les fâcheux effets de l'humidité.

La cause la plus fréquente des pluies est le mélange et la condensation des vapeurs qui se trouvent dans l'at-

[1] Théorie d'Hippocrate pour la formation de la pluie.

« Mais d'un autre côté, l'eau enlevée et portée dans les régions supérieures est promenée dans l'atmosphère, avec laquelle elle se mêle ; elle se sépare de ses parties opaques et troubles qui deviennent brume et brouillard ; elle conserve les parties les plus ténues et les plus légères qui s'adoucissent sous l'action échauffante du soleil et par sa coction ; or, par la coction, toute chose s'adoucit toujours.

« Tant que cette partie légère reste dispersée et sans condensation, elle est promenée au haut de l'atmosphère ; mais quand la rencontre soudaine des vents opposés la réunit et la condense, alors elle se précipite du point où la condensation se trouve avoir été la plus considérable.

« Sans doute, la pluie se forme de préférence quand les nuages viennent à être heurtés soudainement par un vent contraire et par d'autres nuages ; la condensation se fait d'abord au point de rencontre : les nuages qui arrivent derrière s'accumulent, s'épaississent, deviennent opaques et se condensent ; la pesanteur détermine la précipitation et la pluie tombe. » (*Œuvres complètes d'Hippocrate*, traduction nouvelle avec le texte grec en regard, par E. Littré. Paris, 1840, t. II, p. 35.

mosphère à des températures différentes; le rayonnement des nuages, leur élévation au-dessus du sol, l'augmentation de la pression atmosphérique, la présence de certains obstacles, interviennent comme causes secondaires.

Les pluies ont des relations immédiates avec la température d'un pays, avec le régime des vents qui y prédominent, avec les conditions topographiques qui les caractérisent, et avec les phases de la lune.

Sous les tropiques, on observe une saison humide, ou des grandes pluies d'été, et une saison sèche.

La périodicité des pluies disparaît à mesure que l'on s'éloigne de l'équateur.

L'Europe se divise en trois zones :

Celle à pluies d'hiver ;

Celle où la plus grande quantité de pluie tombe en automne ;

Celle à pluies d'été plus abondantes.

De Gasparin n'en reconnaît que deux :

La zone N.-E. où le maximum des pluies tombe en été ;

La zone S.-O. où le maximum des pluies tombe en automne.

La France, et surtout Paris, se trouvent placés entre ces deux bandes, et sous ce rapport, les deux saisons de l'été et de l'automne, se font à peu près équilibre.

Il est d'observation constante que les vents continentaux sont secs et les vents maritimes pluvieux [1].

[1] De Gasparin a calculé très-approximativement les quantités moyennes de pluie tombées en Europe dans les diverses saisons.

Il a démontré que les pluies d'automne prédominent sur les pluies d'été dans toutes les régions situées sur le bord de la Méditerranée :

		MILLIMÈTRES.
France méridionale.	Hiver	195,2
	Printemps	194,2
	Été	153,0
	Automne	291,0

Toutes choses égales, la pluie est d'autant moindre que l'on s'éloigne des bords de la mer.

Les pluies sont comparativement chaudes en hiver, froides en été, et elles ont la température normale de l'air aux époques de l'équinoxe.

Schübler a trouvé le maximum des jours pluvieux entre le premier quartier et la pleine lune, le minimum entre le deuxième et la nouvelle lune.

Le maximum de la quantité d'eau recueillie correspond au deuxième octant, et le minimum au dernier quartier.

On donne le nom d'ombromètres, de hyétomètres, de pluviomètres, aux divers instruments destinés à évaluer la quantité d'eau tombée sous différentes formes sur une surface connue.

Comme l'eau tombée à la surface du sol ne tarde pas à s'évaporer, les pluviomètres doivent être construits de manière à ne pas permettre cette évaporation de l'eau recueillie avant qu'elle ait été mesurée [1].

Quel que soit le pluviomètre employé, il faut le préserver l'hiver de la congélation. Le choix de l'emplacement du pluviomètre est très-important et très-délicat,

[1] La plupart sont composés de deux vases : le *récipient* ou *entonnoir* reçoit la pluie par une ouverture horizontale dont l'aire est exactement déterminée; la *jauge* est destinée à mesurer la quantité d'eau recueillie.

L'entonnoir à bords presque tranchants, oblique à l'extérieur, vertical en dedans, de 0^{m},20 de diamètre et soudé au jauge, haut de 0^{m},25 qui porte sur le côté un tube de verre gradué, échelle en millimètres qui permet de lire directement la hauteur de l'eau.

Avec un pareil instrument (0^{m},50 de haut.) on mesure directement 0^{m},25 de pluie. Quand il en tombe davantage, l'eau s'élève dans l'entonnoir, alors on la verse dans un autre vase et l'on jauge deux ou trois fois.

On peut procéder de deux manières dans l'évaluation de la quantité d'eau ; on la mesure directement dans la jauge, ou bien on la pèse.

Presque tous les pluviomètres depuis celui employé pour la première fois par Mariotte, déterminent la hauteur de la pluie tombée, et les plus exacts multiplient cette hauteur par dix.

tant sous le rapport de son entourage immédiat, que pour ce qui concerne la contrée plus ou moins étendue à laquelle on veut appliquer les observations ; aussi serait-il nécessaire, pour des observations comparatives, de placer plusieurs instruments dans des situations identiques ou différentes, afin de se rendre compte de la valeur réelle des anomalies et des causes d'erreurs.

Malgré toutes les précautions possibles, la mesure de la quantité d'eau tombée du ciel ne sera jamais qu'une estimation approximative. Pour s'en convaincre, dit Charles Martins, il suffit d'avoir observé des nuages qui se résolvent en pluie, ou mieux de l'avoir vue tomber à la surface d'un lac, d'un étang, d'une rivière tranquille.

On constate très-aisément que la densité de la pluie est fort inégale, même dans des points très-rapprochés.

Belgrand, qui a fait une étude particulière de ces phénomènes, a prouvé que la quantité d'eau accusée par un pluviomètre est influencée par la disposition des lieux, par une foule de circonstances qui varient pour deux points voisins.

Deux pluviomètres, placés à quelques kilomètres l'un de l'autre, présentent presque toujours une différence qui atteint quelques centimètres dans la même période de temps.

Il suit de là, que l'on n'a pas d'idées très-positives sur la valeur des observations pluviométriques faites jusqu'ici dans des conditions différentes et avec des instruments de diamètre variés (de 12 à 35 centimètres).

Les influences exercées par le vent, le voisinage des édifices, la position sur un toit, dans une cour, ont besoin d'être mieux déterminées.

La meilleure manière d'étudier le phénomène de la pluie, serait d'employer un instrument qui se trouverait dans les mêmes conditions que le sol horizontal.

Cela n'empêcherait pas d'avoir des pluviomètres à diverses hauteurs.

La question de savoir s'il tombe plus d'eau au niveau du sol qu'à une certaine hauteur, est aussi importante que controversée.

Heberden, Percival, Franklin, Deluc, Cavendish, Howard, ont reconnu par expérience que l'eau recueillie au niveau du sol est plus considérable que celle recueillie à une certaine hauteur.

Hamilton, de Humboldt, Arago, expliquent ce phénomène en disant que les gouttes d'eau sont plus grosses en bas qu'en haut, parce que leur température est plus basse que celle des couches inférieures de l'atmosphère ; en traversant ces couches, elles condensent les vapeurs aqueuses et augmentent par conséquent de volume[1].

En comparant les résultats obtenus avec un pluviomètre situé à la surface du sol, et un second élevé de 1 mètre, Charles Martins a trouvé une différence minime de 12 millimètres sur un total de 453 millimètres d'eau, en prenant la moyenne des deux instruments.

C'est le pluviomètre situé à 1 mètre d'élévation qui a donné la plus forte quantité de pluie.

Dans le pluviomètre, à ras du sol, les grosses gouttes d'eau n'auraient-elles pas rebondi en certaine quantité sur la prairie ?

L'emplacement le plus convenable est celui d'un jardin, à l'abri des murailles et des vents de remou, à une hauteur

[1] « Les remarques suivantes (sur les observations pluviométriques faites à deux niveaux), dit Arago dans les *Annales de physique et de chimie*, prouvent déjà, ce me semble, qu'on se trompe également, soit lorsqu'on suppose que la vapeur, dont les gouttes d'eau se saisissent en traversant les couches inférieures de l'atmosphère, est *l'unique* cause de la différence qui existe entre la pluie reçue par deux réservoirs inégalement élevés ; soit lorsqu'on fait dépendre exclusivement cette différence des vents et des inclinaisons diverses qu'ils donnent aux filets liquides. »

de 1 mètre, dans une position parfaitement horizontale.

W. Gray et J. Phillips ont entrepris à York une série d'expériences, pour déterminer les quantités de pluie qui tombent à différentes hauteurs au-dessous du sol.

Les hauteurs relatives au-dessus de la rivière Ouse étaient les suivantes :

		QUANTITÉ DE PLUIE. (1 année.)
Le pluviomètre de la tour de la cathédrale, à.	73m,76	392mm,87
— du faîte du muséum. . . .	22m,13	504mm,55
— du jardin avec l'orifice au ras du sol.	9m,74	594mm,62

Valeur moyenne annuelle :

Cathédrale.	294mm,75
Muséum.	444mm,72
Sol.	545mm,25

L'élévation amène des différences de pluie assez constantes, à différentes hauteurs au-dessus du sol.

La température influençant les quantités relatives d'eau tombée, cette dernière valeur est inversement proportionnelle à la température exprimée en degrés Fahrenheit, et par conséquent à l'humidité.

Person a fait aussi des expériences à la Faculté des Sciences de Besançon, et au fort Brégille. — Différence de hauteur, 194 mètres; distance horizontale, 1,360 mètres.

Du 1er janvier 1846 au 1er septembre 1849, pendant les trois mois les plus chauds, il est tombé :

119 centimètres à la station inférieure,
et 84 — — supérieure; différence 0m,35.

Pour les neuf autres mois, cette différence est presque double, et s'élève à 0,53.

A l'Observatoire de Paris, pendant la même période, la pluie tombée dans la cour surpasse la pluie tombée, sur la terrasse, de 7 pour 100 pendant l'été, et de 13 pour 100 pendant le reste de l'année.

Ainsi, la différence entre les quantités de pluie recueillies en haut et en bas, suit la même marche.

Cette différence est toujours beaucoup moindre en été qu'en hiver ; en moyenne elle se réduit pendant les mois les plus chauds à la moitié de ce qu'elle est pendant le reste de l'année.

Haeghens arrive aux mêmes résultats, en commentant trois cent quatre-vingt-deux mois d'observations consécutives, faites à l'Observatoire de Paris à deux niveaux différents (cour et terrasse).

Les études pluviométriques au sommet des montagnes offriraient un grand intérêt ; mais, comme la plupart du temps l'eau est solide sur les montagnes, il se présente une série de difficultés quand il s'agit de jauger la pluie, la neige et la grêle.

Si au bout de l'année, l'on recueille plus d'eau sur les montagnes que dans la plaine, cela tient à ce que les ondées y sont plus prolongées et plus fréquentes.

Il est parfaitement prouvé que sur les montagnes la pluie est composée de gouttes moins grosses que dans la plaine.

Il est difficile de déterminer avec le pluviomètre la quantité de neige et de grêle.

Un vent, même faible, nivelle les inégalités de terrain sur lequel s'étale la neige, et un même poids de neige occupe sur le sol des hauteurs variables, suivant son plus ou moins de tassement.

La grêle, dans nos pays, tombe ordinairement sous forme de secteurs sphériques de 5 à 10 millimètres de rayon, mais on ne peut l'évaluer que très-approximativement, parce qu'elle est le plus souvent mêlée de pluie.

Quand l'air renferme une quantité de vapeur d'eau

supérieure à celle que comporte son état de saturation, une partie de la vapeur se liquéfie; mais si les couches atmosphériques sont à une température plus basse que zéro, c'est de la neige qui se forme.

On ignore encore si la vapeur d'eau, subitement précipitée, se condense d'abord en gouttes de pluie, ou si elle se convertit directement en paillettes glacées, dont l'agglomération constitue le phénomène neige.

Si l'on reçoit des flocons de neige sur des objets de couleur sombre, à une température au-dessous de zéro, l'on reconnaît cette grande régularité de formes qui faisait l'admiration de Képler.

Les molécules des corps, en passant de l'état liquide à l'état solide, se groupent de manière à engendrer des solides terminés par des plans inclinés les uns sur les autres d'une quantité angulaire constante : ce sont les cristaux[1].

Les cristaux de glace ne sont jamais si réguliers que lorsqu'ils sont formés par la vapeur d'eau qui se dépose sur des corps solides, par exemple, la gelée blanche qui se précipite par un temps calme et humide, la neige qui tombe sans être chassée par les vents.

ARTICLE V

VENTS

1. Vents périodiques.

Parmi tous les phénomènes météorologiques, le vent est celui qui exerce, dans notre pays, l'influence la plus évidente et la plus remarquable.

Les vents, que Charles Martins appelle les grands arbitres des changements atmosphériques, reconnaissent

[1] Scoresby ramène ces cristaux à cinq types :

Lamelles minces, — noyau sphérique hérissé d'aiguilles ramifiées, — aiguilles fines ou prismes à six pans, — pyramides à six faces, — aiguilles terminées par de petites lamelles.

pour cause, la rupture d'équilibre qui s'opère dans des couches différentes de l'atmosphère, par suite de certaines variations de température.

On peut donc définir le vent : *l'air en mouvement dans une direction donnée.*

Kaemtz formule en termes aussi simples que précis la loi de formation des vents :

« Si deux régions voisines sont inégalement chauffées, il se produit, dans les couches supérieures, un vent allant de la région chaude à la région froide, et à la surface du sol un courant contraire. »

Pour démontrer d'une manière sommaire que tous les courants aériens ont pour origine une différence de température dans les diverses parties de l'atmosphère, considérons une île entourée par l'Océan.

Vers neuf heures du matin, la température est à peu près la même sur la terre et sur la mer, et l'air se trouve en état d'équilibre; dans la journée, à mesure que le soleil s'élève au-dessus de l'horizon, la surface solide de l'île s'échauffe plus vite que le miroir des eaux; au-dessus du sol, l'air, de plus en plus léger, monte dans les parties hautes de l'atmosphère (vent supérieur que l'on reconnaît souvent à la marche des nuages élevés) et se trouve remplacé, au fur et à mesure, par de l'air des régions maritimes environnantes (*Brise de mer*). Cette brise acquiert sa plus grande force au moment du maximum de température de la journée.

Vers le soir, l'air de la terre se refroidit, et comme il possède, au coucher du soleil, la même température que l'air marin, il en résulte sur l'île quelques heures de calme parfait. Mais, la nuit, un phénomène inverse a lieu : l'île se refroidit plus que la mer, et l'air, se mouvant en sens inverse, forme *la brise de terre,* dont le maximum de force coïncide avec le minimum de température des vingt-quatre heures.

Fournet a fait voir qu'il existait dans les montagnes des brises de jour et de nuit analogues à celles de terre et de mer.

Les aspérités du sol déterminent journellement un flux et un reflux atmosphériques qui se trahissent par des brises, ou des vents *ascendants* et *descendants.*

Ces courants d'air, qui se manifestent le long de toutes les rampes, se développent au plus haut degré dans les concavités des vallées. Ils sont réguliers dans les vallées régulières, mais ils présentent des accidents vers leurs embranchements.

En comparant ce phénomène de véritables marées autour des montagnes à celui des brises de terre et de mer qui se produisent réciproquement le long des côtes, Fournet a constaté qu'à la même époque où les vents diurnes de mer poussent les vaisseaux dans les ports, le flot aérien s'élève aussi de son côté autour des montagnes, et que l'inverse a lieu durant la nuit.

Les marées atmosphériques poussent avec elles les corps susceptibles de flotter, comme les fumées et les vapeurs d'eau.

La Méditerranée a ses vents réguliers ou moussons, connus déjà des anciens, qui avaient indiqué leur dépendance des saisons, par la dénomination de vents étésiens (ἔτος, année, saison).

Au nord de l'Afrique, s'étend l'immense désert du Sahara :

Dépourvu d'eau, composé uniquement de sables mouvants ou de cailloux roulés, il s'échauffe fortement sous l'influence d'un soleil presque vertical, pendant que la surface du lac méditerranéen conserve sa température habituelle.

Il en résulte que, l'été, l'air s'élève avec rapidité au-dessus du désert, dans la direction du nord, tandis qu'au milieu des couches inférieures de l'atmosphère, il s'établit des courants qui se dirigent vers le sud, et qui s'étendent jusques en Grèce et en Italie.

L'hiver, au contraire, les sables du Sahara rayonnant fortement, l'air du désert est plus froid que celui de la mer, et il s'établit alors un vent du sud d'autant plus froid qu'il traverse les cimes neigeuses de l'Atlas.

Il existe dans notre hémisphère deux directions générales des vents : l'une oscille entre le sud et l'ouest, et vient plus généralement du sud-ouest; l'autre s'agite entre le nord et l'est, et nous arrive de préférence dans la direction du nord-est.

Dove (de Berlin) a déduit, d'une manière simple et ingénieuse, la production des autres vents : pour lui, les variations de la rose des vents ne sont pas absolument arbitraires, et elles sont soumises à la loi dite de *rotation des vents*.

Les vents qui du pôle nord se dirigent vers l'équateur sont, par suite du mouvement de la terre autour de son axe, déviés vers l'ouest, et se convertissent graduellement en vents d'est (les courants polaires viennent d'abord du nord, puis du nord-est, et enfin de l'est, ils forment *le vent alizé N.-E.* qui domine dans l'hémisphère boréal, et *l'alizé S.-E.* qui règne dans l'hémisphère opposé).

S'il s'agit d'un courant équatorial, il montera d'abord vers le nord, puis il s'infléchira de plus en plus vers l'occident (les vents du sud ont une tendance naturelle à tourner au sud-ouest, à l'ouest et au nord-ouest, ils déterminent les vents *contre-alizés S.-O.* et *N.-O.* qui règnent au-dessous des premiers, et s'abattent sur la mer aux latitudes des zones tempérées).

En comparant la rose des vents à une horloge, on

peut dire que le vent tourne dans le même sens que les aiguilles ; du nord il va à l'est et au sud, pour remonter à l'ouest et au nord.

Le maréchal Vaillant appuie sa théorie des vents alizés sur les effets de la chaleur que le Soleil communique à la Terre, dans son mouvement diurne autour du globe :

« Les vents alizés constituent un phénomène essentiellement diurne, dont la cause est l'échauffement successif des différents points de la Terre que le Soleil vient frapper de ses rayons, dans sa marche quotidienne autour de notre planète.

« Cet échauffement successif, imprime, à l'époque des équinoxes, un mouvement de rotation dans le sens de l'est à l'ouest, à la masse d'air qui correspond à la zone tropicale.

« A ce moment de l'année, cette grande masse d'air en mouvement est symétrique par rapport à l'équateur ; mais selon que le Soleil s'élève au nord de ce cercle ou descend au sud, le grand anneau d'air circulant autour de la Terre monte ou descend dans le même sens.

« ..... Répétons-le : l'effet du vent alizé est de faire circuler autour de la Terre, et à peu près constamment sur toute la largeur de la zone intertropicale, un grand manchon d'air, se mouvant avec une vitesse qui, pour chaque point de cette zone, augmente depuis le lever du Soleil jusqu'au moment le plus chaud du jour, et même un peu plus tard, puis diminue rapidement de cet instant jusqu'au coucher du Soleil. »

Schow a reconnu pour l'Europe des relations à peu près constantes entre la direction des vents et les saisons pendant lesquelles ils soufflent. Voici les lois qu'il a établies :

En hiver, la direction du vent est plus australe que dans le reste de l'année ; c'est en janvier que sa force atteint son maximum.

Au printemps, les vents d'est sont plus communs.

En été, surtout en juillet, les vents soufflent de l'ouest; et en même temps les vents du nord deviennent plus communs.

En automne, la prédominance des vents d'ouest diminue, ceux du sud soufflent très-souvent, surtout en octobre, de manière que, dans beaucoup de localités, la direction générale est plus méridionale que dans tous les autres mois.

Quelle est la direction du vent le plus froid et du vent le plus chaud sur chaque point de la terre?

Pour l'Europe, Kaemtz et d'autres météorologistes ont trouvé des résultats concordants. Le vent le plus froid y est généralement le N.-E., le plus chaud le S.-S.-O. ou le S.-O.

Renou pense que les directions des vents, à température extrême, sont liées à la loi des isothermes; elles leur sont normales en chaque point du globe, car c'est évidemment dans cette direction que le vent parcourt le moindre chemin, pour arriver à des contrées également froides ou également chaudes.

2. Vents accidentels.

Après avoir indiqué les principales manifestations des vents dits périodiques, nous allons nous occuper des vents accidentels.

Ceux-ci sont désignés par leur direction autour des quatre points cardinaux: nord, sud, est, ouest; au nombre de 32, ils forment la *rose des vents*.

Cette rose, cercle de 360° est divisée en autant de parties sous le nom de *rumbs des vents*, présentant chacun un angle de 11°, 15'.

Les vingt-huit vents intermédiaires, intercalés entre les quatre points cardinaux, prennent les dénominations qui résultent des deux points cardinaux entre lesquels ils sont compris : on forme ainsi successivement le N.-E, le S.-E., le N.-O., le S.-O. : — entre le N. et le N.-E., vient se placer le N.-N.-E ; — entre le N. et le N.-O., le N.-N.-O., et ainsi de suite.

La vitesse des vents, et par conséquent leur violence sont très-inégales, et varient depuis la faible brise jusqu'à l'ouragan.

Il existe un peu de confusion dans la dénomination des vents d'après leur intensité.

A l'Observatoire de Paris, Le Verrier adopte les termes usités dans la marine tournant autour du mot brise, faible brise, fraîche brise, forte brise.

Les renversements des vents périodiques, la production de courants contraires engendrés par des causes diverses, telles que les marées aériennes, les perturbations électriques, les changements de densité résultant d'une abondante évaporation, occasionnent dans l'air des mouvements brusques, qu'on peut appeler aussi les spasmes de l'océan atmosphérique, et que tout le monde connaît sous les noms de *tempêtes* et d'*ouragans*.

Les perturbations atmosphériques embrassent souvent une très-grande extension, et on a pu les suivre très-manifestement, dans certains cas, depuis les États-Unis jusqu'à la mer Noire et quelquefois même jusque dans l'Inde [1].

[1] Le service international de télégraphie installé à l'Observatoire de Paris a pour but la prévision des tempêtes.

Non-seulement un régime tempêtueux peut être pronostiqué d'une manière assez exacte, mais quand il commence à se produire sur un point, il est facile de prévenir immédiatement les ports de mer qui seront successivement visités par la tempête.

Nous pouvons donc espérer, dans un avenir plus ou moins prochain, de voir se vérifier cette belle pensée de Laplace :

« La marche de la moindre molécule d'air est assujettie à des lois aussi

3. Trombes.

Les trombes sont, d'après Charles Martins, des météores où l'action combinée du vent et des forces électriques donne lieu aux effets les plus variés et les plus complexes.

Lorsque le nuage s'approche de la terre et de l'observateur, il prend la forme d'une colonne ou d'un cône renversé ; son aspect est celui de la fumée d'un incendie, et on y remarque presque toujours des mouvements tumultueux ou tourbillonnants avec accompagnement d'éclairs. Souvent la trombe est précédée de ce bruit particulier, qui annonce l'approche des nuages qui se résolvent en averses de grêle.

Bonnafont après avoir décrit avec précision diverses trombes qu'il a observées en Afrique, se résume dans ces termes :

Outre les courbes que lui communique le vent sans la faire changer de place, la trombe peut présenter trois sortes de mouvements :

1° Mouvement giratoire à l'intérieur ;

2° Mouvement de rotation très-sensible ;

3° Mouvement de translation imprimé par le nuage dont elle dépend, et qui peut selon la force du vent, lui faire parcourir de grandes distances.

Il distingue les trombes de mer, en trombes descendantes et ascendantes.

De tout temps les météorologistes ont remarqué les divergences qui ont lieu, entre la direction des vents qui soufflent à la surface du sol, et celle des courants aériens

immuables que le sont celles qui régissent les orbites planétaires, et la seule différence est celle qu'y met notre ignorance. »

dont les nuages nous indiquent la présence dans les régions supérieures de l'atmosphère.

La coexistence habituelle de ces deux sortes de vents, et leurs fréquentes divergences, forment l'une des conditions essentielles du climat.

Bertrand de Doue a publié d'intéressants mémoires sur cette fréquence comparée des vents supérieurs et inférieurs.

Liandier observe depuis plusieurs années les courants à très-grande rapidité des hautes régions de l'atmosphère.

Il espère démontrer que pas un seul courant, fort ou faible, n'apparaît à la surface de la terre, sans qu'on ne le sache deux ou trois jours à l'avance, et prédire également vingt heures à l'avance, avec la même certitude, les variations de la colonne barométrique.

Pour compléter ces observations, il faudrait rechercher les relations qui existent entre ce phénomène des *ondes* et celui des *étoiles filantes*.

A propos de ce phénomène, voici ce que nous trouvons dans un rapport de Babinet, au sujet des observations de Coulvier-Gravier et Chapelas; après avoir approuvé le plan des observations et leur importance, il ajoute :

« Quant à la marche des étoiles filantes envisagée comme pronostic du temps, la commission réserve son avis, ne se trouvant pas assez éclairée; elle en appelle à des tableaux plus longtemps continués pour se prononcer définitivement. »

4. Girouettes.

La direction des vents ne peut être connue, dans les couches supérieures de l'atmosphère, que par la direction des nuages.

Pour les couches inférieures, il faut se contenter des

indications fournies par les *girouettes*. Celles-ci n'auront une certaine valeur que lorsqu'elles ont été convenablement construites, et qu'elles ont été placées sur des édifices élevés, dominant tout ce qui les entoure.

Malheureusement les girouettes n'indiquent pas la direction du vent pendant la nuit, et ceci est d'autant plus regrettable que, dans certains parages, les vents soufflent en sens contraire le jour et la nuit.

La girouette a besoin d'être observée d'une manière continue.

L'indication de la direction du vent sans celle de la vitesse, est insuffisante, et comme les calculs basés sur des données incomplètes seraient nécessairement inexacts, il importe de recourir aux instruments destinés à la fournir, et que l'on a nommés *anémoscopes*, *anémomètres*, *anémographes*.

Voici comment est représentée la vitesse des vents.

	VITESSE PAR HEURE.	
Vent à peine sensible.	1,800	mètres.
Vent modéré.	7,200	—
Vent frais ou brise (tend les voiles). . .	19,800	—
Vent très-bon pour la navigation. . . .	36,000	—
Grand frais (fait serrer les hautes voiles). .	54,000	—
Vent impétueux.	72,000	—

L'anémomètre le plus généralement employé, est le moulinet de Woltmann, moulin à vent dont les ailes sont réduites à quelques centimètres de longueur.

Cet instrument donne, au bout de la journée, la vitesse moyenne du vent toute calculée.

Du Moncel a imaginé des instruments très-ingénieux, marchant au moyen de l'électricité, et donnant eux-mêmes les indications les plus précises.

Personne n'a jamais pu contester la grande importance

hygiénique de l'air en mouvement. Il exerce une action directe et immédiate sur la salubrité des lieux et sur la nature des climats. Le mouvement n'est-il pas en effet le plus grand ressort de la vie et de la conservation ?

Les vagues de l'air, sans cesse en mouvement comme celles de la mer, emportent avec elles tous les principes délétères, tous les débris organiques qui s'élèvent sur la surface de la terre, pendant que d'un autre côté elles distribuent harmonieusement les températures autour de notre globe.

Nous avons vu plus haut la formation et la distribution des vents alizés, nous aurons occasion de voir dans un autre chapitre, que les vents sont des modificateurs si actifs de l'organisme, que leur apparition et leur direction peuvent avoir un rapport direct avec la manifestation de certaines constitutions médicales.

L'action salutaire des vents se manifeste dans toute sa puissance lorsqu'ils doivent distribuer aux diverses régions du globe les vapeurs humides qu'ils enlèvent au vaste bassin des mers, et qui deviennent ainsi les agents de développement et de fécondité.

Les vents transportent en outre, dans les contrées les plus lointaines, les poussières séminales des fleurs et des arbres.

Pendant que les vents, en général, sont des éléments de vie, de prospérité, ils acquièrent parfois des qualités malfaisantes par leur violence, par les variations brusques et fréquentes qu'elles impriment à l'atmosphère, par le transport d'émanations contagieuses ou miasmatiques. Parmi eux, il en est un qui a le funeste privilége d'être mortel pour les végétaux, accablant pour l'homme, dont il anéantit l'énergie morale et physique. Chacun a nommé le *sirocco*, *simoun*, *kamsin* (vent du désert).

Ce vent sec et chaud transporte souvent une poussière

impalpable d'un jaune rougeâtre qui pénètre partout.

Quand il souffle, on dirait de l'air sortant d'un four refroidi.

Son action sur le système nerveux est des plus manifestes.

« Quand il règne, dit Salvagnoli, les individus bien portants se sentent accablés, leurs mouvements musculaires sont pénibles, leur tête est pesante et douloureuse, la somnolence continuelle, l'appétit va en déclinant ; les convalescents tombent facilement en rechute, les malades voient s'aggraver leur état. »

ARTICLE VI

OZONE

1. Sa nature.

Les incertitudes et les mystères qui environnent encore les études météorologiques, l'absence de notions positives sur le rôle que jouent certains météores, devaient naturellement donner une grande importance aux éléments nouveaux dont on déterminerait l'existence dans l'atmosphère; aussi, lorsque le professeur Schœnbein, en décomposant l'eau par la pile de Volta, découvrit le premier ce corps ou cet agent qu'il nomma *ozone*, l'auteur lui-même et quelques savants étrangers le firent intervenir dans une foule de phénomènes.

Les uns exagérèrent son influence au point de vue climatologique; les autres lui assignèrent une puissance démesurée dans la manifestation des maladies dites épidémiques.

Les opinions sont toujours divergentes sur la nature intime de l'ozone.

Pendant que Schœnbein le regarde comme un tritoxyde d'hydrogène, quelques chimistes le considèrent comme de l'oxygène à un état particulier d'allotropie (αλλος autre, τροπον manière d'être) comparable à celui que présente le phosphore, devenu rouge par l'action de la lumière solaire dans le vide.

D'autres auteurs l'ont appelé oxygène naissant, oxygène électrisé, oxygène actif, acide aérien.

Toutefois, les diverses théories invoquées à l'appui de cette détermination admettent une relation immédiate avec l'électricité, parce qu'elle résulte clairement des expériences de Silbermann et de Matteucci.

Toutes les observations faites par Quételet, à Bruxelles, constatent que la courbe de l'ozone marche en raison directe de celle de l'électricité atmosphérique.

L'ozone a une odeur forte *sui generis;* et, en dose notable, il exerce une action irritante sur la muqueuse bronchique.

Ses propriétés antiputrides et antimiasmatiques ne sont pas encore parfaitement déterminées.

Personnellement, sans vouloir accorder à l'ozone une importance capitale dans la climatologie d'une localité, nous avons été conduit à admettre, après une étude attentive de cet agent, qu'il exerce sur l'organisme une action réelle. Sous l'influence de certaines métamorphoses chimico-physiques, l'oxygène de l'air subit une modification particulière qui lui permet de provoquer plus facilement, au sein des tissus vivants, les phénomènes d'oxydation.

Pour expliquer comment l'air des campagnes était plus salubre que celui des villes, l'on admettait dans le premier l'existence d'un principe inconnu, dont était privé le second.

Les travaux du professeur Houzeau ont eu pour but de déterminer la nature de ce principe, et d'apprécier, par des réactions matérielles, ses qualités essentiellement fugaces.

Voici les principales conclusions des mémoires qu'il a présentés à l'Académie des Sciences :

1° L'iodure de potassium neutre, en dissolution dans l'eau, devient alcalin quand on l'expose assez longtemps, à l'abri du soleil et de la pluie, au contact de l'air de la campagne.

Cette réaction ne se produit pas dans le même liquide, au contact de l'air confiné d'un appartement clos et inhabité.

2° Les papiers réactifs de tournesol bleu et de tournesol rouge (imaginés par l'auteur) présentent les particularités suivantes :

Les premiers sont complétement décolorés à la campagne, pendant que la décoloration est incomplète à la ville.

Les seconds bleuissent fortement dans la partie imprégnée d'iodure de potassium, quand ils sont exposés à la campagne, tandis qu'à la ville l'altération est presque nulle.

3° Comme l'acide carbonique de l'air ne rend pas alcalin l'iodure de potassium neutre, il faut en conclure que l'alcalinité précitée n'est pas le résultat de l'action de l'acide carbonique.

4° L'iodure de potassium que l'on a exposé à l'air libre de la campagne, renferme moins d'iode qu'auparavant, et à cette perte d'iode correspond une plus grande alcalinité des papiers réactifs, c'est-à-dire une production de la potasse.

Lors de ses belles recherches sur la présence de l'iode dans l'air atmosphérique, Chatin avait été frappé de la décoloration spontanée de l'iodure bleu d'amidon ; aussi la présence de l'ozone dans l'air et son mode d'action sur l'iodure de potassium, lui ont-ils fourni de nouvelles preuves pour admettre autour de nous l'iode à l'état libre.

Le docteur Ireland (d'Édimbourg), qui a institué une série d'expériences, afin de constater l'action physiologique de l'oxygène électrisé, pose en principe :

1° Que l'air ozonisé accélère la respiration et partant la circulation ;

2° Que l'air ozonisé excite le système nerveux.

En 1861, dans un travail présenté à l'Institut, nous avions reconnu que la quantité d'ozone répandue dans l'atmosphère, suit la même progression que l'humidité relative de l'air, et que, par conséquent, la courbe de l'ozone se trouve en raison directe de celle formée par les constatations successives de l'hygromètre.

Des observations comparatives instituées au mois de juillet 1862 à Eaux-Bonnes (Basses-Pyrénées), à Paris (boulevard Sébastopol, cinquième étage) et à Versailles (observatoire Bérigny) nous ont conduit à ces résultats :

1° L'air de Paris n'est pas le même que l'air des Pyrénées ; il ne contient que des traces insensibles d'ozone, pendant qu'il en existe une forte proportion dans les montagnes.

2° La courbe ozonométrique de Versailles occupe une position intermédiaire, entre celle des Eaux-Bonnes et celle de Paris.

2. Ses effets.

Disons deux mots des relations que quelques médecins ont cru trouver entre l'ozone et les fièvres intermittentes, les affections catarrhales, le choléra.

D'après Bœckel, la *mal-aria* se montrerait toujours avec le zéro de l'ozonoscope, et la même chose aurait lieu, quand les fièvres paludéennes règnent avec une certaine intensité.

La coïncidence que l'on a voulu établir entre l'abondance de l'ozone atmosphérique, et celle des affections catarrhales des poumons, nous paraît très-hypothétique : c'est ainsi qu'à Alger, pays chaud par excellence, où les affections bronchiques sont rares et bénignes, nous avons constaté plus d'ozone qu'à Strasbourg, où dominent les lésions de l'appareil respiratoire.

Si Schœnbein a observé à Berlin une quantité considérable d'ozone pendant une épidémie de grippe, sous une constitution médicale prédisposant aux affections bronchiques, nous avons reconnu, aux Eaux-Bonnes, que certains poitrinaires se trouvaient sensiblement mieux les jours ou les nuances des papiers ozonométriques s'élevaient sur l'échelle *chromatique*.

Billard, Wolf, Bœckel, Strambio, ont admis que la présence du choléra à Strasbourg, à Berlin, à Milan, avait coïncidé avec l'absence de l'ozone, et que cet élément reparaissait au moment de la décroissance du fléau; mais ces alternatives ne se sont pas vérifiées sur d'autres points envahis. A Lyon, l'ozonoscope marque presque toujours zéro, et cependant le choléra ne s'y est jamais introduit.

Les considérations qui précèdent nous conduisent à cette conclusion :

Au lieu de déclarer incohérents et contradictoires, les résultats fournis jusqu'ici par l'ozonométrie, il serait plus logique d'instituer des études simultanées et comparatives, afin de mieux déterminer les conditions essentielles du nouvel agent.

N'oublions pas surtout que, tout faillibles que soient les papiers ozonométriques, ils peuvent encore attester, jusqu'à un certain point, dans l'air, la présence de l'électricité, et par cela seul rendre service à la médecine et à la météorologie.

ARTICLE VII

ÉLECTRICITÉ

Les anciens avaient reconnu au succin ou ambre la propriété singulière d'attirer ou de repousser les corps légers.

Approfondie et fécondée par le génie moderne, cette étude de l'électricité est devenue l'une des branches les plus intéressantes et les plus merveilleuses de la physique.

Pour expliquer les phénomènes électriques, on a supposé l'existence d'un fluide naturel formé de deux éléments, qui, réunis, se balançent et s'équilibrent, mais qui deviennent électriques, lorsqu'il y a prédominance de l'un ou de l'autre.

Les auteurs donnent à ces deux éléments les noms de fluide *positif* et de fluide *négatif* : Peltier aime mieux leur conserver la dénomination de fluide vitré et de fluide résineux, en raison des propriétés contractées par le verre et par la résine.

Dans la notice scientifique sur le tonnerre, publiée en 1838, Arago expose le rapprochement frappant qui existe entre l'électricité de nos cabinets de physique et la foudre.

Comme le verre, les résines et le soufre, l'air, dépourvu d'humidité, se trouve idioélectrique ; il devient plus isolant à mesure qu'il est plus sec.

Les corps imprégnés d'humidité sont très-susceptibles d'être bons conducteurs, et de s'électriser par communication.

Les physiciens ont imaginé des électroscopes (Nobili, Volta) pour constater la présence de cette électricité, et des électromètres (Peltier) pour en mesurer l'intensité.

L'électricité de l'air n'a pas le même degré d'intensité à toutes les heures du jour, et dans toutes les saisons.

Kaemtz nous la montre faible le matin, augmentant à mesure que le Soleil s'élève et que les vapeurs s'épaississent dans les régions inférieures de l'atmosphère. (En été cette période croissante dure jusqu'à 6 ou 7 heures du matin, au printemps ou en automne jusqu'à 8 ou 9 heures, en hiver jusqu'à 10 heures ou midi.)

Peu après, la tension atteint son maximum.

Les vapeurs et les brouillards se dissipent, l'atmosphère s'éclaircit.

Vers deux heures de l'après-midi, l'état électrique se rapproche de celui du matin et diminue jusqu'à 2 heures avant le coucher du Soleil.

De ce moment l'électricité augmente, pour atteindre un deuxième maximum, 2 heures après le coucher du Soleil ; des vapeurs se forment alors dans les régions inférieures de l'atmosphère, l'humidité s'accroît et le serein tombe.

Le deuxième minimum apparaît vers le lever de l'aurore.

L'électricité des nues et des brouillards ne peut être méconnue, puisque chaque jour ramène la même série de faits : Peltier en recherche l'origine.

D'après lui, ce sont les vapeurs produites par les chaleurs solaires, ou condensées par le refroidissement nocturne, qui, jointes à l'action du globe, président à la distribution de l'électricité.

Les premières vapeurs (résineuses) et les secondes (vitrées par rapport aux premières) forment, en se condensant par le froid de l'air, ces nuages de tensions différentes[1].

[1] Les nuages gris et ardoisés sont chargés d'électricité résineuse.
Les nuages blancs, roses ou orangés sont pénétrés d'électricité vitrée.
Les nuages orageux sont d'ordinaire gris foncé.

En raison de l'importance du sujet, nous donnerons ici un résumé de la théorie de Peltier.

« Si l'on suit attentivement toutes les transformations qui s'opèrent dans l'état électrique sur les montagnes ou au milieu des plaines, on voit que chaque jour ramène à peu près la même série de faits. Ce sont des vapeurs produites, soit par la température seule, soit par la température secondée par l'attraction électrique ; puis vers le soir et pendant la nuit arrivent leur condensation et, par suite, une nouvelle distribution de l'électricité sous l'influence du globe.

« Au lever du soleil, c'est la révaporation des vapeurs opaques ou une nouvelle dilatation de celles qui sont encore élastiques ; l'une et l'autre se font sous cette même influence, résineuse en bas, vitrée en haut : les premières vapeurs qui s'élèvent sont les plus résineuses, les dernières le sont moins et sont alors vitrées par rapport aux premières ; elles forment ainsi des nuages opaques de tension différentes, lorsque le refroidissement les condense.

« Les vapeurs journalières, en s'élevant ainsi dans l'atmosphère, éprouvent bientôt l'effet d'une autre influence électrique qui réagit puissamment de haut en bas ; c'est celle du courant supérieur de l'atmosphère qui entraîne vers les régions polaires les vapeurs résineuses des régions tropicales.

« La hauteur de ce courant et l'énergie de sa tension résineuse, variant avec les saisons, amènent des réactions plus ou moins éloignées de la surface du sol.

« C'est encore entre ces deux forces un résultat de différence dépendant de la proximité de l'une ou de l'autre de ces forces et des actions concomitantes de la température et des vents. »

Du moment que l'atmosphère contient de l'électricité,

même sous un ciel serein, il faut rechercher quelles en sont les causes productrices.

Pouillet a prouvé que la végétation et l'évaporation sont les deux sources principales de l'électricité atmosphérique.

D'après Quételet, l'électricité atmosphérique, considérée d'une manière générale, atteint son maximum en janvier, puis décroît progressivement jusqu'au mois de juin, qui présente un minimum d'intensité ; elle augmente un peu dans les mois suivants jusqu'à la fin de l'année.

Le maximum et le minimum de l'année ont, pour valeurs respectives, 605 et 47 ; en sorte que l'électricité en janvier est treize fois aussi énergique qu'au mois de juin. (La valeur moyenne est représentée par les valeurs que donnent les mois de mars et de novembre.)

Les maxima et les minima absolus de chaque mois suivent une marche absolument analogue à celle des moyennes mensuelles ; les moyennes de ces termes extrêmes reproduisent également la variation annuelle, bien que d'une manière moins prononcée.

La conséquence de ce qui précède, ajoute Quételet, c'est que la courbe des variations électriques a une marche à peu près inverse de celle des températures de l'air.

Comment se comporte l'électricité de l'air pendant la pluie et les brouillards ?

Une pluie douce et continue n'est accompagnée d'aucun signe électrique, mais lorsque le nuage se résout en pluie subite ou en neige, il se produit de l'électricité, tantôt vitrée, tantôt résineuse.

Il y a aussi développement de tension électrique au moment où la rosée se forme, et de Saussure affirme n'avoir jamais rencontré de brouillard sans un développement considérable d'électricité.

Les feux Saint-Elme, sous forme d'étincelles brillantes, d'aigrettes lumineuses, ou de globes enflammés, témoignent d'un état électrique disséminé sur une grande étendue; sous cette forme l'électricité atmosphérique brille et ne brûle pas.

En étudiant les phénomènes électriques qui se manifestent pendant les orages, Arago distingue :

L'éclair, c'est-à-dire la lumière produite par l'électricité, allant d'un nuage à l'autre (en sillon, diffus, sphérique, à lumière continue, phosphorique).

Le tonnerre, c'est-à-dire le bruit dû à la vibration de l'air ébranlé par le fluide électrique[1].

La foudre, c'est-à-dire l'étincelle même, le feu électrique. Lorsque l'éclair se produit entre un nuage et les corps placés à la surface de la terre, on dit que la foudre tombe[2].

Les nuages chargés du même fluide se repoussent; mais s'ils possèdent des fluides contraires, ils s'attirent bientôt et se confondent.

Les orages se forment ordinairement de petits nuages sous l'apparence de cirrus, qui, de tous les points de l'horizon, se portent à la rencontre les uns des autres, passent à l'état de cirro-cumulus, et présentent, quand ils sont grossis par la précipitation des vapeurs at-

[1] Son intensité, sa nature et sa durée sont très-variables; les plus longs roulements durent de 35 à 50 secondes.

Robert Hooke explique ainsi le roulement du tonnerre : les éclairs donnent lieu à un bruit court et instantané; une succession d'éclairs, à des distances diverses, produisent des sons qui s'entendent ainsi graduellement.

L'intervalle entre l'éclair et le bruit sert à mesurer la distance du nuage orageux; chaque seconde représente environ 340 mètres.

[2] « Dans sa marche prodigieusement rapide, dit Arago, la foudre est gouvernée par des forces dépendantes de la nature et de la position des corps terrestres près desquels elle éclate.

« Dans l'explosion de la foudre à la surface de la terre, il y a des effets chimiques, mécaniques et physiques. »

mosphériques, une masse compacte de cumulo-stratus.

Malgré l'obscurité qui règne encore sur la formation des nuages orageux, les physiciens admettent comme un fait constant l'existence de deux nuages distincts se superposant l'un à l'autre, sans se confondre. Le premier chargé d'électricité positive, le second d'électricité négative; et c'est entre ces deux réservoirs que jaillit l'étincelle, comme entre les deux plateaux d'un électrophore.

Des observations récentes de Silbermann tendraient à démontrer que l'étincelle ne jaillit jamais entre deux nuages séparés. Voici comment il se rend compte des phénomènes :

Les nuages orageux prennent toujours naissance par l'agrégation d'un grand nombre d'autres nuages en forme de cumulo-stratus.

De cette réunion de masses, d'abord isolées, résulte un grand nuage en forme de champignon, plus ou moins surbaissé, ressemblant en quelque sorte à un arbre qui reposerait sur une large base de cumulo-stratus.

C'est toujours au milieu de la partie qui surmonte immédiatement le tronc, au sein du feuillage de cette espèce d'arbre fulminaire, que semble résider le foyer des éclairs.

Les effets de la foudre sur les corps organisés sont des plus variés et des plus extraordinaires. Voici les principaux :

Destruction des arbres; réduction du bois en poussière; aimantation du fer; transport de corps pesants; renversement à terre avec syncope sans blessures; mort avec immobilité, sans changement d'attitude; mort avec blessures profondes.

Si le danger d'être frappé de la foudre est assez grand, comme dit Arago, pour attacher de l'importance aux moyens d'y échapper, il faut se préoccuper avec raison de la bonne installation des *paratonnerres* (moyens efficaces imaginés par Franklin).

Du moment où l'électricité forme autour de tous les corps une sorte d'atmosphère, en s'insinuant dans leurs plus intimes molécules, on conçoit que le corps humain doive en être pénétré, et qu'au contact avec l'air par toute sa surface il doive aussi en subir les influences variables.

L'hypothèse de l'identité du fluide nerveux et du fluide électrique a acquis un nouveau degré de probabilité par la découverte des propriétés merveilleuses des poissons électriques, et par la comparaison de ces propriétés avec celles de la bouteille de Leyde, dont ils offrent la reproduction journalière et vivante.

De tous les modes d'électricité, le galvanisme est celui qui a permis de constater de la manière la plus précise l'irritabilité des nerfs.

Quand elle agit comme agent thérapeutique, l'électricité se rapporte à la classe des excitants; elle augmente l'énergie musculaire.

Jobert de Lamballe l'a proposée avec succès pour combattre les accidents formidables produits par le chloroforme.

Il n'est pas besoin de longues considérations pour démontrer l'influence de l'électricité atmosphérique sur l'homme.

La connaissance des phénomènes électriques de l'air est l'une des conquêtes de la science moderne.

Turley fait consister dans le plus ou moins d'électricité le degré de vitalité des végétaux et des animaux.

Des médecins attribuent les épidémies à la diminution de l'électricité atmosphérique; Fourcault fait intervenir les causes météorologiques dans la production des épidémies meurtrières ; d'autres attribuent un grand nombre de maladies, et les névroses en particulier, à une accumulation considérable de l'électricité générale, dont les nuages orageux et les contrées marécageuses sont les sources les plus abondantes.

A l'approche des orages, les individus de tempérament nerveux sont pris de dyspnée, de battements de cœur ; toutes les maladies caractérisées par l'élément douleur se réveillent ou s'exaspèrent.

Une atmosphère chargée de fluides électriques en liberté occasionne de la surexcitation sur les maladies nerveuses, et un temps orageux agit sur le moral de l'homme.

Les passions violentes sont vivement excitées par l'excès d'électricité ; le calme de l'âme semble renaître avec la sérénité du ciel.

De telles impressions longtemps continuées et souvent renouvelées ébranlent fortement notre frêle organisation !

ARTICLE VIII

MAGNÉTISME

Le magnétisme minéral est comme l'électricité l'un des phénomènes les plus curieux de la physique. Il se manifeste à nos yeux par la propriété singulière que possède l'aimant d'attirer le fer, et d'être attiré par lui avec la même énergie : cette force s'exerce aussi bien dans le vide que dans l'air.

L'aimant naturel se trouve dans les mines de fer : tout aimant a deux pôles et une ligne neutre où cesse de s'opérer l'attraction[1].

[1] Les expériences de Prucker montrent l'analogie qui existe entre le magnétisme et la chaleur.

Un thermomètre à air placé entre les pôles d'un fort aimant marche pré-

Le seul phénomène magnétique qui présente un intérêt réellement pratique, c'est la boussole [1].

Lorsqu'un aimant est suspendu par un fil ou placé sur un pivot mobile, après quelques oscillations, l'une de ses extrémités se dirige spontanément vers le pôle boréal, et l'autre vers le pôle austral.

Si maintenant l'on aimante une aiguille et qu'on la suspende par son centre de gravité, sur un pivot qui lui permette de se mouvoir, après une série d'oscillations rapides, elle tournera ses extrémités vers les pôles de la terre : le pôle austral de l'aiguille se dirigeant vers le nord, et le pôle boréal vers le sud.

La force magnétique se manifeste à la surface de la terre par trois ordres de phénomènes :

A. La déclinaison de l'aiguille.
B. Son inclinaison.
C. Son intensité.

On appelle méridien magnétique, le plan idéal qui passe par le centre de la terre et par la direction d'une aiguille aimantée horizontale. Il forme avec le plan astronomique, un angle plus ou moins ouvert dont la mesure fournit le degré de déclinaison de l'aiguille aimantée.

La *déclinaison* est donc l'angle formé par le méridien et le plan vertical passant par la direction de l'aiguille aimantée.

Une déclinaison occidentale de 20° 10′ 8″ a été mesurée

cisément comme si la température avait augmenté. L'air est dilaté par le magnétisme comme il l'est par la chaleur.

[1] Au troisième siècle, les jonques chinoises naviguaient sur l'océan Indien d'après les indications magnétiques.

La boussole a été rapportée de la Chine par Marco Paolo en 1295 : c'est à tort que sa découverte est attribuée à Flavio Gioja en 1300.

à Paris, en 1854, par Laugier et Mathieu, à 130 mètres face nord de l'Observatoire, température de 22°,6.

Une aiguille d'acier, suspendue par son centre de gravité, se tient horizontale ; mais dès qu'on l'aimante, elle s'incline d'une manière très-notable.

Dans notre hémisphère, le pôle nord s'abaisse au-dessous de l'horizon ; c'est le contraire dans l'hémisphère austral.

On appelle *inclinaison* l'angle que fait l'aiguille ainsi inclinée avec l'horizon.

Mauvais et Laugier ont calculé, au moyen de plusieurs déterminations (4 novembre 1853, à deux heures trente minutes), cette inclinaison.

Depuis 1853, à Paris, la diminution annuelle de l'inclinaison est sensiblement de trois minutes.

Quant à l'*intensité magnétique*, nous dirons que de Humboldt, Biot et Gay-Lussac, même aux plus grandes hauteurs, n'ont observé aucun décroissement appréciable dans la force magnétique.

Parmi les phénomènes magnétiques le plus intéressant, c'est l'*aurore boréale*.

Le nom seul dénote une certaine analogie avec la lumière douce et brillante qui précède le lever du soleil.

Halley avait soupçonné des phénomènes magnétiques dans l'apparition de ces aurores boréales, dont la beauté et la magnificence animent la solitude et les longues nuits des régions polaires.

Voici une description sommaire de Wrangel :

A l'horizon apparaît un segment formant un angle visuel de 20 à 80 degrés d'étendue, dont la clarté est plus douce que celle de la pleine lune ; de la partie orientale du segment s'élèvent plus tard des colonnes lumineuses et des faisceaux de rayons de couleur ardente, qui se courbent dans la direction du vent. Ces colonnes, plus ou moins hautes, disparaissent et se renouvellent toutes les deux ou trois minutes ; elles se meuvent avec une rapidité incroyable, présentant toutes les couleurs de l'aurore, du jaune et du violet, jusqu'au vert et au rouge.

Aucun bruit n'accompagne ces phénomènes ; mais l'aiguille aimantée, sans éprouver de secousses brusques, subit des variations lentes et irrégulières.

Pour de Humboldt, l'apparition de l'aurore boréale est l'acte qui met fin à un orage magnétique, de même que dans les orages électriques un phénomène de lumière, l'éclair, annonce que l'équilibre momentanément troublé vient de se rétablir enfin dans la distribution de l'électricité.

Morlet attribue la matière lumineuse de l'aurore boréale au fluide électrique contenu dans l'atmosphère. Il présume qu'à de grandes hauteurs, l'air raréfié devient lumineux, comme sous le récipient de la machine pneumatique et dans le vide barométrique.

Pendant que les orages électriques sont limités à des points peu étendus de l'atmosphère, les orages magnétiques semblent embrasser le globe entier.

L'influence de l'aimant sur l'homme a été admise dès la plus haute antiquité. Pline considérait l'aimant comme un remède ophthalmique.

Aétius d'Amida le préconise au cinquième siècle dans les affections spasmodiques, et Paracelse le fait intervenir dans les hémorrhagies.

Kircher, pour réduire certaines hernies, appliquait à l'extérieur un emplâtre de pulpe de grande consoude mélangée à de l'aimant pulvérisé, et donnait de la limaille de fer à l'intérieur.

Morgagni s'était servi de l'aimant pour extrairc des parcelles de fer engagées dans la cornée.

Les observations de Ludwig, Weber, Mauduit, Andry, Lenoble, Thouret, nous conduisent à reconnaître « quc l'aimant a une action réelle et parfois curative sur le système nerveux et sur les maladies qui s'y rattachent. »

CHAPITRE IV

ELÉMENTS NUMÉRIQUES

ARTICLE PREMIER

STATISTIQUE

L'action de tout climat se manifeste par la santé générale et par la mortalité, ce qui a fait dire à Muhry : « L'expression de la salubrité d'un pays doit se tirer en grande partie de la durée moyenne de la vie de ses habitants. »

Nous comprendrons avec Grimaud ces données dans le chapitre spécial *Éléments numériques*. Pour connaître et déterminer l'hygiène générale des populations, il est donc indispensable d'étudier leurs *lois statistiques*, ainsi que les *constitutions médicales* dans leurs rapports avec les *endémies* et les *épidémies*. On peut définir la statistique : l'art des sciences économiques et de l'hygiène publique, puisque sans elle aucun fait social ou hygiénique ne se démontre.

Ses procédés préliminaires sont :

Le *cadastre* qui détermine l'étendue de la surface du sol, la nature des terres et la valeur de leurs produits; et le *recensement*, opération administrative destinée à faire connaître la population d'un pays.

Au point de vue de la climatologie, ce qui nous importe le plus de bien connaître c'est :

L'accroissement constant et progressif de la population ;

L'augmentation de la durée de la vie moyenne ;

La quantité plus considérable de personnes arrivant à un âge avancé ;

Toutes ces questions étant parfaitement traitées par Legoyt dans le XIe volume de la *Statistique de la France*, nous les passerons sommairement en revue, afin de bien établir les points sur lesquels doit se porter l'attention des observateurs.

Tout d'abord définissons exactement la valeur de ces mots : *Tables de mortalité ; vie moyenne ; vie probable.*

L'influence de l'âge comme cause principale de mortalité a été soumise, de bonne heure, au calcul des probabilités.

Il existe deux méthodes pour la formation des tables de mortalité :

L'une, plus expéditive, se sert des listes mortuaires seulement (en prenant plusieurs listes annuelles pour en déduire une liste moyenne qui représente la mortalité normale) ;

L'autre, rigoureuse, directe, utilise et les listes mortuaires et les chiffres de la population de chaque âge.

Halley qui a construit la 1re table de mortalité, emploie comme éléments de calcul les décès de chaque âge. Il suppose que le nombre des naissances est égal à celui des décès, que tous les décédés sont nés le même jour, et qu'ils s'éteignent successivement dans la mesure du nombre de décès afférents à chaque âge.

La série des survivants à chaque âge ainsi obtenue constitue la table de mortalité.

Les nombres de la colonne intitulée *vivants à chaque âge* indiquent combien, sur un nombre déterminé d'enfants que l'on suppose nés au même instant, il en reste après un an, deux ans, trois ans, jusqu'à l'âge où il n'en existe plus.

Cette survivance exprime la *loi de mortalité*.

La vie moyenne pour un individu d'un certain âge est le nombre d'années qu'il lui reste encore à vivre, à compter de cet âge. Elle s'obtient en divisant par les survivants, à un âge donné, la somme des années que ces survivants ont vécu à partir de cet âge.

En 1860 la durée de la vie moyenne s'élève à 38 ans; c'est aussi le chiffre que l'on retrouve en calculant l'âge moyen des décédés.

La vie moyenne résultant du rapport de la population aux naissances a été aussi de 38 et l'on retrouve, à une fraction près, le même chiffre lorsqu'on calcule cette vie moyenne d'après la moyenne des décès annuels.

La durée de la vie moyenne est plus considérable dans les campagnes que dans le département de la Seine, les villes occupant une position intermédiaire.

La vie moyenne de la femme est supérieure à celle de l'homme, depuis l'enfance jusqu'aux âges les plus élevés [1].

La *vie probable* d'un individu d'un certain âge est égale au nombre d'années qui doivent s'écouler pour que le nombre des vivants de cet âge soit réduit à moitié.

[1] D'après un dépouillement par âge et par sexe, pour chaque âge, des 46 millions de décès environ survenus de 1806 à 1859, la durée de la vie moyenne à la naissance, déduite de l'âge moyen des décédés, a fait les progrès suivants :

De 1806 à 1809.	31 ans	6 mois.
1810 à 1814.	33 —	7 —
1835 à 1839.	34 —	11 —
1840 à 1844.	35 —	1 —
1845 à 1849.	36 —	0 —
1850 à 1854.	36 —	8 —

Pour la période 1803 à 1843, Dupin trouve un allongement moyen annuel de 60 jours.

Hain, qui a étudié la vie moyenne dans les divers États de l'Europe, donne les chiffres de : 28,18 pour la France; 39,8 pour le Holstein;

La durée de la vie probable tantôt excède la vie moyenne, tantôt elle est dépassée par elle; sa longueur est en raison inverse de l'agglomération.

La vie probable du sexe féminin est constamment supérieure à celle du sexe masculin. « Il reste donc acquis que la population française est douée, aujourd'hui, d'une plus forte vitalité qu'au commencement du siècle. » (Legoyt).

MOUVEMENT DE LA POPULATION.

Une population s'accroît de deux manières :

1° Par l'excédant des naissances sur les décès;
2° par l'excédant de l'immigration sur l'émigration.

Pendant que le recensement général de la France donnait pour l'année 1801 un chiffre de 27,349,003 habitants, celui de 1860 le porte à 36,552,404 habitants.

Comme le degré d'agglomération des habitants exerce, à population égale, une influence marquée sur le nombre des naissances et des décès, il importe d'examiner séparément les relevés de l'état civil, en ce qui concerne :

1° *Le Département de la Seine* (agglomération à son plus haut degré de densité),
2° *La population urbaine* (population totale de toutes les villes, dont la population agglomérée dépasse 2,000 habitants),
3° *La population rurale* (population des campagnes et des autres communes).

Pour 1860, le chiffre de 36,552,404 habitants se décompose ainsi :

	POPULATION CALCULÉE.	EXCÉDANT DES NAISSANCES SUR DÉCÈS.	ACCROISSEMENT POUR 1000 HABITANTS.
Seine.	1,856,091	11,020	0,59
Population urbaine. .	8,461,532	32,521	0,38
Population rurale. .	26,204,781	131,099	0,50

Ceci posé, voyons l'état des naissances et des décès.

	GARÇONS.	FILLES.	TOTAL.
Naissances en 1860. .	489,646	467,229	956,875

C'est-à-dire une naissance sur 38 [1].

Le degré d'agglomération de la population a une influence marquée sur la longueur de la vie, ainsi :

	HABITANTS POUR 1 NAISSANCE.
Département de la Seine.	32
Population urbaine.	35
Population rurale.	40
France entière. . . . . . , ...	38

Les naissances des garçons sont supérieures à celles des filles, et la prédominance des garçons est plus considérable dans les campagnes.

	GARÇONS.	FILLES.	RAPPORT DES 8 DERNIÈRES ANNÉES.
Seine..	29,525	28,517	103,84
Population urbaine.	124,351	119,874	104,49
Population rurale. .	335,770	318,838	105,77

Sous la dénomination de morts-nés, l'on comprend les enfants à terme, morts avant, pendant l'accouchement, et ceux qui n'ont pas été dans les trois jours l'objet d'un acte de naissance.

En 1860 ce chiffre s'est élevé à 44,298 (26,264 garçons et 18,034 filles).

Le maximum des conceptions tombe généralement en mai, et le minimum en septembre.

	SEXE MASCULIN.	SEXE FÉMININ.	TOTAL.
Décès en 1860. . .	393,381	388,254	781,635

Soit 1 décès sur 47,81 habitants. D'après Farr, ce rapport

[1] Il est généralement admis que, pour une population stationnaire, ces termes expriment, avec une approximation suffisante, la durée de la vie moyenne.

est de 1 décès sur 28 habitants pour le maximum des décès en Europe,

Le rapport des décès aux habitants et aux naissances est indiqué par le tableau suivant :

	DÉCÈS POUR 100 HABITANTS.	DÉCÈS POUR 100 NAISSANCES.
Département de la Seine. . .	2,53	81,01
Population urbaine. . . .	2,50	86,68
Population rurale.	2,0	79,18
France entière.	2,14	81,69

Donc, les populations rurales tendent à s'accroître plus rapidement que celles des villes.

En prenant la moyenne de trois années, on constate que le maximum des décès a eu lieu au mois de février, et le minimum au mois de juin.

Les décès ont, comme les naissances, une période croissante et décroissante.

La mortalité est plus forte pendant les mois froids et humides (hiver et commencement du printemps), et plus faible pendant la belle saison ; mais elle acquiert une intensité notable à l'époque des grandes chaleurs.

En rapprochant les décès des conceptions, on trouve qu'ils sont précisément en raison inverse l'un de l'autre, de sorte que plus il y a de conceptions, moins il y a de décès et réciproquement.

« Il faut en conclure que la force qui favorise la reproduction de l'espèce, se manifeste également par une amélioration marquée de la santé générale. » (Legoyt.)

A aucun âge de la vie, l'influence des saisons n'est plus sensible sur la mortalité que dans la vieillesse et l'extrême enfance ; à aucun âge elle ne l'est moins qu'entre vingt et cinquante ans, c'est-à-dire lorsque l'homme est arrivé au développement complet de ses forces physiques.

C'est immédiatement après les plus grandes rigueurs

de l'hiver qu'à presque tous les âges de la vie sévit la plus forte mortalité; mais c'est pendant cette période surtout que les vieillards ont le plus à souffrir; quant aux petits enfants, leur saison critique est la saison des chaleurs, qui convient au contraire aux individus d'un âge très-avancé.

En somme les mois les plus favorables à la santé du plus grand nombre sont : juin, juillet, août et décembre, tandis que les fortes chances de mortalité correspondent aux mois de février et de septembre.

Quelle est alors l'influence de l'art médical sur la mortalité des populations ?

« S'il est vrai, dit Quételet, que le taux de la population soit réglé sur le taux de la production, il faut en conclure que la mission de l'art de guérir se réduit à peu de chose, puisqu'en somme il ne peut sauver les uns qu'aux dépens des autres ! »

Nous bornant à une simple observation nous dirons : que si la médecine exerce peu d'influence sur le nombre des décès, elle en a beaucoup pour améliorer physiquement les générations ; en dehors des consolations qu'elle apporte toujours, elle diminue souvent la somme des douleurs !

Il ne suffit pas d'enregistrer le chiffre des décès ; il est indispensable d'en connaître les causes, pour être plus à même de les combattre, par une sage application des règles de l'hygiène publique et privée.

Nous avons groupé dans 15 classes les causes de décès relevés, par sexe, sur un total de 146,040 pris dans les populations urbaines.

	HOMMES.	FEMMES.	TOTAL.	RAPPORT p. 100.
Fièvres (typhoïdes, puerpérales, intermittentes, continues).	4,024	4,311	8,335	5,71
Fièvres éruptives (variole, rougeole, scarlatine).	2,059	1,908	3,967	2,72
Maladies virulentes ou contagieuses (anthrax, morve, hydrophobie).	123	93	216	0,15
Maladies de l'encéphale (apoplexies, méningites, aliénation).	7,784	6,403	14,187	9,72
Maladies des organes de la circulation (anévrismes, phlébites, cœur).	3,229	5.103	6,332	4,34
Maladies des organes de la respiration (angines, pleurésies, pneumonies, phthisies).	20,706	21,679	42,385	29,03
Maladies des organes de la digestion (gastro-entérites, foie, rate).	10,688	10,777	21,465	14,70
Maladies des reins et vessie (néphrites, diabètes, organes génitaux).	1,135	475	1,610	1,55
Maladies du système lymphatique (tumeurs, cancers, scrofules).	831	1,355	2.186	0,55
Maladies des os et articulations (nécroses, fractures, tumeurs blanches).	1,375	999	2,374	0,81
Maladies de la peau (yeux, érésipèles).	768	786	1,554	0.53
Maladies diverses (plaies, brûlures, hydropisies). . . .	2,188	2,812	5,000	3,42
Morts violentes (meurtres, suicides, accidents).	1,710	420	2,130	1,46
Causes indéterminées.	12,381	11,860	24,241	16,59
Vieillesse.	2,087	3,173	5,260	3,60
	73,070	72,972	146,040	

A partir de 1859, le bureau de la statistique générale a adopté un cadre nosologique plus complet, en ce qu'il contient, outre la désignation d'un plus grand nombre de maladies, les diverses catégories d'âge sur lesquelles ces maladies ont frappé.

D'après ces calculs, les affections qui prédominent sont celles des organes de la digestion :

Entérite, dysenterie, diarrhée. . . .	31,15 p. 0/0.
Phthisie pulmonaire.	17,76
Pneumonie.	10,58
Fièvre typhoïde.	10,54
Variole.	2,36

Les catégories d'âge, qui ont été le plus particulièrement atteintes par l'une ou l'autre de ces maladies, sont les suivantes :

De 0 à 5 ans, par l'entérite, la dysenterie, la diarrhée,
De 40 à 60 ans, par la pneumonie,
De 25 à 40 ans, par la phthisie pulmonaire,
De 15 à 25 ans, par la fièvre typhoïde,
De 60 ans et au-dessus, par l'apoplexie.

Les détails qui précèdent nous mettent donc à même de connaître la manière de procéder pour établir les conditions de l'état sanitaire d'une contrée, au point de vue des naissances, des décès, des maladies dominantes dans la population indigène.

Au moment de terminer cet article, nous permettra-t-on de dire quelques mots d'un projet de publication mensuelle des naissances et des décès dans la ville de Paris, au point de vue médico-hygiénique.

Dès 1852 de concert avec Trébuchet et Tholozan, nous faisions appel au bienveillant concours du Préfet de police, du Directeur général de l'assistance publique, et du Directeur de l'Observatoire, afin d'avoir les documents nécessaires pour atteindre un but qui nous paraît des plus incontestables, et qui est obtenu à Londres au moyen du *Weekly Return of births and deaths*.

Voilà les termes dans lesquels nous résumions un mémoire, qui indiquait avec précision les voies et moyens :

L'utilité d'une pareille publication ressort de ce que nous avons dit plus haut :

1° *Pour le médecin praticien :* connaissance parfaite des maladies régnantes et des agents thérapeutiques qui ont paru le plus efficaces ; attention sans cesse éveillée sur la manière d'être des affections endémiques, épidémiques ou contagieuses ;

2° *Pour l'hygiéniste :* étude précise des établissements et localités où la mortalité est plus forte, des foyers d'infection, des modifications inhérentes au genre de vie;

3° *Pour l'économiste :* bases pour l'accroissement de la population ; rapports des naissances aux décès ; relations des unes et des autres avec l'aisance et la pauvreté des masses ; durée moyenne de la vie;

4° *Pour le médecin philosophe :* notions exactes d'épidémiologie, marches de certaines épidémies et affections contagieuses, leur progression, leurs métamorphoses;

5° *Pour l'opinion en général :* enseignements sur la santé publique de la cité. Mieux vaut regarder le mal en face, pour l'attaquer directement, que de se faire illusion sur son existence, et se laisser prendre au dépourvu. L'Angleterre, ce pays par excellence des détails et des solutions pratiques, ne publie-t-elle pas dans ses journaux politiques tout ce qui se rattache à ces grandes questions.

ARTICLE II

CONSTITUTIONS MÉDICALES

Chaque saison est caractérisée par un ensemble de phénomènes météorologiques qui peuvent modifier la nature, la marche, la terminaison et le traitement des maladies.

Les anciens désignaient sous le nom de *constitution médicale*, le rapport intime qui existe entre ces influences météorologiques et les maladies régnantes. La loi qui établissait ce rapport entre les maladies annuelles et les phénomènes météorologiques, formulée dès la plus haute antiquité, a été mise hors de doute par les écrits d'Hippocrate, Galien, Huxham, Sydenham, Pringle, etc., etc.

On les a appelées aussi *constitutions épidémiques saisonnières*, parce qu'elles se montrent pendant les diverses saisons de l'année, bien que, d'après Ozanam, elles ne paraissent pas toujours dans la saison qui leur est propre.

Les médecins qui ont écrit sur les épidémies, divisent généralement l'année de la même manière que les astronomes; mais, comme la diversité des climats exerce une modification, aussi accentuée que variée, sur les constitutions épidémiques, il s'ensuit que tous ne sont pas d'accord sur le nombre des états atmosphériques qui forment la base de la météorologie des saisons.

Hippocrate en a établi quatre principales : 1° la chaude sèche ; 2° la froide humide ; 3° la froide sèche ; 4° la chaude humide ; et Raymond s'est conformé à cette division.

Ozanam en admet cinq : chaude sèche, chaude humide, froide sèche, froide humide, et tempérée.

Pour apprécier avec quelque rigueur l'influence des constitutions médicales, il faut toujours avoir présente à l'esprit cette maxime :

Non possunt præsentes morbi cognosci, nisi ex præterita temporum constitutione, nec futura divinari, nisi ex præsentium consideratione.

Hippocrate nous a légué de précieuses notions sur les espèces de maladies propres aux diverses constitutions épidémiques; malheureusement ses aphorismes ne s'appliquent le plus souvent qu'aux affections qui régnaient sous le climat de la Grèce.

Parmi les médecins du dernier siècle qui ont suivi cette voie féconde, nous citerons en première ligne : Huxham, Ramazzini, Sydenham, Lepecq de la Clôture, Geoffroy et Raymond, Delaporte, Vicq d'Azyr, Ozanam.

L'observation hippocratique doit être de toute nécessité permanente. La constitution d'une saison se composant des constitutions de chaque jour, c'est la somme de celles-ci qui doit donner le caractère de la constitution propre à chaque saison, et c'est aussi par la constitution des saisons que l'on peut déterminer la constitution de l'année entière[1]...

« Si chaque saison était régulière, dit Lepecq de la Clôture, l'année serait légitime, et elle ne deviendrait pas la source des maladies épidémiques; il n'y en aurait point. Ainsi l'excès des intempéries de chaque saison établira sa nature ou sa constitution, telles que Baillou les observa; mais l'excès d'une ou plusieurs constitutions de saisons sur les autres, et la continuité même de cet excès dans un nombre de saisons consécutives, décidera la constitution d'une ou plusieurs années. C'est de cette manière qu'Hippocrate a considéré l'état des saisons, et, depuis ce grand homme, personne n'a bien connu cette manière de voir, la plus simple, la plus naturelle, la plus féconde, la plus conforme aux vrais principes de la nature. »

« Je tiens pour certain, ajoute Sydenham, que la connaissance des saisons qui produisent les maladies, sert de beaucoup au médecin, tant pour distinguer l'espèce de la maladie que pour la guérir, et que, faute de cette connaissance, il réussit mal dans ces deux points. »

[1] « En examinant ainsi le cours des saisons avec réflexion, on prévoirait la plupart des effets que produiront leurs vicissitudes; ce sont surtout ces vicissitudes les plus considérables dont il faut se défier. Alors on ne donnera aucun purgatif sans y être forcé. On ne pratiquera ni cautérisation, ni incision dans les parties voisines du ventre, avant qu'au moins dix jours ne soient passés.

« Les vicissitudes les plus considérables et les plus dangereuses sont les deux solstices, surtout celui d'été, et les deux équinoxes, surtout celui d'automne.

« Il est des observations à l'aide desquelles on peut juger ce que sera l'année, soit malsaine, soit salubre. Si aucun dérangement ne se montre dans les signes qui accompagnent le coucher et le lever des astres, si des pluies tombent pendant l'automne, si l'hiver est modéré, ni trop doux, ni excessivement froid; si, dans le printemps et l'été, les pluies sont conformes à l'ordre de ces deux saisons, naturellement une telle année sera fort saine. » (Hippocrate.)

Les modifications physiologiques ou pathologiques de la vie, répondant à la fois aux effets de la saison et aux dispositions de l'organisme, il importe tout d'abord de nous rendre compte du mode de production des maladies annuelles.

Ne pouvant donner faute d'espace, le tableau saisissant qu'en trace Schnurrer, nous résumerons successivement, pour chaque saison, les changements que suscitent leurs diverses influences, et qui les caractérisent d'une manière spéciale.

En hiver, le fait prédominant c'est l'augmentation dans la cohésion des tissus en général. L'individu agit avec plus de vigueur au physique comme au moral. Les mouvements fluxionnaires tendent à s'établir de préférence sur les organes de la poitrine; l'éréthisme nerveux se développe. Les dispositions morbides et les maladies sont de l'ordre inflammatoire. L'hiver est un tonique auxiliaire de l'exercice et de la nourriture contre les maladies qui proviennent des saisons précédentes. « *Æstivos morbos hyems succedens solvit*[1]. » (Hip.) Au printemps, l'organisme a de la vigueur réelle, et il la manifeste. Il est disposé à diriger les efforts vers la peau; il y a expansion, dilatation dans les liquides et les solides.

[1] « Si l'hiver est austral, pluvieux et doux, le printemps boréal, sec et froid, les femmes qui se trouvent enceintes et qui sont près d'accoucher au printemps avortent, et celles qui vont jusqu'au terme, mettent au monde des enfants sans force et maladifs.

« Le reste de la population est sujet aux dysenteries et aux ophthalmies sèches.

« L'hiver étant austral, ni le sang, ni les veines, dans un corps échauffé, ne peuvent se resserrer.

« Qu'à cet hiver succède un printemps boréal, sec et froid, alors le cerveau, au moment où il devait, à l'entrée de cette dernière saison, se détendre et se purger par les coryzas et les enrouements, se condense et se resserre; et finalement, l'arrivée de l'été, l'invasion de la chaleur et le brusque changement engendrent les maladies énoncées plus haut. » (Hippocrate.)

Les maladies témoignent de cette tendance aux mouvements excentriques, par les exanthèmes et les hémorrhagies.

Au point de vue thérapeutique, on constate la bénignité des maladies du printemps et leur terminaison rapide par la seule expectation.

La pituite est en excès au printemps. « *Verè pituita magis dominatur et sanguis increscit*[1]. » (Hip.)

L'été a pour effets principaux de produire l'irritation générale de l'économie par la chaleur et la lumière qui lui sont propres.

De là, prépondérance des excrétions et défaut d'énergie des organes intérieurs; de là, débilitation successive et respiration plus fréquente pour corriger les inconvénients d'une activité moins grande de la fonction assimilatrice.

L'état morbide dominant est l'état bilieux, gastrique, avec ou sans réaction fébrile, et fréquence des complications bilieuses. « *Æstate sanguis adhuc viget, sed et bilis exaltatur.* » (Hip.)

L'été est utile quand il y a indication à une action révulsive sur le système cutané. « *Hyemales morbos æstas succedens transmutat.* » (Hip.)

Il est nuisible aux constitutions disposées à l'atonie et au névrosisme asthénique; c'est alors qu'il convient de se rappeler les conseils d'Arétée et d'Oribase :

« Il faut que les malades séjournent près des lieux frais, des fontaines et des ruisseaux ; l'évaporation tempérante qui s'y fait, la gaieté, les distractions qu'inspirent les

[1] « Au contraire, qu'à un hiver sec et boréal succède un printemps pluvieux et austral, l'été produira nécessairement des fièvres, des ophthalmies, des dysenteries. Avec un pareil printemps, il est impossible que le corps et la chair ne soient pas abreuvés d'humidité ; ainsi les fièvres les plus aiguës régneront généralement, surtout parmi les sujets phlegmatiques ; les femmes et les personnes d'une constitution très-humide seront attaquées de dysenterie. » (Hippocrate).

objets environnants, fortifient l'âme, animent les forces et rétablissent l'harmonie[1]. »

La constitution de l'automne est asthénique; elle répond à la fois et au minimum de stimulation, et au minimum d'expansion.

Les maladies de l'été se continuent en automne, et les mouvements vitaux deviennent de plus en plus excentriques.

Hippocrate, qui disait : *autumnus tabidis malus*, conseille de lui laisser le soin de guérir les maladies du printemps. « En résumé, dit Ribes, le praticien maintient l'action de la saison, ou l'amoindrit, suivant l'indication à satisfaire. Le système humain a une puissance et des moyens différents en hiver, au printemps, en été et en automne. Sachez distinguer... sachez vous appuyer sur la pratique de Broussais en hiver et au printemps, sur celle de Stoll en été, sur celle de Brown en automne[2]. »

En France, climat essentiellement tempéré, les causes qui affectent le plus communément l'organisme, se ré-

[1] « Si l'été est sec, les maladies cessent plus vite. S'il est pluvieux, elles se prolongent; les lienteries et les hydropisies s'établissent à la fin des maladies, attendu que le ventre ne se dessèche plus facilement. Si l'été, puis l'automne, est pluvieux et austral, nécessairement l'hiver sera malsain : les sujets phlegmatiques et les personnes au-dessus de quarante ans seront exposés aux fièvres ardentes, les sujets bilieux aux pleurésies et aux péripneumonies.

« Si l'été est sec et boréal, et l'automne pluvieux et austral, il y aura dans l'hiver suivant des céphalalgies, des affections graves du cerveau, des enrouements, des coryzas et même des phthisies. Si le temps, pendant l'été et l'automne, est boréal et sec, et qu'il n'y ait de pluie ni au lever de la canicule, ni à celui d'Arcturus, cette constitution est surtout favorable aux sujets phlegmatiques, aux natures humides et aux femmes, mais elle est souverainement contraire aux sujets bilieux. » (HIPPOCRATE.)

[2] « Si, au lever de la canicule, il tombe de la pluie; s'il s'élève des orages, et si les vents étésiens commencent à souffler, on peut espérer que les maladies cesseront, et que l'automne sera sain; sinon il est à craindre que beaucoup d'enfants et de femmes ne succombent aux affections régnantes, qui ont peu de péril pour les gens âgés. » (HIPPOCRATE.)

sument dans l'influence catarrhale, et c'est avec raison que Maillot admet une fièvre catarrhale.

Au point de vue des constitutions annuelles, la zone tempérée est catarrhale ; la zone froide, inflammatoire ; la zone chaude, bilieuse.

Quatre affections cardinales, dit Fuster, remplissent sur notre zone l'année médicale régulière. Nous les avons trouvées : catarrhales et bénignes au printemps ; bilieuses en été ; catarrhales et malignes en automne ; inflammatoires en hiver.

Ces éléments pathologiques se combinent dans les diverses saisons pour réaliser les constitutions correspondantes.

Voici, du reste, les résultats généraux auxquels a été conduit Fuster, et qui sont consignés dans un rapport lu par Arago et Double à l'Académie des Sciences :

« Un printemps caractérisé météorologiquement par des vicissitudes atmosphériques de toutes les sortes, participant du froid de l'hiver dans le début, et de la chaleur de l'été au déclin, doit offrir comme maladies dominantes, les affections catarrhales et inflammatoires dans la première période, les affections catarrhales et bilieuses dans la seconde. Les organes de la respiration et de la digestion en sont le principal siége.

« Pendant l'été, le développement de la chaleur fait prédominer bientôt les affections bilieuses; toutefois, comme l'été de la France, très-ordinairement variable, participe aussi plus ou moins des caractères du printemps et des caractères de l'automne, les affections bilieuses se combinent toujours à des degrés notables avec l'élément phlogistique et l'élément muqueux. Les appareils gastriques hépatique et intestinal se trouvent plus particulièrement atteints.

« En automne, le redoublement des variations atmosphériques remet en première ligne les affections catarrhales du printemps ; il y a pourtant cette grande différence que, dans le printemps, saison variable et froide, précédée d'ailleurs par l'intensité du froid de l'hiver, l'affection catarrhale marche en concurrence avec les affections inflammatoires, tandis qu'en automne, saison variable et chaude, précédée au contraire par l'été, l'affection catarrhale va conjointement avec l'affection bilieuse. Cette dernière combinaison se montre d'ailleurs fort susceptible de dégénérer dans des états graves et de revêtir des formes pernicieuses : les organes abdominaux, les intestins entre autres, souffrent plus spécialement.

« Enfin, pendant l'hiver où le froid est dominant, les affections phlogistiques prennent le dessus; et comme chez nous, avec le froid, viennent presque constamment des brouillards, des pluies, des neiges et de fortes vicissitudes atmosphériques, les affections inflammatoires vont de conserve avec les affections catarrhales et les affections muqueuses, deux modes morbides analogues, mais qui ne sont cependant point identiques. Le système sanguin, et plus encore le système muqueux de tout l'organisme, se trouvent alors le plus compromis. »

Les considérations qui précèdent, justifient l'importance de cette pensée de Rochoux :

« De tous les modificateurs dont l'homme puisse éprouver les effets, le climat est sans contredit le plus puissant; » et nous fournissent la démonstration péremptoire de cet axiome climatologique :

« Chaque pays possède un règne pathologique spécial. »

ARTICLE III

ÉPIDÉMIES

Après avoir passé en revue les diverses causes des maladies que nous appellerons normales, occupons-nous de celles que nous dirons accidentelles, parce qu'elles déterminent des affections relativement rares ou insolites, comprises dans ces deux grands groupes de maladies endémiques et épidémiques.

Que doit-on entendre aujourd'hui par ces mots : *épidémie, endémie?*

Littré a soin de nous prévenir que le mot épidémie était employé par Hippocrate pour exprimer l'étude de la constitution atmosphérique régnante.

Ambroise Paré appelait épidémie, *quand la corruption venait de l'air qui promptement fait mourir plusieurs en un instant, et en mesme région ; et* endémie, *une maladie qui est propre et familière en certains pays*[1].

« L'épidémie, dit Schnurrer, est l'époque pendant laquelle se montrent des maladies qui, dans un temps déterminé, attaquent à la fois un grand nombre d'individus de la même espèce, vivant dans les mêmes circonstances, et qui, dans leur marche générale, représentent un tableau commun et analogue à celui qu'offre la même maladie considérée chez un seul individu quand elle n'est point mortelle. »

Le temps variable durant lequel se fait sentir le *génie épidémique* (το θειον, divinum aliquid) est ce que l'on nomme *la constitution stationnaire ou fixe.* La cause la plus favorable au développement des épidémies, suivant de Humboldt, se rencontre dans un type uniforme et longtemps continué, des phénomènes météorologiques.

[1] *Œuvres complètes,* édition Malgaigne. Paris, 1841, t. III, p. 350.

Desgenettes, Larrey, Pugnet et Brayer acceptent cette proposition.

L'étude des épidémies comportant, avant tout, celle de leur étiologie, nous indiquerons, à grands traits et pour ainsi dire par des citations et des axiomes, ces causes, en les recherchant soit dans l'individu, soit au dehors de lui (*propria*, — *circumfusa*, — *Ingesta*, — *Applicata*, — *Percepta*, — *Excreta*).

Causes prédisposantes propres à l'individu. — Il y a telle épidémie qui sévit particulièrement sur les enfants, et telle autre sur les vieillards (Villermé).

Le croup sporadique est plus commun chez les enfants de deux à cinq ans; mais sous l'influence épidémique, le croup a plus de tendance à se manifester chez des individus d'un âge plus avancé (Félix Boudet).

Dans les deux invasions de choléra-morbus, les âges les plus exposés ont été la jeunesse et la virilité, surtout la jeunesse (Blondel).

La femme a une force radicale, c'est-à-dire une résistance vitale supérieure à celle de l'homme, comme le prouve sa plus longue existence.

L'épidémie de 1832 n'a pas été aussi meurtrière sur les cholériques femmes (45 0/0) que sur les cholériques du sexe masculin (47 0/0) (Blondel).

Constitution, comme dit fort bien Michel Lévy, c'est force; mais cette force, ajoute Marchal (de Calvi), s'exprime moins par la vigueur musculaire que par la résistance aux causes de destruction :

« La femme est assurément moins forte que l'homme au point de vue du dynamomètre, mais elle résiste davantage dans la lutte silencieuse que la vie soutient à chaque minute contre la mort. »

D'après Clot-Bey, les sujets délicats à tempérament

nerveux contractent plus facilement la peste, que les individus robustes à tempérament sanguin.

Les professions militaires et navales comportent certaines épidémies particulières.

L'anémie des mineurs est une épidémie professionnelle.

Doit-on admettre l'*influence de la race?*

Les Juifs, durant les épidémies, ont fourni de nombreux exemples d'immunité ; Fracastor écrit dans le récit du typhus de 1505 : *mulieres paucæ, senes paucissimi, Judæi, ferè nulli.*

Degner, historien de la peste de Nimègue, en 1736, s'exprime en ces termes :

« *Judæi omnes quantum comperire potui, plane immunes exstiterunt.* »

La prédisposition spéciale des nègres à contracter la peste est un fait aussi remarquable que rigoureusement démontré.

L'influence de l'habitude nous ramène naturellement à la question d'acclimatement.

On ne s'habitue pas au miasme paludéen ; mais à force de le respirer, il s'établit une sorte de tolérance, « en ce sens, dit Maillot, que les indigènes n'ont très-souvent que des fièvres peu graves, alors que les étrangers éprouvent les accidents les plus formidables. »

« Deux ou trois mois passés dans une épidémie violente font plus pour l'acclimatation de l'homme du Nord, entre les tropiques, que dix années de résidence dans la même localité, lorsque la fièvre jaune ne s'y présente que d'une manière sporadique » (Rochoux).

Influence des circumfusa. — Hippocrate, le premier, a étudié d'un point de vue général l'influence des circonstances météorologiques sur la production des maladies qui attaquent à la fois un grand nombre de personnes, et parmi ses titres à l'admiration des hommes, l'honneur d'avoir ouvert ce vaste horizon à l'observation est un des plus beaux.

Influences sidérales. — La Lune par son influence sur les marées ne pourrait-elle pas, en découvrant tantôt plus, tantôt moins de vases marines, à l'embouchure des fleuves, influer aussi corrélativement sur la production des effluves, et partant, sur les grandes manifestations morbides qui s'y rattachent ?

Influence de la composition de l'air. — Rien de plus précis à ce sujet, que ce que nous avons rappelé à l'article atmosphère.

Influence de la température. — « *Constituti temporis pestilens, annus austrinus et pluvius.* »

« La température chaude et humide est appelée pourrissante par Reynaud, parce qu'elle réunit les deux qualités les plus propres à favoriser la putréfaction et à infecter l'air par les produits qui en émanent ; elle accable, elle résout les forces. »

« Une température élevée, dit Double, fut toujours la condition d'existence et de propagation de toutes les contagions. »

« L'élévation de la température et une forte tension de l'électricité atmosphérique précédèrent l'apparition de la Suette dans plusieurs communes de Seine-et-Oise » (Rayer).

D'après Lind et Foderé, l'influence du froid humide sur la production du scorbut est incontestable.

Influence des eaux. — Le mélange des eaux agit sur les manifestations épidémiques.

Deleboe attribue les deux épidémies de Leyde (1667-69) au mélange des eaux de mer avec les eaux douces.

Influence des courants atmosphériques. — Elle est difficile à déterminer, car en admettant la production sur place de plusieurs épidémies, l'on ne peut pas toujours considérer comme vaines suppositions, les faits qui mettent en évidence leur parcours, leurs migrations.

Influence du sol. — « La nature géologique des terrains n'est pas sans liaison avec la production des maladies. » (Michel Levy.)

Linné, Villermé, Brocchi ont signalé la coïncidence des maladies marécageuses avec la présence de l'argile dans le sol.

Parrot et Gaillard ont vu la suette ne sévir que dans les contrées à terrain calcaire.

Neré Boubée soutient que le choléra se développe d'une manière très-constante sur les points occupés, soit par des terrains tertiaires ou d'alluvion, soit plus généralement par des roches ou des terrains meubles, friables, absorbants, susceptibles de s'imbiber pendant les pluies, et de fournir sous l'influence de la chaleur une évaporation abondande et soutenue.

Influence des saisons. — L'hiver a ralenti la marche et les effets du choléra qui a régné en 1835 dans tout le midi de la France (Reynaud).

Les épidémies paludéennes naissent sous l'influence de la chaleur, et cessent avec le froid momentanément ou définitivement.

Influence de la latitude et de la longitude. — De même que chaque pays possède son règne végétal et son règne animal caractéristique, de même il possède aussi son règne pathologique; il a ses maladies propres et exclusives de certaines autres (Boudin).

Influence de l'altitude. — Les étages des Cordillères reproduisent successivement de haut en bas, dans leurs maladies, le type phlogistique des pays froids, le type catarrhal des pays tempérés, et le type gastro-hépatique des contrées équatoriales.

Influence des ingesta. — « Je crois fermement que tout médecin doit étudier la nature humaine, et chercher soigneusement quels sont les rapports de l'homme avec ses aliments, avec ses boissons, avec tout son genre de vie, et quelles influences chaque chose exerce sur chacun[1]. »

César et Galien parlent de maladies attribuées à des grains altérés, épidémies bien constatées dans la Hesse, en Westphalie, en Silésie, en Suède; les expériences qu'on fit à ce sujet ne laissèrent aucun doute.

« Il n'est certainement pas déraisonnable de penser qu'il pourrait y avoir un rapport entre les manifestations épidémiques qui sévissent à intervalles si rapprochés, tant sur l'espèce humaine que sur les animaux, et ces grandes épiphyties, que nous voyons s'attaquer à tant d'espèces végétales. » (Marchal.)

L'usage immodéré du sel marin, la nourriture exclusive pendant longtemps avec des viandes salées ou fumées, la privation de végétaux frais, ont été rattachés à l'étiologie du scorbut épidémique.

L'intempérance, de même que l'alimentation insuffisante ou de mauvaise qualité, est unanimement signalée comme des circonstances, qui prédisposent le plus efficacement l'économie à subir l'action de ces lamentables influences.

Influence des applicata, des excreta, des gesta, des percepta — Dans les épidémies qui se rattachent aux vicissitudes physiques de l'atmosphère, il faut tenir compte des arrêts de la transpiration, par insuffisance de vêtements, de l'excès d'exercice amenant une diathèse phlogistique.

Des fatigues extrêmes tendent, par une action inverse, à imprimer à l'économie une susceptibilité spéciale.

Il existe des épidémies qui affectent les sens de la vue

[1] Hippocrate, *de l'Ancienne médecine,* 20 (œuvres complètes, trad. Littré, tome I, p. 621).

(héméralopie), et les centres nerveux (épidémies morales).

« En religion, en politique, en industrie, dit Sandras, nous verrons chaque fois l'idée nouvelle se répandre comme une épidémie. Bonne et civilisatrice, ou malfaisante et fausse, elle suit invariablement la même marche, et le principe est, en définitive, toujours jugé par ses résultats. »

Si l'on voulait déterminer les causes spécifiques des épidémies, il faudrait rechercher l'influence des miasmes paludéens sur les développements de la peste, de la fièvre jaune, du choléra. Comme cette thèse nous entraînerait trop loin de notre sujet, nous nous bornerons à citer un passage d'Ambroise Paré [1], où cette identité de provenance se trouve signalée :

« L'air se corrompt par les vapeurs putrides eslancées des entrailles de la terre, pour les corruptions qui sont en icelle, comme de corps morts, esgouts, eaux croupies et autres causes qu'avons déclarées cy devant, lesquelles le Soleil, par sa vertu, abtire en la moyenne région de l'air en temps de grandes chaleurs.

« Et pour cela, il ne se peut faire qu'à cause de l'air estant ainsi corrompu, ne s'ensuivent divers effects selon la diversité de la corruption, et de là s'engendrent plusieurs maladies épidémiaques, c'est-à-dire populaires et vulgaires... »

Pour ne pas négliger entièrement l'examen des épidémies sous le rapport de la statistique médicale et de l'économie politique, nous allons transcrire quelques-unes des vues générales développées par Villermé.

— Les épidémies sont plus ou moins rapprochées dans les différents pays, suivant qu'ils sont insalubres ou salubres, que les récoltes y sont ou non sujettes à manquer, que l'administration y est inhabile ou habile, insouciante

[1] *Œuvres complètes*, édition Malgaigne, tome III, p. 357.

ou prévoyante, que le peuple y est misérable ou aisé, et qu'il y a ou non excès de population.

— Chez les peuples civilisés, les épidémies les plus meurtrières ne diminuent la population que progressivement; elles accélèrent le renouvellement des générations et les améliorent, en emportant les débiles, les valétudinaires et les malades.

— Les épidémies diminuent de fréquence et d'intensité dans toutes les contrées qui, de la barbarie ou de l'ignorance, passent à l'état de civilisation, ou d'une civilisation imparfaite à une civilisation perfectionnée.

Voici comment Marchal de Calvi résume sa thèse de concours sur les épidémies :

« Les guerres et la famine traînant à leur suite les épidémies typhoïdes; l'insalubrité de la Terre exhalant les miasmes qui produisent les épidémies paludéennes, lymnhémiques : voilà du plus haut qu'on y puisse regarder la grande étiologie des épidémies. »

Pour connaître le nombre et l'importance des épidémies qui, de nos jours, se présentent sur la surface de l'Empire, il faudrait consulter les rapports annuels présentés par l'Académie de médecine au Ministre de l'agriculture du commerce [1].

Ceux de 1859 et 1860, rédigés par Joly, contiennent les renseignements suivants :

1859. La *dysenterie* figure en première ligne pour le chiffre et la gravité dans près des deux tiers de la France.

— La *variole* a envahi 16 départements, quelquefois avec une affligeante proportion de mortalité.

— 32 départements ont subi les atteintes de la *rougeole;* 40, celles plus meurtrières de l'*angine couenneuse* ou *diphtérie*.

[1] Voyez la collection des *Mémoires de l'Academie de médecine*. Paris, 1828-1864.

— La *fièvre typhoïde* s'est manifestée dans 32 départements; les Alpes et les Pyrénées ont le plus souffert.

1860. 58 départements ont subi les atteintes d'épidémies plus ou moins graves, dans l'ordre de fréquence et d'intensité ci-dessous indiqué.

— Les *fièvres éruptives* (rougeole, scarlatine, variole).

— La *diphtérie*, la *dysenterie*, la *fièvre typhoïde*.

— Quelques cas d'*ictère grave;* une épidémie *charbonneuse*, par voie de contagion sur 8 individus.

Une seule épidémie de *suette miliaire* dans le Var; sur une population de 11,000 âmes, 720 personnes atteintes et 97 décès en moins de trois mois.

ARTICLE IV

ENDÉMIES

La plupart des auteurs considèrent l'*endémie* comme une cause toute locale, en général fort circonscrite, qui donne naissance à des maladies particulières à certaines contrées, et qui ne s'étendent pas aux lieux circonvoisins, à moins que l'élément contagieux ne vienne s'y ajouter.

Monneret et de la Berge désignent par maladies endémiques celles qui sont propres à certains pays, dépendent de causes souvent inconnues, mais ordinairement locales, permanentes, plus actives à certaines époques qu'à d'autres[1].

« *Si ergo ex loci natura et situ morbi oriantur, illorum causa perennis manet, semperque adsunt et dicuntur endemii,* » dit Van Swieten.

[1] Chomel appelle endémiques les affections produites par un concours de causes qui agissent continuellement ou périodiquement dans certains lieux, de sorte que les maladies qui en résultent s'y montrent sans interruption, ou du moins y reparaissent à des époques fixes, en frappant, dans tous les cas, une plus ou moins grande proportion des habitants.

Deux ordres distincts de causes produisent l'endémie :

1° Les modifications hygiéniques dont le mode d'action, bien qu'il nous échappe, ne peut être révoqué en doute, puisqu'il donne lieu à des maladies d'un caractère spécial.

2° Les influences accidentelles qui reviennent à de certaines époques. Si nous voulions énumérer les causes du premier ordre pouvant donner naissance aux maladies endémiques, nous serions dans l'obligation de passer en revue toute la matière de l'hygiène ; d'ailleurs, à propos des épidémies, nous avons signalé successivement le mode d'intervention des modificateurs généraux, qui entourent l'homme en exerçant sur lui une influence nécessaire à l'entretien de la vie ; souvent il arrive que ces modificateurs dépassent dans leur action les limites de l'état physiologique, mais c'est d'une manière si lente et si graduelle que, pendant de longues années, leurs manifestations restent inaperçues ; toutefois, au bout d'un temps variable, les effets deviennent assez prononcés pour que l'on ne puisse révoquer en doute l'existence d'une cause pathogénique.

Dans le second ordre de causes, nous trouvons deux groupes distincts : les *maladies endémiques par infection* (foyers d'émanations insalubres provenant de matières animales ou végétales en putréfaction) et produisant comme type les fièvres intermittentes.

Dans l'autre sont compris les divers modificateurs qui, sous la dénomination bizarre de matière de l'hygiène, forment les maladies *endémiques par influences hygiéniques*. Il en est un certain nombre dont la cause nous est entièrement inconnue (goître, crétinisme).

C'est à l'hygiène publique qu'il appartient de faire connaître les causes d'insalubrité qui entretiennent les maladies dans certaines contrées ; c'est aux autorités à prescrire les mesures qui doivent assurer l'exécution des ordonnances que le médecin a provoquées ; enfin c'est aux habitants des villes et des campagnes à se rappeler que, de l'observation plus ou moins rigoureuse des règles de l'hygiène, dépendent leur santé, leur vie et les intérêts de leur fortune, si souvent compromis par les souffrances. A mesure que la civilisation répand ses bienfaits, les maladies endémiques deviennent plus rares ou moins meurtrières.

Voici l'énumération des principales maladies endémiques qui sévissent en France :

La suette (Seine-et-Oise, Picardie).
Le goître (Lorraine, Allier, Savoie, Alpes Maritimes, Pyrénées).
Le crétinisme (Alpes, Savoie).
Les maladies de la peau, Icthyose (côtes de la Bretagne); dartres et gale (en Champagne).
La gangrène sèche avec nécrose (Orléanais, Sologne, Romorantin).
La pustule maligne (Bourgogne).
Les convulsions du pays d'Auge (Normandie).
Le pian de Nérac (variété de lèpre).
Le malvat de Languedoc (éruption carbonculeuse).
La dipthérite (Touraine).
Les fièvres intermittentes (la Rochelle, la Basse-Bresse, la Sologne).
La pellagre (Landes, Champagne).

Les proportions déjà si étendues de ce travail ne nous permettent pas de consacrer des chapitres particuliers à chacune de ces entités morbides; nous nous bornerons à quelques réflexions au sujet de la fièvre intermittente, nous réservant d'étudier les autres dans un mémoire complémentaire.

La majorité des médecins pense que la fièvre intermittente se développe sous l'influence unique des principes morbifiques contenus dans les effluves marécageux[1].

[1] Moscati, Brocchi et Renzi ont fait de vaines tentatives pour déceler la nature intime de ce principe méphitique, pour rendre coercible l'élément véritable qui forme l'essence de l'air palustre.

Pour eux, les miasmes palustres sont produits par l'action combinée de la chaleur et de l'humidité sur les matières végéto-animales fermentescibles.

Lancisi, Torti, Pringle, Bailly, Lind, Santarelli font jouer un rôle important, dans la production des fièvres, aux alternatives de température et d'hygrométrie[1].

Nous nous rallions volontiers à leurs idées; car alors même que l'on admet l'existence du miasme, il faut reconnaître qu'il n'entre en action qu'en présence de conditions particulières :

— Variations brusques de la température ;

— Défaut d'équilibre, qui s'établit dans l'atmosphère au coucher du soleil et au lever de l'aurore ;

— Chaleur du jour ;

— Humidité de l'air due à la vapeur d'eau.

Cette thèse s'appuie sur deux ordres d'arguments.

1° La fièvre intermittente peut se produire dans des conditions autres que celles du miasme paludéen[2].

2° La fièvre intermittente peut être guérie par une médication qui n'est pas l'antipériodique.

Quelle que soit l'hypothèse que l'on adopte, il est incon-

[1] Une contrée produit les fièvres endémo-épidémiques :

1° Lorsque les substances végéto-animales fermentescibles se trouvent abondamment répandues sur son territoire ;

2° Lorsque le climat possède, avec des variations atmosphériques, des conditions de chaleur et d'humidité favorables à la putréfaction miasmatique.

[2] De faits recueillis à Florence, dans les Maremmes toscanes, en Corse, à Alger, il résulte pour nous la conviction que, d'une part, on peut observer un accès de fièvre intermittente saus trouver dans la position topographique les éléments constitutifs du miasme; de l'autre, que l'on peut respirer impunément dans la journée l'air chargé de ces effluves.

Si, dans le premier cas, l'on ne saurait invoquer que le deséquilibre de la température ; si, dans le second, l'on reconnaît que l'abaissement de la température est une condition essentielle pour la manifestation des effets pernicieux du miasme, il faudra nécessairement admettre que ces variations et ces deséquilibres jouent le rôle principal dans la production des fièvres intermittentes.

testable que les moments où l'organisme est plus sujet à l'infection fébrile sont ceux qui marquent le commencement et la fin de la nuit. Dans le milieu du jour, comme en plein minuit, le corps est réfractaire à cette action.

Nous ne saurions admettre l'antagonisme que Boudin a voulu établir entre la phthisie et la fièvre intermittente[1]; si la phthisie est plus rare dans les pays marécageux, au lieu d'invoquer une nouvelle loi de pathologie générale, il vaut mieux reconnaître que cela dépend uniquement de ces actions dérivatives qui accompagnent l'évolution de la maladie. Les graves lésions qu'engendre dans les viscères abdominaux le séjour des contrées à marécages, laissent nécessairement une certaine immunité aux poumons. Si maintenant les phthisiques à forme éréthique se trouvent mieux de l'atmosphère paludéenne, il faut en rechercher la raison dans des conditions particulières d'humidité et de température[2].

Nous ne voulons pas clore ce travail sans faire connaître d'une manière succincte et comme appendice indispensable le quatrième chapitre du traité d'Hippocrate. Après la longue étude que nous venons de faire, nous comprendrons mieux les déductions qu'il a tirées des prémisses contenues dans ces premiers chapitres. C'est à ce titre principalement que nous en recommandons la lecture. Sans doute les comparaisons qu'il établit entre les différents peuples n'ont plus autant d'intérêt pour nous; plusieurs ont disparu de la surface du globe, et

[1] L'antagonisme est le principe, en vertu duquel une diathèse ou un état morbide confère à l'organisme plus ou moins d'immunité contre certaines manifestations pathologiques.

[2] Quant à l'antagonisme, il me semble qu'on pourrait le réduire à ce plaisant axiome que si, dans une localité où règnent des maladies habituelles d'une haute gravité, nombre de gens succombent à ces maladies, il leur est humainement impossible de mourir par suite d'autres affections. (Marchal de Calvi.)

que de changements dans les limites géographiques et dans les institutions de ceux qui ont survécu aux révolutions des siècles? Les paragraphes relatifs aux Macrocéphales, aux Sauromates, aux Scythes et à leurs mœurs ne présentent plus qu'un intérêt historique.

En parcourant ces pages, il est facile de voir qu'Hippocrate s'est beaucoup exagéré le rôle qu'il assigne aux vicissitudes saisonnières pour produire dans l'organisme des différences aussi tranchées, aussi caractéristiques[1]; mais dans de pareils problèmes, il faut toujours planer au-dessus des détails, et n'arrêter sa pensée que sur les rapports généraux et sur les vues d'ensemble : Alors que nous nous trouvons en présence de portraits physiques et moraux, ayant peu ou point de ressemblance avec les types que nous avons actuellement sous nos yeux, ne perdons pas de vue l'horizon limité qui se développait autour de lui[2]. En parlant des races d'Europe, qu'il a

[1] « Là où les saisons éprouvent les vicissitudes les plus grandes et les plus frappantes, le pays est le plus sauvage et le plus inégal; là, au contraire, où les saisons ne sont pas sujettes à de grandes vicissitudes, le pays est très-uni. Les mêmes rapports s'observent chez les hommes. Les uns sont d'une nature analogue à des pays montueux, boisés et humides; les autres à des terres sèches et légères; d'autres à un sol couvert de marécages; d'autres encore à des plaines nues et arides. Car les saisons qui modifient les formes du corps sont différentes entre elles. Là où les saisons éprouvent les variations les plus considérables et diffèrent le plus entre elles, là aussi vous aurez le plus de diversités dans l'habitude du corps, dans le naturel et dans la constitution. »

[2] « Quant aux autres nations de l'Europe, elles diffèrent les unes des autres par la taille et la conformation, différences qui proviennent des changements de saisons.

« En effet, les vicissitudes sont considérables et fréquentes.

« Il est naturel que ces influences soient ressenties dans la génération, que la conformation de l'embryon varie et ne soit pas la même pour la même personne, en été ou en hiver, pendant les pluies ou pendant les sécheresses, car la conformation de l'embryon éprouve plus d'aberrations dans un climat où les changements des saisons sont fréquents. La même remarque s'applique au moral; dans de tels naturels prédominent les dispositions farouches, la rudesse et l'emportement, car les secousses fréquentes que donne le climat mettent dans le caractère la rudesse et y éteignent la douceur et l'aménité. »

préalablement comparées avec celles de l'Asie, Hippocrate nous enseigne que les habitants d'une contrée montagneuse sont d'une stature élevée, tandis que ceux d'un pays enfoncé et couvert de pâturages sont trapus, chargés de chair, à cheveux noirs et teint brun. N'est-il pas évident qu'il y a, dans ces notions, des données géographiques qui nous échappent; ces observations auraient certainement besoin de commentaires avant de pouvoir être acceptées, car dans nos contrées ces caractères ne sont ni aussi distincts ni aussi précis[1].

Sans craindre de répéter les mêmes pensées, obéissant à une conviction profonde nous dirons :

Malgré le développement de nos connaissances modernes, malgré les progrès des sciences physiques et naturelles, le traité d'Hippocrate, envisagé dans son ensemble, dans les grandes lignes qu'il trace, restera pour les générations actuelles ce qu'il a été pour les générations qui nous ont précédés, le flambeau de la climatologie, le phare lumineux de l'hygiène.

[1] « Les habitants d'une contrée montagneuse, âpre, élevée, pourvue d'eau, où les saisons passent par des variations considérables, sont d'une stature élevée et d'une constitution faite pour le travail et pour les actes de courage. Ils ont, en outre, une disposition farouche et brutale. Les habitants d'un pays enfoncé, couvert de pâturages, où règnent des chaleurs étouffantes, où soufflent les vents chauds, où les eaux potables sont chaudes, sont trapus, chargés de chair, cheveux noirs, teint brun, constitution plutôt phlegmatique que bilieuse. Le courage et l'aptitude au travail existent chez eux à un moindre degré.

« En géneral, tout ce que la terre produit est conforme à la terre elle-même. Καὶ τἄλλα τὰ ἐν τῆ γῆ φυόμενα πάντα ἀκολούθα ἐόντα τῆ γῆ. »

FIN.

CLIMATOLOGIE PRATIQUE

INTRODUCTION

Nous allons suivre, pour la partie qui constitue la climatologie pratique, l'ordre que nous avons adopté pour la climatologie théorique ; et tout d'abord il nous paraît superflu de rappeler les arguments que l'on peut invoquer en faveur de la nécessité d'avoir des observations exactes et facilement comparables entre elles.

Voici l'énumération des documents que nous avons consultés et résumés pour remplir le plus utilement possible la tâche que nous nous sommes imposée :

1° Instructions rédigées par une commission de l'Académie impériale de médecine au sujet d'une mission ayant pour objet d'étudier les séjours des stations hivernales du Midi au point de vue de leur influence sur les affections chroniques de la poitrine ;

2° Programme d'instructions sommaires rédigé par la commission scientifique du Mexique pour l'étude de la météorologie et de la physique du globe de cette contrée ;

3° Instructions pour les observateurs des stations météorologiques de la Suisse;

4° Rapport sur les instructions météorologiques à envoyer aux observateurs par E. Renou, secrétaire du comité des sociétés savantes;

5° Instruction sur les observations météorologiques à recueillir dans les hôpitaux militaires (rédigée par le conseil de santé des armées).

6° Instruction générale pour les observations météorologiques, rédigée par le comité de l'association pour l'avancement de l'astronomie, de la physique et de la météorologie;

7° Notices sur les instruments de précision. (Météorologie et chimie, par Salleron);

8° Traité d'analyse chimique par la méthode des volumes, par le docteur Poggiale.

ARTICLE PREMIER

Instructions rédigées par une commission de l'Académie impériale de médecine et approuvées par elle, renfermant les notions les plus essentielles pour déterminer la valeur d'une station au point de vue sanitaire[1].

« Ces notions sont nécessairement de deux sortes : les unes concernant les conditions physiques d'une localité, telles que sa latitude, son élévation au-dessus du niveau de la mer, son exposition vers le pôle ou l'équateur, la température, les vents et autres éléments servant à déterminer la bonté du climat.

« Les autres concernant plus spécialement l'état sanitaire de la contrée, mentionnant les maladies dominantes de la population indigène.

« Ces notions trouveraient leur complément le plus dé-

[1] Louis, Regnault, Barth, rapporteur.

sirable et la démonstration même de ce qu'il s'agit de rechercher, dans une statistique bien faite et suffisamment nombreuse de la proportion des guérisons constatées, ou des améliorations obtenues chez les malades venus d'autres localités.

« Mais on conçoit la difficulté d'une semblable statistique.

« Les notions du premier groupe doivent donner la *latitude* exacte de chaque localité. Car l'expérience apprend que les diverses localités situées sous un même degré de latitude sont loin d'être également chaudes, également salubres.

« C'est qu'en effet les *conditions climatériques* d'une station donnée dépendent d'une foule d'autres circonstances, soit locales, soit de voisinage, naturelles ou artificielles, qui influent sur la température, sur le degré d'humidité de l'air, et conséquemment sur la santé des habitants.

« C'est ainsi qu'il faut considérer successivement, dans l'appréciation de chaque localité, son altitude, sa *distance du bord de la mer*, ou d'une autre *grande masse d'eau*, sa *proximité* ou son éloignement de *hautes montagnes* couvertes de neige pendant la saison d'hiver, sa *situation* sur un plateau ou dans une plaine, sur un coteau ou dans la vallée.

« Le *degré d'inclinaison* du sol, qui donne, ou en partie, la mesure de la facilité d'écoulement des eaux pluviales.

« Son *exposition* vers l'est ou l'ouest, et surtout vers le pôle ou l'équateur.

« La *protection naturelle* qu'elle peut trouver contre les vents froids du nord ou les vents incommodes par leur violence, telle que l'existence et la disposition d'une ou plusieurs chaînes de montagnes.

« Un autre point essentiel consiste dans l'appréciation

au moins sommaire du sol sur lequel la ville est bâtie, et de la *constitution géologique* des terrains environnants.

« Cette description topographique doit considérer en outre : les *eaux naturelles courantes ;* leur nombre, leur importance ; la lenteur ou la rapidité de leur cours.

« Les eaux naturelles stagnantes, leur existence ou leur absence; l'étendue de leur surface, leur degré de proximité, leur position par rapport à la ville et aux vents dominants; la fixité ou les abaissements périodiques ou accidentels de leur niveau, en raison des émanations plus ou moins nuisibles qui peuvent en être la conséquence.

« Ce chapitre sera complété par la mention des cours d'eau artificiels, des canaux, des irrigations, l'approximation de leur étendue, de leur abondance, et l'indication des différentes sortes de cultures auxquelles ces eaux sont destinées.

« Après l'appréciation exacte de ces dispositions *géologiques*, les recherches doivent embrasser dans leurs principaux détails les *conditions météorologiques*, si variables dans les diverses localités, et qui exercent sur la santé une si grande influence. Ainsi l'on étudiera successivement la *température* de l'air, sa *pesanteur*, son degré de *sécheresse* ou *d'humidité*, et l'état général de l'atmosphère.

« Dans ce but, on devra recueillir et consigner des relevés d'observations thermométriques consciencieuses, et donnant pour une série d'années, la plus longue possible, au moins les minima, les maxima et les moyennes habituelles de la température du jour et de la nuit, spécialement pendant les six mois d'hiver, et un aperçu de la température moyenne de l'été.

« On devra de même reproduire les relevés les plus complets d'observations barométriques faites à divers moments du jour et indiquant les degrés extrêmes et les moyennes les plus habituelles de la pression atmosphérique; et consigner, en troisième lieu, les observations hygrométriques capables de donner la mesure du degré habituel de sécheresse ou d'humidité de l'air, principalement pendant les mois les plus rudes de l'année.

« Ce chapitre comprendra également le tableau détaillé ou une analyse d'observations sur le nombre comparatif des jours sereins, des jours couverts et des jours de pluie.

« Pour compléter ce dernier point il sera utile d'ajouter quelques relevés sur l'abondance des pluies, comparée à leur durée, en donnant les quantités d'eau tombée dans un temps déterminé.

« Il faudra de plus mentionner les neiges, leur quantité, leur persistance, les rosées, les brouillards, leur fréquence et leur intensité, leur étendue et leur durée.

« Ces notions météorologiques donneront aussi l'énumération des *vents habituels* ou prédominants, principalement pendant l'hiver ; l'appréciation de leurs avantages et celle de leurs inconvénients au point de vue de leur violence, des poussières et des sables qu'ils soulèvent, des émanations qu'ils apportent ou qu'ils entraînent.

« Elles se compléteront enfin par l'indication la plus exacte possible des *variations atmosphériques*, considérées sous le rapport de leurs divers éléments, et au point de vue de leurs retours plus ou moins rapprochés, de leur intensité, de leur brusquerie.

« Il serait intéressant d'ajouter aux documents qui précèdent une appréciation de la composition de l'air tant sous le rapport de ses éléments appréciables par l'analyse chimique, que sous celui de ses altérations sensibles seulement par les effets sur l'économie, et dépendant des agents impondérables qui peuvent en altérer la pureté.

« Il est quelques autres considérations encore, tirées de *la flore* d'une contrée, qui contribueront utilement à en déterminer les conditions climatériques : telles sont la constatation des plantes propres aux pays chauds qui croissent naturellement dans la localité ; l'appréciation de la beauté et de la vigueur des espèces végétales ; l'énumération des plantes méridionales cultivées et prospérant en plein air, enfin l'énonciation des cultures prédominantes dans les régions circonvoisines.

« Les notions d'histoire naturelle locale trouveront un utile complément dans l'étude des espèces animales des pays chauds, naturelles ou acclimatées dans la contrée qu'il s'agit d'apprécier.

« Viendraient ensuite l'étude et la description de la ville elle-même, comprenant la largeur et la direction des rues, l'accès plus ou moins facile qu'elles présentent aux rayons du soleil, la propreté de la voie publique, les moyens d'écoulement des eaux pluviales et ménagères, la construction des maisons d'habitation au point de vue de la salubrité.

« Dans un autre chapitre, on étudiera successivement la qualité et l'abondance des eaux potables ; les produits du sol en céréales, légumes et fruits ; la qualité du pain ; les viandes de boucherie ou autres fournies à la consommation ; les produits de la chasse et de la pêche ; les ressources alimentaires dues à l'importation et à la facilité des approvisionnements.

« On mentionnera aussi l'existence ou l'absence de certaines autres conditions d'hygiène, telles que les établissements de bains simples ou médicinaux, les gymnases ; en y joignant les ressources de la localité au point de vue des promenades, les moyens de divertissement, les cabinets de lecture.

« Les notions du deuxième groupe que nous avons admis plus haut, comprenant plus particulièrement les observations pathologiques capables de déterminer l'état sanitaire du pays, devront signaler successivement et d'une manière aussi exacte que possible l'existence ou l'absence de maladies endémiques, la fréquence ou la rareté des maladies épidémiques, la nature et la gravité de celles qui s'y montrent le plus souvent.

« Les affections sporadiques habituelles ou prédominantes, et notamment la rareté des scrofules et de phthisie pulmonaire chez les habitants du pays.

« Il serait éminemment utile de pouvoir compléter ces documents par une approximation de la durée moyenne de la vie, par des relevés statistiques sur les causes de décès et principalement sur la part proportionnelle des affections chroniques de la poitrine dans la mortalité générale.

« C'est après l'étude et la méditation approfondie de ces éléments divers, que l'on pourra utilement tirer de ces recherches quelques conclusions sur l'importance et la salubrité d'un climat donné. »

ARTICLE II

Programme d'instructions sommaires, rédigé par la Commission scientifique du Mexique[1], pour l'étude de la météorologie et de la physique du globe, de cette contrée.

Phénomènes atmosphériques. — Vents régnant aux différentes époques de l'année, au niveau du sol, dans les régions supérieures de l'atmosphère.

Durée de la saison des pluies dans les différentes localités; influence possible, sur leur production, des courants océaniques; actions souterraines; phénomènes volcaniques; tremblements de terre.

[1] Maréchal Vaillant, Faye, baron Larrey.

Dans une première étude faite à grands traits, les informations devraient porter sur ces caractères généraux. Les observations de détail, au moyen d'instruments plus ou moins précis, baromètre, thermomètre, hygromètre, pluviomètre, ozonomètre, girouettes, électroscopes, boussoles d'inclinaison et de déclinaison, ne peuvent être entreprises avec fruit que lorsqu'on aura un certain nombre de stations dont les positions auront été convenablement choisies, et dont les observateurs seront munis d'instruments comparables entre eux et d'instructions identiques.

Les informations locales à se procurer dès à présent seraient :

1° La position géographique, longitude, latitude, altitude ;

2° La description de la contrée environnante dans un rayon aussi étendu que possible, mais ne dépassant pas les limites du bassin qui renferme la localité ;

3° Le régime des rivières jusqu'à leur embouchure dans un fleuve ou dans la mer ;

4° L'exposition de la localité ; vents régnants ; leur influence sur l'état de l'atmosphère ; observations barométriques et thermométriques régulières dans les stations pourvues des instruments nécessaires ; saison des pluies ; sa durée ; saison sèche ; orages ; ouragans ; tempêtes ; éruptions volcaniques ; trépidations du sol ; aurores boréales ; déviations brusques de l'aiguille aimantée ; connexion des accidents météorologiques locaux avec ceux qui se produisent dans les contrées voisines et sur les côtes les plus rapprochées ;

5° Nature du sol et de la végétation qui le recouvre sur les montagnes, sur les coteaux, dans la plaine ; cultures existantes ; maladies régnantes ; eaux minérales au point de vue de l'hygiène ;

Pronostics locaux traditionnels annonçant les changements de temps;

6° Phénomènes célestes, éclipses, lumière zodiacale, étoiles filantes, bolides, météores lumineux, arcs-en-ciel, halos, mirage, phénomènes crépusculaires;

7° Si la localité est au bord de la mer, ajouter à ces renseignements ceux qui concernent la marine, et notamment les coups de vents, les marées extraordinaires, les raz de marée;

8° Enfin, recueillir des copies des journaux de bord des navires de l'État, des observations faites à la mer.

ARTICLE III

Instructions pour les observateurs des stations météorologiques de la Suisse.
(*Professeur* Mousson, de Zurich.)

Les observations météorologiques ne peuvent offrir une utilité réelle qu'aux conditions suivantes :

1° La conformité dans la manière de faire les observations (cadre des observations à entreprendre);

2° L'emploi d'instruments exacts et sûrs, de nature aussi semblable que possible, et ayant été vérifiés et comparés par des méthodes rigoureuses;

3° L'établissement des instruments dans toutes les stations, suivant des principes uniformes et rationnels (emplacement de l'observatoire; position des instruments);

4° La conservation des instruments, autant que possible, dans leur état primitif, pendant toute la durée des observations;

5° La notation des instruments exactement aux heures prescrites, et en suivant les mêmes préceptes détaillés;

6° La rédaction et l'élaboration ultérieure des observations suivant des règles identiques.

CHAPITRE PREMIER

LES LIEUX

ARTICLE PREMIER

COSMOGRAPHIE ET PHYSIQUE DU GLOBE

1. Différences horaires des méridiens.

La différence de longitude entre deux lieux produit une différence correspondante entre les deux heures que l'on compte simultanément dans ces deux lieux : c'est ce qu'on nomme vulgairement la différence horaire des méridiens.

15 minutes font une minute de différence de temps.

4 minutes correspondent à un degré.

4 secondes de temps à une minute de degré.

Connaissant les éléments de réduction, un voyageur muni d'une bonne montre réglée au lieu de départ saura, en arrivant au terme de son voyage, de combien sa montre avance ou retarde sur les horloges du lieu.

Supposons-le parti de Bordeaux (longitude 2° 55′ ouest) et arrivant à Lyon (longitude 2° 30′ est), la différence de longitude des deux lieux sera de 5° 25′, soit 21′ 40″; sa montre devra donc retarder de cette quantité sur l'heure de Lyon.

Dans tous les cas, la montre se trouvera en retard s'il a marché vers l'est, et en avance s'il a marché vers l'ouest.

Moyens d'avoir l'heure exacte. — Le prisme d'Amici et le dipleidoscope de Dent donnent l'heure à une ou deux secondes près. Faye donne un moyen pour avoir l'heure exacte sans aucun instrument, mais ce moyen suppose la connaissance des étoiles et la nécessité de réduire le temps sidéral en temps moyen.

Un cadran solaire bien construit donne toujours l'heure d'une manière précise.

2. Tremblements de terre.

Pour observer convenablement ce phénomène il faut noter :

1° Le jour et l'heure, à une seconde près, de sa manifestation;

2° Les accidents précurseurs qui l'accompagnent;

3° L'étendue superficielle de l'ébranlement du sol;

4° La durée et la direction des secousses (au moyen du pendule et de la cuvette sismométrique);

5° Les effets qui en résultent (désastres, renversements de maisons, de cités, etc.);

6° Les phénomènes concomitants : État de l'atmosphère (calme plat?) — Oscillations de la colonne barométrique. — Variations du thermomètre et de l'hygromètre. — Modifications des appareils magnétiques. — Apparition de météores.

ARTICLE II

GÉOLOGIE

Instructions pour l'observation des phénomènes périodiques. — Pendant que la terre parcourt son orbite annuelle, il se développe à sa surface une série de phénomènes que le retour périodique des saisons ramène régulièrement dans le même ordre.

Les phénomènes périodiques (diurnes ou annuels) se partagent en deux classes : les uns appartiennent aux sciences physiques et naturelles ; les autres sont plutôt du domaine de la statistique, et concernent l'homme vivant au milieu de l'état social.

Les phénomènes périodiques naturels sont en général indépendants des phénomènes périodiques sociaux, mais il n'en est pas de même de ceux-ci à l'égard des premiers.

Ces études doivent être faites simultanément, et avec des instruments qui rendent les résultats comparables.

Météorologie et physique du globe. — Les observations relatives au règne végétal peuvent être envisagées sous deux points de vue, suivant qu'elles s'appliquent à la période annuelle ou bien à la période diurne des plantes.

La période annuelle est l'espace de temps compris entre deux retours successifs des feuilles, des fleurs et des fruits.

La période diurne ramène l'heure du jour où s'accomplit l'épanouissement de certaines espèces de fleurs ; car de même que toutes les plantes ont des époques fixes pour leur feuillaison et leur floraison, de même certaines espèces de plantes s'épanouissent et se ferment à certaines heures du jour ou de la nuit, et sans doute toujours aux mêmes heures dans la même localité.

Observations pour la période annuelle. — Écarter indistinctement toutes les plantes annuelles et bisannuelles qui lèvent à des époques très-différentes suivant le temps où elles ont été semées.

Les plantes doivent être vivaces ou ligneuses, ne fleurissant pas toute l'année, ne donnant pas des variétés trop tranchées par la culture.

Linné, qui le premier avait compris tout le parti que l'on pourrait tirer de la météorologie appliquée au règne végétal, avait indiqué quatre termes d'observations : la feuillaison, la floraison, la fructification et la défeuillaison.

L'observation doit se faire sur des individus plantés dans un jardin bien aéré, les plantes n'étant ni abritées ni exposées à la muraille du midi.

Les arbres sylvestres devront être pris en plein champ, mais non dans des bois, qui constituent toujours des abris très-inégaux.

Voici l'énumération des phénomènes périodiques qui sont considérés comme les plus importants, par la commission météorologique de la Société générale pour l'avancement des sciences naturelles (Suisse).

Du grand nombre des phénomènes de ce genre il convient de noter l'époque des suivants, qui sont les plus importants et les plus significatifs.

a. La fonte de la neige (la disparition de la couche hivernale).

b. La première neige.

c. L'arrivée et le départ de la cigogne.

d. L'arrivée et le départ des hirondelles.

e. Première et pleine floraison du cormier (*Cornus mascula.*

f. Dernière floraison du noisetier (*Corylus avellana*).

g. Premières feuilles, feuillaison complète, première décoloration et chute accomplie des feuilles du hêtre (*Fagus sylvatica*).

h. Première floraison et moisson de l'orge hivernale et de l'orge estivale (*Hordeum vulgare*).

i. De même pour le seigle hivernal et estival (*Secale cereale*).

k. De même pour le froment d'hiver (*Triticum vulgare hibernum*).

l. De même pour l'épeautre (*Triticum spelta*).

m. Floraison et maturité des cerises (*Prunus avium*).

n. De même du poirier (*Pyrus vulgaris*).

o. De même du pommier (*Pyrus malus*).

p. Floraison et maturité de la vigne.

Il est à désirer que les observations *m*, *n* et *o* se fassent toujours sur les mêmes arbres.

Les médecins s'attacheront à décrire et à étudier les épidémies qui affectent spécialement leur contrée, en cherchant les relations qu'elles peuvent avoir avec son climat et la topographie locale.

CHAPITRE II

LES EAUX

ARTICLE PREMIER

GÉNÉRALITÉS

1. Analyse de l'eau.

C'est Lavoisier qui a démontré que l'eau est un corps composé, et que le poids du gaz hydrogène et du gaz oxygène qui se combinent, est absolument le même que celui de l'eau formée.

Lavoisier détermina la proportion des principes constituants de l'eau, en faisant passer sa vapeur sur du fer chauffé au rouge.

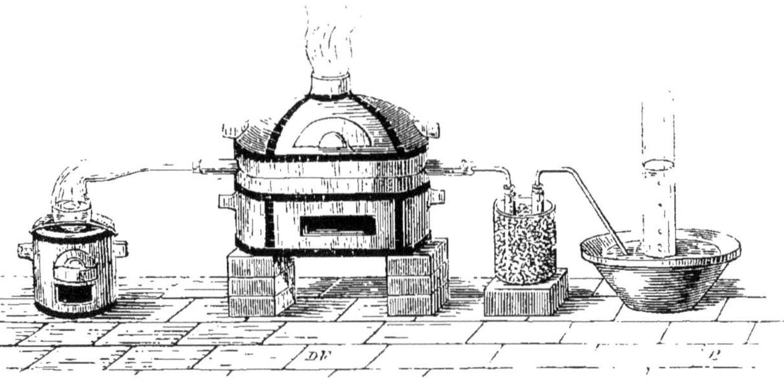

Fig. 1. — Fourneau à réverbère.

On dispose dans un fourneau long à réverbère (fig. 1) un tube de porcelaine verni intérieurement et dans lequel on a placé des fils de fer très-fins. On adapte à ce tube une petite cornue contenant de l'eau, et à l'autre extrémité un tube de verre qui s'engage dans la partie supérieure du tuyau d'un serpentin, ou qui communique tout simplement avec un tube en U plongé dans un mélange réfrigérant. A ce dernier tube on en adapte un autre, que l'on met en communication avec une cloche graduée placée sur la cuve à eau.

On élève graduellement jusqu'au rouge la température du tube de porcelaine, et l'on chauffe ensuite doucement l'eau contenue dans la cornue.

La vapeur d'eau traverse les fils de fer incandescents et se décompose. L'oxygène s'unit au fer tandis que l'hydrogène, devenu libre, se rend dans la cloche.

Lorsque l'opération est terminée, on laisse refroidir l'appareil, on pèse la cornue pour avoir la quantité d'eau qui s'est volatilisée, et l'on reconnaît les proportions d'oxygène et d'hydrogène par l'accroissement du poids des fils de fer et par le volume de l'hydrogène.

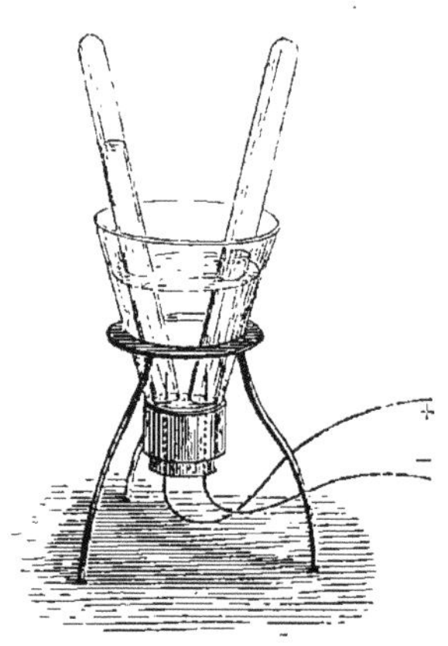

Fig. 2. — Vase de verre.

On peut déterminer plus exactement la composition de l'eau à l'aide de la pile. On met de l'eau acidulée dans un vase de verre (fig. 2), dont le fond est traversé par deux fils de platine, et l'on place au-dessus de chacun d'eux une petite éprouvette remplie d'eau acidulée. Aussitôt que l'on met chaque fil de platine en contact avec les deux fils d'une pile, les éléments de l'eau se séparent, et l'on reconnaît que le gaz qui se dégage au pôle positif est de l'oxygène, tandis que celui qui se rend au pôle négatif est de l'hydrogène.

On reconnaît également que le volume de l'hydrogène est exactement le double de celui de l'oxygène.

2. Synthèse de l'eau.

Lorsqu'on brûle au contact de l'air de l'hydrogène ou de l'oxygène, il se produit de l'eau. Si l'on veut en obtenir une certaine quantité, il faut brûler des volumes considérables de gaz oxygène et de gaz hydrogène, comme le firent Lavoisier d'une part, Fourcroy et Vauquelin de l'autre.

Pour mesurer exactement le volume des gaz, et déterminer par conséquent la proportion des principes constituants de l'eau, il faut faire usage de l'eudiomètre.

Les gaz doivent être purs ; l'oxygène se prépare avec le chlorate de potasse fondu, et l'hydrogène avec le zinc purifié.

On mesure exactement les deux gaz, et on les introduit dans un eudiomètre ; en faisant passer dans le mélange une étincelle électrique, la combinaison a lieu aussitôt.

On démontre ainsi que l'eau est formée de 1 volume d'oxygène et de 2 volumes d'hydrogène.

La méthode si précise de Dumas pour reconnaître par la synthèse la composition en poids de l'eau, consiste à réduire par le gaz hydrogène pur un oxyde métallique, tel que l'oxyde de cuivre, à peser l'eau qui s'est formée, et à déterminer la perte de poids que subit l'oxyde de cuivre, pour avoir le poids de l'oxygène.

La différence entre le poids de l'eau et celui de l'oxygène, donne la quantité de l'hydrogène qui s'est combiné avec l'oxygène.

Dumas démontre ainsi que l'eau est formée en équivalents, de 1 équivalent d'oxygène = 100, et de 1 équivalent d'hydrogène = 12,50.

Le gaz de la pile, c'est-à-dire le mélange de 1 volume d'oxygène et 2 volumes d'hydrogène, qu'on obtient en décomposant l'eau par la pile, est fréquemment employé dans les expériences eudiométriques. Mais ce mélange, tel qu'on le prépare ordinairement, laisse toujours après la détonation un petit résidu.

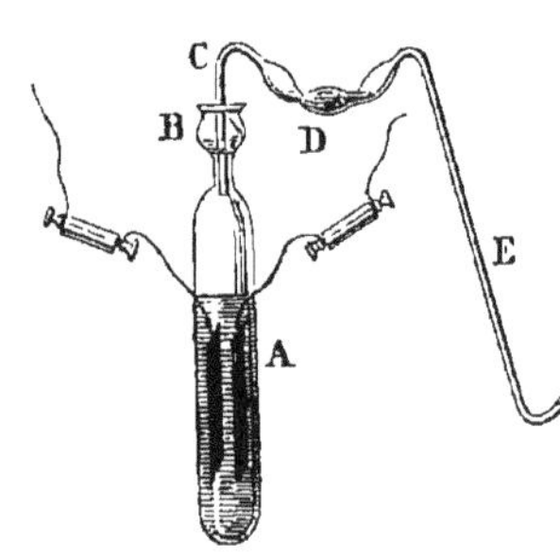

Fig. 3. — Voltamètre Bunsen.

Le voltamètre Bunsen (fig. 3) permet de l'obtenir en proportions telles, que les deux gaz se combinent intégralement, sans que ni l'un ni l'autre soient en excès.

3. Eudiomètre de Volta.

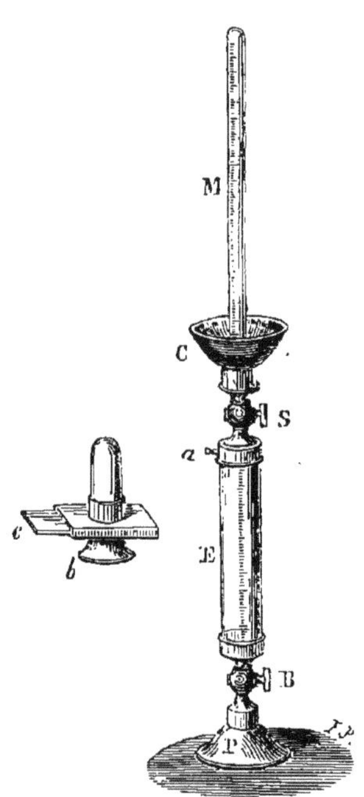

Fig. — Eudiomètre de Volta.

C'est un cylindre en verre E (fig. 4) divisé, à parois très-épaisses, destiné à renfermer le mélange gazeux. Aux deux extrémités sont adaptées des montures en cuivre, dont chacune est munie d'un robinet B, S, et d'une cuvette P et C.

Au fond de la cuvette supérieure C se visse un tube gradué M, d'un diamètre beaucoup plus petit que l'eudiomètre.

a est une petite tige de laiton qui traverse le verre; une autre tige s'élève verticalement dans l'axe du cylindre jusqu'à une très-petite distance de la tige *a*.

C'est par l'intervalle laissé entre l'une et l'autre, qu'on fait passer la décharge électrique.

La mesure à coulisse *c*, imaginée par Cavendish, et dont on se sert pour mesurer les gaz à introduire dans l'eudiomètre, est un tube jaugé de 50 centimètres cubes, dont l'orifice est fermé par une soupape ou obturateur à coulisse, glissant dans une monture en laiton. On ouvre cette soupape, on remplit le tube d'eau, puis on le place sur une cuve à eau, en faisant pénétrer le bec du tube à dégagement de gaz dans l'entonnoir *b*.

Lorsque le gaz a entièrement remplacé l'eau, on ferme la soupape, on renverse le tube sous la cuvette P de l'eudiomètre, préalablement rempli d'eau lui-même ; on ouvre de nouveau la soupape et le gaz monte dans le cylindre.

On fait passer de cette manière, d'un appareil dans l'autre, les volumes convenables de gaz à analyser, et de gaz comburant ou combustible.

Les gaz étant introduits dans l'eudiomètre et les robinets fermés, on détermine la combustion par la décharge électrique ; on rouvre le robinet B pour laisser rentrer l'eau de la cuve ; on remplit d'eau le tube gradué, on le visse sur la cuvette supérieure C, qui contient aussi de l'eau, et l'on rouvre le robinet S ; le résidu gazeux passe alors dans le tube gradué.

On enlève celui-ci en le fermant avec le doigt, et on le plonge dans la cuve à eau jusqu'à coïncidence du niveau de l'eau contenue dans cette cuve, avec celui de l'eau restée dans le tube.

On a ainsi le volume exact du résidu gazeux à la pression actuelle de l'atmosphère.

4. Analyse de l'eau par l'hydrotimétrie.

L'hydrotimétrie est une méthode d'essai destinée à reconnaître la bonne qualité des eaux, et notamment à déterminer la quantité de sels de chaux et de magnésie qu'elles contiennent.

La liqueur normale de Boutron et Boudet est une dissolution de savon dans l'alcool étendu, titrée de telle sorte que 2 centimètres cubes et 4 dixièmes de cette liqueur fassent mousser, après l'agitation, 40 centimètres cubes d'eau, contenant en dissolution 1 centigramme de chlorure de calcium fondu.

On entend, par degré hydrotimétrique des eaux, la quantité de savon qu'elles neutralisent par litre.

Cette analyse exige particulièrement l'emploi d'une burette désignée sous le nom d'hydrotimètre (fig. 5), d'un flacon d'essai (fig. 6) de la capacité d'environ 60 centimètres cubes, jaugé à 10, 20, 30, 40 centimètres cubes, d'un flacon contenant la liqueur hydrotimétrique titrée.

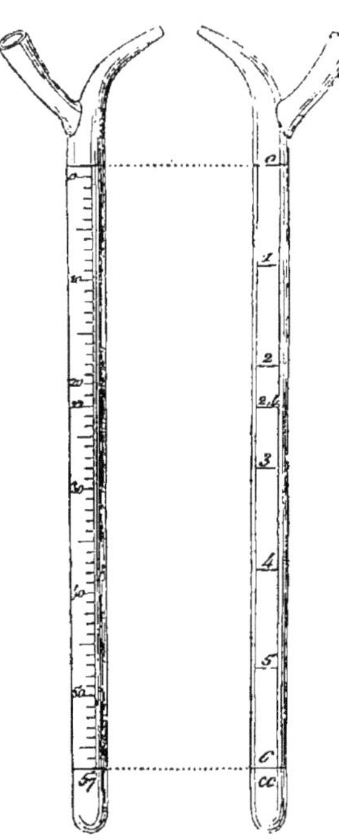

Fig. 5. — Hydrotimètre.

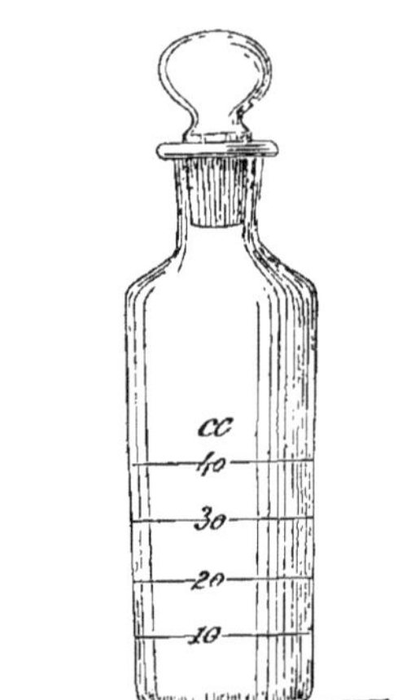

Fig. 6. — Flacon d'essai.

Pour essayer une eau, on en prend avec le flacon gradué 40 centimètres cubes ; on y verse goutte à goutte la liqueur savonneuse titrée, et on agite de temps en temps pour s'assurer si elle produit une mousse qui se maintient au moins pendant dix minutes.

On lit alors sur la burette le nombre de divisions que l'on a employées pour former la mousse, et l'on a ainsi le degré hydrotimétrique de l'eau essayée.

Le degré hydrotimétrique d'une eau représente approximativement le poids en centigrammes, des sels de chaux et de magnésie contenus dans un litre d'eau.

Voici la série des opérations qu'il faut exécuter pour obtenir ce résultat :

1° On détermine le degré hydrotimétrique de l'eau par le procédé précédent.

2° On précipite la chaux par l'oxalate d'ammoniaque; on filtre, on mesure 40 centimètres cubes de liqueur filtrée, et on prend le degré.

3° On fait bouillir l'eau pour précipiter le carbonate de chaux ; après le refroidissement, on rétablit avec de l'eau distillée le niveau primitif, on filtre et l'on cherche le degré hydrotimétrique.

4° On élimine par l'oxalate d'ammoniaque les sels de chaux qui n'ont pas été précipités par l'ébullition ; on filtre et l'on fait encore une expérience hydrotimétrique.

Le degré obtenu dans la troisième opération doit être diminué de 3 degrés, en raison de la solubilité connue du carbonate de chaux dans l'eau.

Le premier essai donnera le chiffre des sels terreux contenus dans l'eau essayée; le deuxième, les sels de magnésie et d'acide carbonique qui restaient dans l'eau après la séparation de la chaux.

Le troisième, les sels de magnésie et de chaux autres que les carbonates ; et le quatrième, les sels de magnésie qui n'ont été précipités ni par l'ébullition, ni par l'oxalate d'ammoniaque.

Connaissant le chiffre qui représente les sels de chaux et de magnésie, il suffira de le retrancher du degré hydrotimétrique de l'eau à l'état naturel, pour avoir la proportion d'acide carbonique.

A défaut d'hydrotimètre, on peut simplifier cette détermination des sels terreux de la manière suivante :

Si, après avoir versé de l'azotate de baryte dans l'eau à essayer, le liquide reste limpide, on peut affirmer que l'eau ne contient pas de sulfates, tandis que le trouble plus ou moins sensible que font naître dans l'eau quelques gouttes d'azotate d'argent, donne une preuve certaine de la présence d'une certaine quantité de chlorure.

5. Filtrage des eaux.

Dans tout système de filtrage, il faut se préoccuper avant tout de la nature de la matière filtrante : celle-ci doit être inerte, neutre, exerçant une action mécanique sur les matières en suspension.

Arago a reconnu que les filtres à pression garnis de sable donnent une eau suffisante en tout temps, surtout avec les fontaines, en pierre ou en grès, que l'on retrouve dans les maisons de Paris.

Grimaud de Caux propose d'obtenir d'une manière économique et sûre la clarification des eaux par l'installation de réservoirs situés au haut des maisons, mis en communication avec un filtre à pression, toujours en charge, mais qui ne fonctionne qu'au fur et mesure des besoins, et par intervalles.

Pour obtenir la fraîcheur de ces eaux, Grimaud propose d'utiliser, au moyen d'appareils simples et peu coûteux, la température constante des caves de Paris (8° à 9° centigr.).

Les galeries filtrantes de Toulouse et de Grenoble ont été construites à l'imitation des sources naturelles : l'eau, en traversant des bancs de sable, s'y dépouille de ses impuretés ; seulement, à la longue, ces impuretés bouchent les interstices qui existent entre les particules de sable, et rendent le banc imperméable.

Le meilleur procédé pour recueillir l'eau de pluie, c'est la citerne vénitienne, en se conformant à l'adage de la ville des lagunes : *Aqua battuta, aqua migliore.*

ARTICLE II

EAUX COURANTES

Malte-Brun définit ainsi les diverses dénominations que nous donnons aux eaux courantes :

Les ruisseaux sont formés de petits courants plus ou moins tranquilles, ayant pour origine les épanchements des sources et les écoulements des glaciers en fonte.

Les eaux des grandes pluies se précipitent avec plus ou moins de rapidité, et sillonnent les flancs des montagnes par des *torrents* impétueux et vagabonds.

La réunion de ces courants forme des *rivières* qui suivent la pente du terrain, et se réunissent dans un grand canal du nom de fleuve, portant à l'Océan le tribut de la terre.

Les *fleuves* forment avec les montagnes des lignes de partage, qui deviennent souvent les limites des empires. Le débit d'un fleuve dépend de la largeur et de la profondeur de son lit ; son développement résulte et de la distance entre la source et l'embouchure, et du nombre de ses tributaires ou de ses ramifications.

Les débris que les fleuves détachent des terrains qu'ils traversent sont entraînés dans les plaines, là où commence leur cours inférieur.

Si la pente devient de moins en moins sensible, le mouvement du fleuve se ralentit à mesure qu'il approche de l'Océan ; ses eaux abandonnent alors le sable et les fanges qu'elles charriaient ; le lit du fleuve s'exhausse, et c'est ainsi que se produisent *les atterrissements*, *les deltas*, *les barres de sable*.

ARTICLE III

EAUX SALÉES

On appelle *ressac* le choc violent de la marée montante, alors qu'elle frappe le rivage d'une manière continue, et avec une force incroyable.

Si les vagues poussées par le reflux rencontrent des obstacles, elles donnent lieu à des *tourbillons*, à des *gouffres*. (Charybde et Scylla sur le détroit de Messine ; tourbillon d'Euripe près de l'île d'Eubée.)

L'effet combiné des marées et des tourbillons produit le terrible phénomène des *raz de marée*, si redouté des navigateurs.

Une série de lames profondes et tourbillonnantes saisissent alors les vaisseaux par la quille, les font pirouetter sur leur axe et les renversent.

Au moment où la commotion se prépare, le baromètre baisse d'une manière notable, et la mer commence par se retirer du rivage.

ARTICLE IV

ANALYSES D'EAUX MINÉRALES

Toute analyse d'eau minérale se compose de trois parties distinctes :

1° De l'analyse qualitative, c'est-à-dire les propriétés physiques de l'eau, faite sur place au point d'émergence;

2° De l'analyse quantitative, c'est-à-dire la densité et la quantité exacte de chacun des principes constitutifs;

3° De l'analyse systématique ou hypothétique.

Les procédés qui la constituent ont pour but de convertir par le calcul, en combinaisons solubles, les acides, les oxydes et les corps simples contenus primitivement dans une eau minérale.

Nous devons mentionner aussi l'analyse spectrale, qui est destinée à jouer un très-grand rôle en hydrologie.

1. Eaux sulfurées.

(PREMIÈRE CLASSE.)

SULFURÉES SODIQUES. — Saint-Honoré, — Luchon, — Cauterets, — Baréges, — Saint-Sauveur, — Eaux-Bonnes, — Amélie-les-Bains, — Pietrapola, — Guagno, — Guitera, — Eaux-Chaudes, — Ax, — Le Vernet, — Moltig, — Challes, — Aix.

SULFURÉES CALCIQUES. — Cambo, — Allevard, — Enghien, — Pierrefonds, — Euzet.

Sulfhydrométrie. — Dupasquier a proposé de doser le soufre renfermé dans les eaux minérales, en déterminant la quantité d'iode nécessaire pour décomposer le principe sulfureux. L'iode se combine avec l'hydrogène sulfuré et les sulfures pour produire de l'acide iodhydrique et un iodure métallique, tandis que le soufre isolé se sépare et se précipite.

Connaissant la quantité d'iode employée pour produire la décomposition du principe sulfureux, on détermine combien cette quantité de réactif représente de soufre, puisque le soufre et l'iode se substituent équivalent à équivalent dans les composés de même ordre.

Le procédé de Dupasquier consiste à verser goutte à goutte une dissolution alcoolique d'iode dans un quart de litre d'eau minérale à laquelle on a préalablement ajouté quelques gouttes d'une solution aqueuse d'amidon[1].

Tant que le sulfure n'a pas été entièrement décomposé, la couleur bleue n'apparaît pas ; mais aussitôt que la dernière molécule du composé a disparu, la plus minime trace d'iode restée libre suffit pour développer la coloration bleue, indice certain que la décomposition est complète.

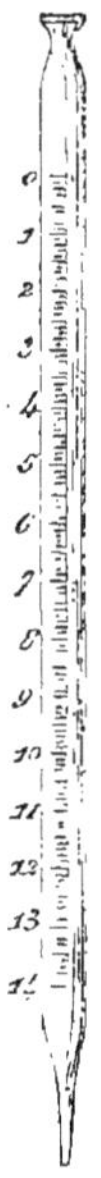

Les instruments et les réactifs nécessaires au dosage du soufre sont le sulfhydromètre (fig. 7), un flacon pour la teinture d'iode, divers petits flacons contenant chacun 2 grammes d'iode, un vase en verre d'un quart de litre, une capsule en porcelaine, de l'alcool et de l'amidon.

Fig. 7. Sulfhydromètre.

Dupasquier a donné le nom de sulfhydromètre (fig. 7) à un tube de verre gradué destiné à mesurer la teinture d'iode. Ce tube, d'un diamètre intérieur de 3 à 4 millimètres, a 25 à 30 centimètres de longueur ; il est effilé à l'une de ses extrémités, évasé à l'autre[2].

Ce tube est divisé en degrés d'un demi-

[1] Filhol substitue à la liqueur de Dupasquier une solution de 10 grammes d'iode, et 12 grammes 5 d'iodure de potassium dans une quantité d'eau distillée suffisante pour former un demi-litre.

Cette solution aqueuse s'altère moins facilement, et son coefficient de dilatation est aussi moindre.

[2] Il vaut mieux se servir de la buvette divisée en centimètres cubes et en dixièmes de centimètres cubes ; plus commode et plus sûre dans ses résul-

centimètre cube et en dixièmes de degré. (La capacité d'un tube divisé en 30 degrés est de 15 cent. cubes.)

Flacon pour la teinture d'iode (fig. 8). — (2 grammes d'iode pur et sec dans 100 centimètres cubes d'alcool à 90°.) Le trait circulaire que l'on voit près du col indique le point où doit affleurer l'alcool pour la préparation de 100 centimètres cubes de teinture.

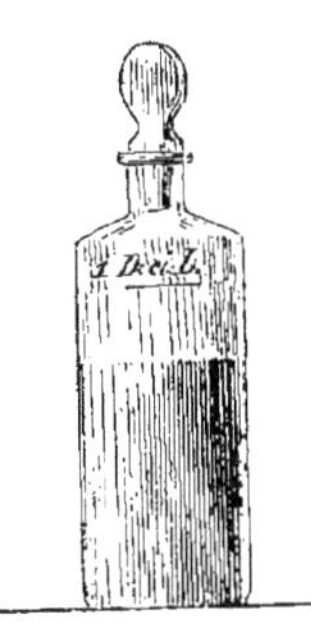

Fig. 8. — Flacon pour la teinture d'iode.

Il est indispensable de corriger à l'aide de tables *ad hoc* l'erreur causée par la dilatation ou la contraction de la teinture d'iode.

Flacon contenant la solution aqueuse d'amidon. — Cette solution doit être presque limpide. Pour la préparer, on délaye dans l'eau 1 gramme d'amidon, on y ajoute de l'eau bouillante et l'on entretient l'ébullition pendant quelques minutes.

Vase en verre contenant 250 *centimètres cubes d'eau jusqu'au trait circulaire, et destiné à mesurer l'eau sulfureuse.* — Lorsque l'opération est terminée, on lit sur le sulfhydromètre la quantité de teinture d'iode qu'on a employée. On aura ainsi le poids de l'iode, et, par le calcul, on trouvera celui du soufre, de l'acide sulfhydrique et des sulfures.

Au contact des réactifs ordinaires de la chimie, les eaux sulfurées se comportent de la manière suivante :

Le papier bleu de tournesol ne subit pas de changement de couleur dans les eaux sulfurées sodiques; mais dans les eaux sulfurées calciques il est quelquefois rougi, par

tats. (Poggiale, *Traité d'analyse chimique par la méthode des volumes*, Paris, 1858, page 187).

suite de la présence de l'acide sulfhydrique libre et des bicarbonates.

Le papier rouge de tournesol est souvent ramené au bleu dans les eaux sulfurées sodiques, celles-ci contenant du monosulfure de sodium, qui possède une réaction alcaline.

Le papier d'acétate de plomb, les solutions de *plomb* et d'*argent*, produisent avec toutes les eaux sulfurées, des colorations et des précipités noirs de sulfures.

Le tannin et les cyanures de potassium et de fer ne donnent généralement lieu à aucun précipité, les eaux sulfurées étant peu riches en sels de fer.

L'acide oxalique a une action peu appréciable avec les eaux sulfurées sodiques, tandis qu'il se forme un dépôt d'oxalate de chaux avec les sulfures calciques.

Avec le *chlorure de baryum* le précipité de sulfate de baryte, peu apparent dans les sulfurées sodiques, est au contraire très-notable dans les sulfurées calciques.

2. Eaux chlorurées.

(DEUXIÈME CLASSE.)

CHLORURÉES SODIQUES. — Eau de la Mer, — Salins, — Néris, — la Bourboule, — Saint-Nectaire, — Balaruc, — Tercis, — Lamotte-les-Bains, — Bourbonne.

CHLORURÉES SODIQUES BICARBONATÉES. — Bourbon-l'Archambault, — Bourbon-Lancy, — Luxeuil, — Hammam-Mescoutine, — Hammam-Mélouane.

CHLORURÉES SODIQUES SULFUREUSES. — Uriage, — Aix-la-Chapelle.

Les eaux qui nous occupent, au contact des réactifs, se comportent à peu près de la même manière que les eaux bicarbonatées et sulfatées.

Papier bleu de tournesol. — Coloration rouge, toujours très-peu intense.

Papier d'acétate de plomb. — Coloration nulle, à moins qu'il ne se rencontre de l'acide sulfhydrique.

Teinture de noix de galle et dissolution de tannin. — Réaction nulle ou à peu près.

Potasse et ammoniaque. — Précipité blanc de carbonates de chaux et de magnésie.

Chaux et baryte. — Précipité blanc de carbonates de chaux et de baryte, et de sulfate de baryte.

Acides minéraux. — Ces réactifs dégagent le plus souvent de l'acide carbonique ; avec les eaux franchement chlorurées, le dégagement est nul, parce que le gaz carbonique se redissout dans la masse du liquide.

Acide oxalique. — Précipité blanc plus ou moins apparent d'oxalate de chaux.

Nitrate d'argent. — Précipité blanc très-abondant de chlorure d'argent.

Exposées à l'action de la chaleur, les eaux minérales chlorurées dégagent le plus souvent de l'acide carbonique et du gaz azote et oxygène.

La concentration du liquide produit un dépôt, dans lequel on constate du carbonate et du sulfate de chaux, et du carbonate de magnésie.

Eaux de chaux et de baryte. — Précipités blancs de carbonates de chaux et de baryte, de sulfate de baryte, et quelquefois de silicates de ces bases.

Cyanure rouge. — Coloration, et ensuite dépôt de bleu de Prusse avec les eaux dites ferrugineuses.

Nitrate d'argent. — Dépôt blanc très-abondant, qui se redissout en partie par l'acide nitrique. Dans ce cas, le carbonate et le sulfate d'argent sont décomposés, tandis que le chlorure d'argent est complètement insoluble.

Le procédé de Gay-Lussac pour apprécier la richesse des chlorures repose sur la propriété que possèdent le chlore et l'acide arsénieux, mis en présence en certaines proportions, de se combiner et de se neutraliser réciproquement, de telle sorte que le chlore perd complétement sa vertu décolorante, qui ne reparaît que lorsqu'on ajoute au mélange un excès de gaz.

Les instruments nécessaires pour la pratique de ce procédé sont (fig. 9) :

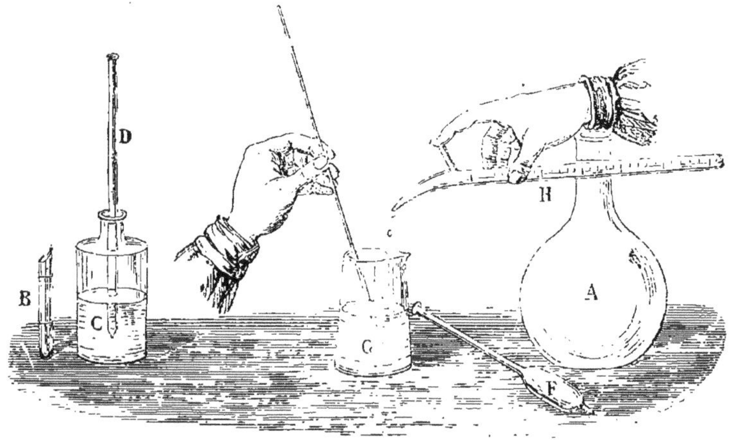

Fig. 9. — Procédé de Gay-Lussac.

A, carafe jaugée de la capacité d'un litre.

G, vase à saturation.

F, pipette jaugée à 10 centimètres cubes.

D, autre pipette de 5 centimètres cubes divisée en centimètres cubes.

B, tube fermé par un bout et jaugé à 10 centimètres cubes.

H, burette de 25 centimètres cubes subdivisés chacun en dix parties égales, le 0 occupant le haut de l'échelle.

C, flacon bouché à l'émeri, renfermant la liqueur d'essai toute préparée.

Un autre flacon, rempli de solution de sulfate d'indigo.

Essai d'un chlorure de chaux. — On en dissout 10 grammes dans un litre d'eau, on en remplit la burette H.

On met dans G 10 centimètres cubes de liqueur normale arsénieuse, faiblement colorée avec l'indigo, et l'on y verse peu à peu le chlorure de la burette, jusqu'à ce que la teinte bleue disparaisse entièrement. On lit alors le nombre de centimètres cubes et de leurs subdivisions qu'il a fallu employer pour arriver à ce résultat, et une table dressée *ad hoc* donne le titre correspondant à ce nombre.

3. Eaux bicarbonatées.

(TROISIÈME CLASSE.)

BICARBONATÉES SODIQUES. — Vichy et son bassin (Hauterive, Cusset, Saint-Yorre), — Vals, — Saint-Alban, — Châteauneuf, — Chaudesaigues, — Janzat, — Vic-sur-Cère, — Vic-le-Comte, — Soulzmatt, — Saint-Martin-de-Fenouilla.

BICARBONATÉES CALCIQUES. — Pougues, — Chateldon, — Saint-Galmier, — Fonsanche, — Celles, — Clermont, — Renaisson, — Alet, — Condillac, — Rosheim.

BICARBONATÉES MIXTES. — Royat, — Rouzat, — le Chambon, — Avène, — Evian, — Lemonestier de Clermont.

Caractères chimiques. — Soumises à l'action de la chaleur, les eaux minérales bicarbonatées commencent, longtemps avant l'ébullition, par dégager du gaz acide carbonique, ensuite de l'oxygène et de l'azote.

Papier bleu de tournesol. — Coloration rouge d'autant plus prononcée que l'acide carbonique est en plus grand excès.

Teinture de campêche. — Coloration cramoisie due à la présence des bicarbonates.

Papier d'acétate de plomb. — Coloration nulle, à moins que les eaux ne contiennent des traces d'hydrogène sulfuré.

Teinture de noix de galle et solution de tannin. — Coloration nulle si elles sont absolument privées de fer. Dans le cas contraire, le liquide acquiert une teinte brune ou violacée.

Acides minéraux. — Dégagement de gaz carbonique avec les eaux riches en principes minéralisateurs. Dans celles, au contraire, qui ne sont saturées que d'une petite quantité de bicarbonates, l'acide carbonique mis en liberté se dissout.

Acide oxalique. — Dégagement d'acide carbonique et formation d'un précipité blanc plus ou moins abondant d'oxalate de chaux.

Potasse et ammoniaque. — Ces réactifs, ajoutés peu à peu, donnent dans le premier instant un précipité blanc de carbonates de chaux et de magnésie, qui se redissout ensuite à la faveur de l'excès d'acide carbonique. En continuant l'action des réactifs, le dépôt devient permanent. Avec les eaux très-ferrugineuses, il se précipite en outre de l'oxyde de fer.

Appareil Wurtz pour le dosage de l'acide carbonique (fig. 10). — A est le ballon où l'on met la substance carbonatée; B est un second ballon contenant de l'acide sulfurique; C est un tube soudé au sommet du ballon A et qui vient déboucher au fond du ballon B.

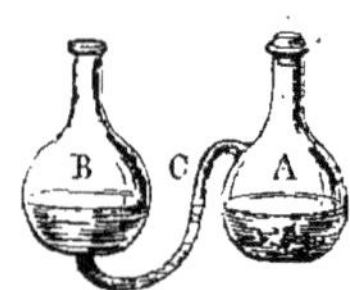

Fig. 10.
Appareil de Wurtz.

On pèse d'abord l'appareil; on souffle par le ballon B pour faire passer l'acide sulfurique en A, jusqu'à ce que tout l'acide carbonique, chassé par le tube C, ait traversé le ballon B, où il se dessèche.

On pèse de nouveau lorsque l'appareil est refroidi.

4. Alcalimétrie.

L'alcalimétrie est une opération qui a pour objet la détermination de la quantité réelle d'alcali contenue dans les potasses et les soudes du commerce.

C'est à Descroizilles qu'est due l'invention d'un procédé ingénieux basé sur la propriété chimique des alcalis, de se neutraliser réciproquement, en se combinant suivant certaines proportions avec des acides.

Descroizilles se sert de l'acide sulfurique ordinaire, marquant 66° à l'aréomètre Baumé.

Son appareil consiste en une petite éprouvette à pied (fig. 11), d'une capacité de 50 centimètres cubes, divisés en 100 parties ou degrés. Le 0 est à la partie supérieure. A la treizième division est marqué un trait qui indique le volume occupé dans le vase par 80 grammes d'acide sulfurique. C'est en effet cette quantité d'acide qui, étendue d'eau de manière à former 8 décilitres de liquide, constitue la liqueur d'essai ou liqueur normale. Cette liqueur étant ainsi préparée, on pèse exactement, avec le poids alcalimétrique joint à l'appareil, 10 gr. de la potasse ou de la soude à essayer; on les fait dissoudre dans un décilitre d'eau, et l'on opère sur la moitié de cette solution mesurée dans l'éprouvette graduée. L'autre moitié est réservée pour une seconde opération vérificative de la première. On remplit l'éprouvette de liqueur acide, qu'on verse goutte à goutte dans la solution alcaline, jusqu'à ce que celle-ci cesse de verdir le

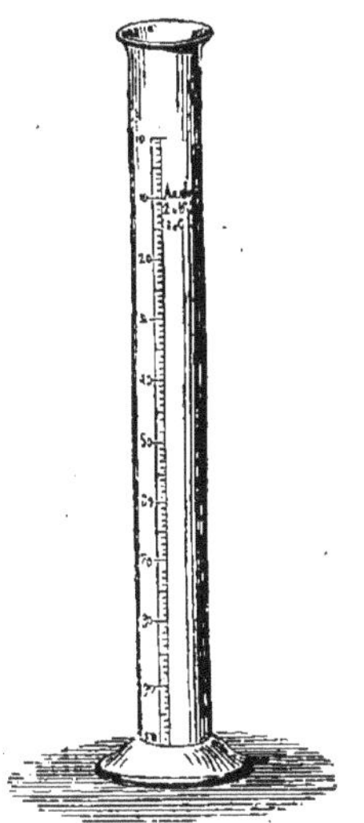

Fig. 11.
Appareil Descroizilles.

sirop de violettes ou de ramener au bleu le papier de tournesol rougi par un acide. Le nombre de degrés de l'alcalimètre, c'est-à-dire de demi-centimètres cubes de liqueur normale, employé pour saturer la solution alcaline, donne le *degré alcalimétrique* de la potasse ou de la soude essayée.

Le degré alcalimétrique, tel qu'on l'obtient par le procédé de Descroizilles, représente seulement la quantité d'acide sulfurique que l'alcali peut saturer.

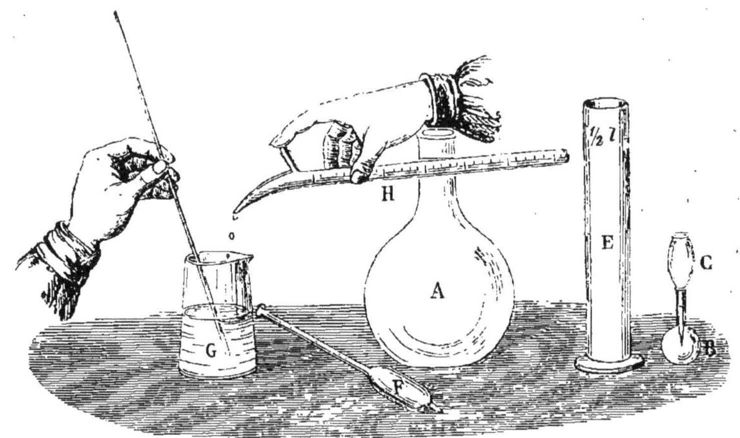

Fig. 12. — Alcalimètre et acidimètre de Gay-Lussac.

La méthode Gay-Lussac fournit un moyen prompt et facile d'obtenir le titre pondéral d'un alcali, c'est-à-dire la proportion de soude ou de potasse pure qu'il contient.

5. Eaux sulfatées.

(QUATRIÈME CLASSE.)

SULFATÉES SODIQUES. — Chatel-Guyon, — Evaux, — Plombières, — Bains (Vosges) et Miers.

SULFATÉES CALCIQUES. — Bagnères de Bigorre, — Encausse, — Ussat, — Aulus, — Capvern, — Siradan, — Propiac, — Lemonestier de Besançon, — Bagnoles, — Saint-Amand, — Posay.

SULFATÉES MAGNÉSIQUES. — Montmirail, — Soulieux, — Sermaize.
SULFATÉES MIXTES. — Barbazan, — Dax, — Vittel, — Contrexeville, — La Gadinière.

Voici les caractères les plus saillants qu'elles présentent avec les réactifs ordinaires. Comme elles sont presque toujours saturées d'acide carbonique libre, elles rougissent le *papier bleu de tournesol*. Cependant ce réactif est sans action, ou à peu près, sur les eaux sulfatées thermales.

Le papier d'acétate de plomb ne se colore en jaune ou en brun que dans celles qui contiennent accidentellement de l'acide sulfhydrique.

La teinture de noix de galle, les *cyanures de potassium et de fer* colorent en violet et en bleu les eaux sulfatées les plus riches en fer.

L'alcool, lorsque les eaux sont très-minéralisées par du sulfate de chaux, les trouble notablement en précipitant du sulfate calcaire.

Le chlorure de baryum est le réactif principal des eaux sulfatées. Toujours il détermine un dépôt abondant de sulfate de baryte.

L'oxalate d'ammoniaque détermine dans les eaux les plus riches en sulfate de chaux un dépôt très-notable d'oxalate de chaux.

6. Eaux ferrugineuses.

(CINQUIÈME CLASSE.)

FERRUGINEUSES BICARBONATÉES. — Neyrac, — Silvanès, — Lamalou, — Barbotan, — Orezza, — Bussang, — Soultzbach, — Château-Gontier, — Passy, — Auteuil, — Forges, — Saint-Denis-les-Bois, — Frais-Vallon (Alger).
FERRUGINEUSES MANGANÉSIENNES. — Cranzac, — Luxeuil.

Quelques agents chimiques possèdent une sensibilité très-grande pour découvrir ce métal.

La teinture de noix de Galle et la *solution de tannin*

colorent les eaux ferrugineuses en bleu violacé, lorsque leur sel de fer est à l'état de sel ferrique.

Les eaux exclusivement à base de protoxyde de fer n'offrent aucune réaction dans le premier moment.

Le cyanure rouge donne un précipité bleu plus ou moins foncé.

Le chlorure d'or colore les eaux qui nous occupent en violet. Le sel d'or est réduit, et de l'or métallique en poudre noire se précipite au bout de quelques instants.

Le sulfhydrate d'ammoniaque est, de tous les réactifs que nous venons d'indiquer, celui qui donne le résultat le moins satisfaisant. C'est seulement lorsque les eaux sont très-riches en fer qu'il se produit un sulfure de fer insoluble.

Margueritte a fait connaître pour l'analyse des minerais de fer un procédé très-simple et très-rapide. Il repose sur l'action du permanganate de potasse (caméléon minéral) sur les sels de fer au minimum. Ces sels se peroxydent sous l'influence du permanganate de potasse, qui se décolore, et tant qu'il reste du protoxyde de fer, le caméléon se détruit; mais aussitôt que tout le fer est passé au maximum, une goutte de permanganate de potasse suffit pour donner à la liqueur une teinte rose très-marquée. La quantité de permanganate employée correspond au fer peroxydé.

La couleur si riche du caméléon permet de saisir exactement le moment où cette conversion est opérée.

7. Eaux arsenicales.

(SIXIÈME CLASSE.)

Hammam-Mescoutine, — La Bourboule, — le mont Dore, — Bussang, — Cransac, — Plombières (le Crucifix).

Le procédé qui sert à reconnaître et à doser l'arsenic

des eaux et de leurs dépôts est des plus simples et des plus concluants : c'est toujours en le combinant avec l'hydrogène qu'on arrive à ce résultat : pour le déceler, on traite par l'acide sulfurique concentré le produit de l'évaporation de plusieurs litres d'eau ; en faisant légèrement chauffer le mélange afin de carboniser la matière organique, il se forme une matière noirâtre, composée de charbon, de sulfate de chaux, de silice et d'autres sels minéraux, tandis que l'acide arsénieux reste en dissolution. La masse est alors épuisée par de l'eau distillée; on filtre, et l'on verse le produit dans un appareil de Marsh contenant du zinc. L'hydrogène arsénié qui se dégage est enflammé, et l'arsenic métallique apparaît sur une assiette de porcelaine.

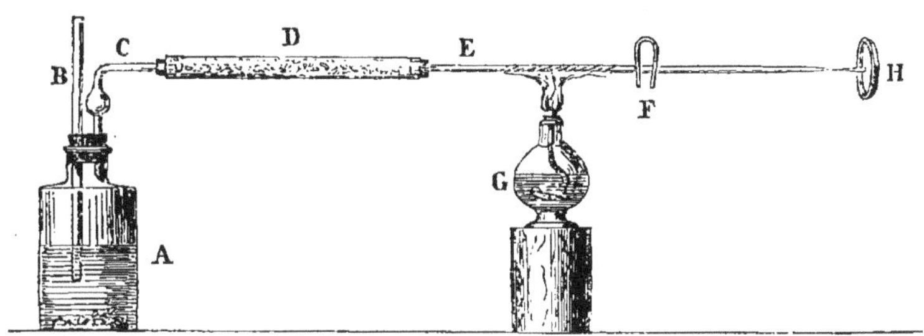

Fig. 13. — Appareil de Marsh.

Le procédé de Marsh pour la recherche de l'arsenic est fondé sur l'affinité de l'hydrogène pour ce corps. L'appareil dont on se sert actuellement (fig. 13) consiste en un flacon A, à large col, dans lequel on met de l'eau et quelques lames de zinc parfaitement pur. Le bouchon de ce flacon porte un large tube droit B, qui plonge presque jusqu'au fond, et par lequel on verse peu à peu l'acide sulfurique et les liquides soumis à l'analyse ; un autre tube de petit diamètre C, coudé et renflé en boule au-dessous du coude, traverse le même bouchon. Ce second tube s'engage dans un autre large tube D rempli d'amiante, et destiné à arrêter au passage les gouttelettes d'eau acide qui peuvent être entraînées par le gaz. Enfin, un autre petit tube E, en verre réfractaire, effilé à son extrémité, est adapté au précédent; on l'enveloppe sur une certaine longueur d'une feuille de clinquant, afin de pouvoir l'échauffer fortement sans le déformer; immédiatement après la feuille de clinquant est placé un écran F, également en laiton, qui empêche la chaleur de se propager vers l'extrémité.

Le flacon A contenant des lames de zinc, de l'eau et de l'acide sulfurique, l'hydrogène ne tarde pas à se dégager. On verse par le tube B la liqueur à analyser, et on allume une lampe G, ou un fourneau, sous le tube E. Si l'hydrogène qui se dégage est combiné avec de l'arsenic, ce corps se dépose sous forme d'un anneau métalloïde dans l'intérieur du tube, à peu de distance de l'écran. On peut, en outre, allumer l'hydrogène sortant du bec et présenter à l'extrémité de la flamme une soucoupe de porcelaine H, sur laquelle il se forme aussi des taches arsenicales.

8. Eaux iodurées et bromurées.

(SEPTIÈME CLASSE.)

La proportion des iodures dans les eaux minérales se traduisant par des fractions impondérables, la recherche de l'iode est toujours une opération très-délicate.

Le procédé de Leconte est d'une sensibilité extrême et d'une grande sûreté; il permet de révivifier l'iode; il consiste à chauffer le résidu alcoolique préparé, comme pour l'essai par l'amidon, dans un courant de gaz chlorhydrique sec et pur. On place le résidu dans un petit tube en U, à longue pointe effilée, et l'on aperçoit alors la vapeur d'iode, qui vient se condenser à la partie froide, sous la forme d'un anneau très-mobile.

Pour réussir dans cette expérience, il est indispensable d'employer de l'acide sulfurique très-concentré et du chlorure de sodium fondu. La moindre humidité compromet le résultat. En 1857, O. Henry fils et Humbert ont communiqué à l'Académie des sciences un nouveau procédé pour découvrir l'iode dans les eaux minérales.

Le brome se décèle dans les eaux minérales de la manière suivante : l'eau est concentrée jusqu'à siccité à une température au-dessous de 100°, avec une petite quantité de potasse pure. Le résidu salin est mis en digestion, à chaud, avec de l'alcool qui dissout le bromure alcalin. Après deux ou trois traitements successifs, on mélange les liqueurs alcooliques, on les évapore à siccité au bain-marie, et on reprend le dépôt par une très-petite quantité d'eau distillée. La solution est placée dans un tube fermé à l'une de ses extrémités; on y ajoute 1 à 2 centimètres cubes d'éther sulfurique, et ensuite quelques gouttes d'eau de chlore, en ayant soin d'agiter aussitôt. Le brome mis en liberté par le chlore se dissout dans l'éther, qu'il colore en jaune plus ou moins foncé. Rose et Usiglio ont imaginé des procédés assez ingénieux pour le dosage du brome.

L'extraction du sel s'opère soit des bancs de sel gemme qui existent à un haut degré de puissance dans l'est de la France, soit de terrains porphyritiques et houillers, qui paraissent alimenter la plupart des salines de la vallée Rhénane, soit de l'eau de mer.

Les eaux mères sont obtenues par divers procédés d'évaporation. L'analyse chimique prouve que ce sont bien plutôt des eaux bromurées qu'iodurées. En Allemagne, ces eaux mères sont employées avec beaucoup de succès à l'intérieur, en boisson; et à l'extérieur, soit en bains, soit en applications locales.

Procédé de Pisani pour le dosage du chlore, du brome et de l'iode. — Pour doser le chlore, on verse quelques gouttes d'acide azotique pur dans la solution qui contient le chlorure qu'on veut doser, puis on ajoute, à l'aide d'une burette, une liqueur titrée d'azotate d'argent, de manière à dépasser de 2 ou 3 milligrammes la quantité d'argent nécessaire pour précipiter le chlore.

On filtre ensuite pour séparer le chlorure d'argent, on lave avec soin le précipité, et l'on dose l'excédant d'argent employé.

On a ainsi par différence celui qui s'est combiné au chlore et, par conséquent, le chlore lui-même.

Ce dosage, qui s'effectue au moyen de l'iodure d'amidon, permet d'apprécier l'excès d'argent employé à $\frac{1}{10}$ de milligramme près.

La détermination du brome se fait exactement de la même manière.

Pour doser l'iode, on ajoute à la solution qui le contient quelques gouttes d'iodure d'amidon pour la colorer en bleu, puis on y verse goutte à goutte une solution titrée d'argent, jusqu'à ce que l'iodure d'amidon soit décoloré, phénomène qui ne se manifeste que lorsque tout l'iode de l'iodure alcalin est précipité.

On lit alors sur la burette le nombre de divisions employées, et l'on calcule la quantité correspondante d'iode.

Procédé Figuier pour le dosage du brome. — Si l'on traite par le chlore une dissolution de bromure, celui-ci est décomposé et la liqueur prend une couleur jaune; mais, si on la fait bouillir, elle devient incolore.

En répétant cette opération plusieurs fois, une nouvelle addition de chlore ne communique plus de couleur jaune au liquide.

C'est cette réaction qui sert de point de départ au procédé Figuier.

9. Concentration des eaux minérales.

Voici comment Pétrequin expose les diverses opérations :

« On soumet l'eau minérale, dans un réservoir approprié, à l'action d'un appareil à réfrigération, qui fonctionne de façon à produire une série de congélations successives de la surface du liquide, et l'on enlève au fur et à mesure la portion qui s'est congelée, c'est-à-dire qui s'est en partie dégagée de ses sels, en se congelant. L'eau minérale, passant ainsi couche par couche à la forme solide, doit, en fin de compte, être réduite, non en une sorte d'extrait, ce qui serait dépasser et manquer le but désiré, mais à un degré déterminé de concentration.

« Les avantages de cette méthode me paraissent incontestables. Comme on opère à une basse température, les gaz s'échappent beaucoup moins; le froid combat leur tendance à la volatilisation, et de plus, la couche de glace qui se condense incessamment à la surface leur ferme l'issue; ils sont ainsi, pour la plupart, refoulés peu à peu vers le fond, et sont par suite conservés, du moins en grande partie, dans le liquide concentré.

« La matière organique sera également conservée. Le froid employé n'est point assez intense pour l'attaquer, et elle se retrouvera à peu près intacte, avec les éléments solides, dans l'eau minérale sur laquelle on opère. »

CHAPITRE III

L'AIR

ARTICLE PREMIER

L'ATMOSPHÈRE

1. Cyanomètre de Saussure.

Ce procédé pour mesurer l'intensité de la couleur bleue du ciel est fondé sur ce principe : que deux nuances très-voisines se confondent si on les observe à une distance suffisamment éloignée.

Il se compose d'une série de 53 rectangles de papier bleu, de teintes graduées, auxquelles on compare le bleu du ciel.

Les deux extrêmes sont deux rectangles, l'un noir, l'autre blanc.

Pour obtenir les 51 teintes bleues intermédiaires, de Saussure prend deux feuilles de papier coloriées avec des teintes de bleu de Prusse presque semblables, les suspend l'une à côté de l'autre, et s'en éloigne jusqu'à ce qu'un cercle noir de 4 millimètres de diamètre, peint sur un fond blanc et placé à côté des feuilles, devienne invisible.

De cette manière, de Saussure a obtenu entre le noir et le blanc, et en passant par toutes les nuances intermédiaires du bleu, 51 teintes différentes.

Les observations cyanométriques sont toujours un peu incertaines, par le fait des difficultés de construction des cyanomètres, par le fait aussi de l'appréciation diverse de chaque observateur.

2. Cyanopolarimètre d'Arago.

Arago a remarqué que le bleu propre de l'atmosphère se trouve dans la série des teintes qu'on obtient lorsqu'on décompose avec un prisme biréfringent un faisceau de lumière blanche polarisée, auquel on a fait préalablement traverser une lame de quartz taillée perpendiculairement à l'axe et d'une épaisseur déterminée.

Ce bleu, sans changer de nuance, se blanchit pour ainsi dire graduellement, à mesure que le faisceau analysé contient des quantités plus considérables de lumière non polarisée.

3. Analyse de l'air atmosphérique.

Lavoisier a démontré le premier, que l'air atmosphérique se compose de deux gaz ayant des propriétés différentes, l'oxygène et l'azote.

Voici comment il institua cette expérience mémorable.

Il prit un matras dont le col très-long et étroit fut

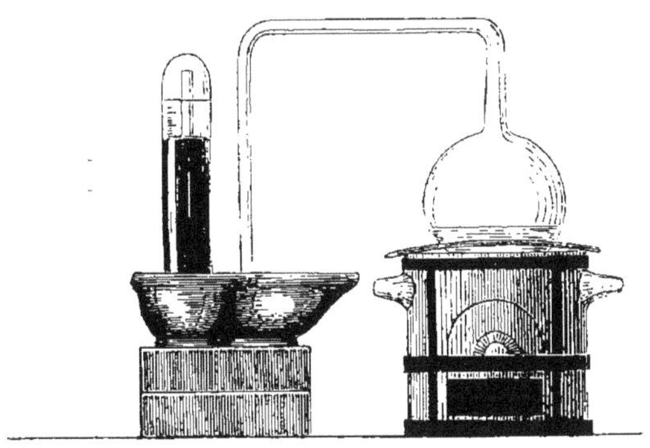

Fig. 14. — Appareil de Lavoisier.

courbé de manière à l'engager sous une cloche placée sur le mercure (fig. 14). Il introduisit dans ce matras quatre onces de mercure très-pur; puis, à l'aide d'un siphon, il enleva de l'air et il nota la hauteur du mercure, la température et la pression atmosphérique.

Ces dispositions étant prises, le mercure fut chauffé jusqu'à l'ébullition pendant douze jours.

Le lendemain Lavoisier observa, à la surface du mercure, de petites parcelles rouges qui pendant quatre ou cinq jours augmentèrent en nombre et en volume.

Au bout de douze jours, on laissa refroidir l'appareil, et au lieu de 50 pouces cubiques d'air, on n'y trouva plus que 42 à 45 pouces. Il y avait eu, par conséquent, une diminution de volume d'un sixième environ.

Les parcelles rouges du poids de 45 grains, chauffés jusqu'au rouge dans une petite cornue, donnèrent 7 à 8 pouces cubiques d'un fluide élastique, beaucoup plus propre que l'air atmosphérique à entretenir la combustion et la respiration des animaux, et 41 grains 1/2 de mercure coulant. Une bougie plongée dans ce gaz y répandait un éclat éblouissant, et le charbon y brûlait avec flamme et une lumière très-vive.

Le gaz qui restait dans l'appareil n'était plus propre à la respiration et à la combustion. Ainsi Lavoisier avait démontré par cette expérience si simple, que l'air atmosphérique est composé de deux fluides élastiques de nature différente.

Les procédés employés pour le dosage des principes qui constituent l'air atmosphérique consistent :

1° A séparer l'oxygène par des corps absorbants tels que les métaux, le phosphore, l'hydrogène, etc., et à mesurer le résidu gazeux qui est formé d'azote.

2° A fixer l'oxygène par un métal tel que le cuivre, à reconnaître l'augmentation du poids qu'il éprouve, et à doser ensuite l'azote soit par le volume, soit par une pesée.

Analyse de l'air par le phosphore. — Le phosphore est une des substances absorbantes qui conviennent le mieux pour l'analyse de l'air atmosphérique.

En effet, il s'y enflamme vers la température de 75 degrés, et brûle avec une flamme brillante en produisant de l'acide phosphorique.

Pour faire l'expérience, on introduit dans un tube étroit et gradué, placé sur le mercure (fig. 15), un volume d'air mesuré avec soin, puis un bâton de phosphore attaché à un fil de platine.

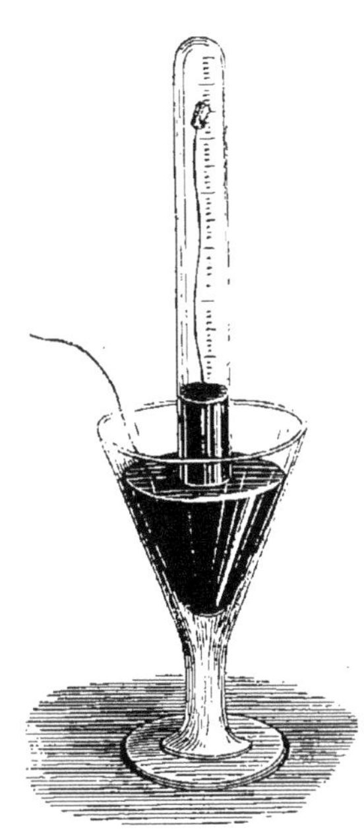

Fig. 15.

Les parois du tube doivent être légèrement humides. A une température de 20 ou 25 degrés l'opération peut se faire en moins d'une heure.

Quand l'absorption est complète, on retire le bâton de phosphore et l'on mesure de nouveau le gaz qui reste.

4. Dosage de l'eau.

Pour déterminer avec exactitude la proportion d'eau et d'acide carbonique contenus dans l'air, il suffit de faire passer, à l'aide d'un vase aspirateur, un volume connu d'air à travers des tubes contenant de l'amiante imprégné d'acide sulfurique, qui retient l'eau, et d'autres tubes renfermant une dissolution concentrée de potasse et de pierre ponce humectée de potasse, qui absorbe l'acide carbonique.

Les tubes sont pesés avant et après l'expérience, et

l'augmentation de poids indique la proportion d'acide carbonique ou d'eau.

Boussingault a trouvé dans l'air un corps carburé et un corps hydrogéné autre que l'eau.

En effet, en faisant passer de l'air sec et privé d'acide carbonique sur de l'oxyde de cuivre chauffé au rouge, il a obtenu de l'eau et de l'acide carbonique.

La quantité d'eau formée représentait de 5 à 13 parties d'hydrogène sur 100,000 parties d'air en volume.

5. Dosage de l'acide carbonique.

L'appareil de Fresenius et Will est un des plus commodes et des plus exacts pour doser l'acide carbonique par la balance.

Il se compose de deux ballons (fig. 16), communiquant entre eux par un tube recourbé *c*. On introduit dans le ballon B de l'acide sulfurique concentré, et dans le ballon A la substance à analyser avec une certaine quantité d'eau ; on adapte avec beaucoup de soin les bouchons, et on pèse tout l'appareil.

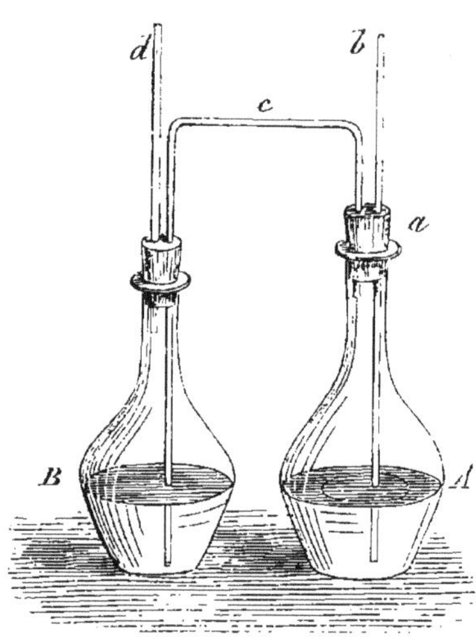

Fig. 16. — Appareil de Fresenius et Will.

On s'assure ensuite qu'il ferme hermétiquement, on bouche le tube *a* avec une petite boule de cire et on laisse ouvertes les extrémités des tubes *c* et *d*.

Puis, en aspirant par le tube *d*, une partie d'acide sulfurique passe dans le ballon A, où il décompose le carbonate qu'on veut analyser.

L'acide carbonique, qui se dégage, se dessèche en traversant l'acide sulfurique contenu dans le ballon B.

On continue à aspirer pour faire arriver de l'acide sulfurique, jusqu'à ce que tout le carbonate de soude soit décomposé.

On fait alors passer en A une quantité considérable d'acide pour élever la température du liquide, et, lorsqu'il ne se dégage plus de gaz, on soulève le petit bouchon de cire placé en *b*, on aspire par le tube *d* et on chasse ainsi tout l'acide carbonique.

On laisse refroidir l'appareil, puis on le pèse pour avoir le poids de l'acide carbonique contenu dans la substance soumise à l'analyse.

6. Analyse de l'air confiné.

L'air confiné est altéré par la respiration de l'homme et des animaux, et par les produits de la combustion.

Leblanc a publié, en 1842, des analyses exécutées par le procédé de Dumas et Boussingault. Dans les déterminations d'acide carbonique, il a dosé l'air en volume, en opérant l'aspiration au moyen de deux grands ballons d'une capacité connue et préalablement vidés d'air.

Ces ballons étaient munis de thermomètres intérieurs, et se trouvaient en rapport avec un tube vertical divisé en millimètres, plongeant dans le mercure, pour avoir le poids de la masse d'air qui avait cédé son acide carbonique à la potasse contenue dans les tubes en U.

7. Ascensions aéronautiques.

Nous croyons intéresser nos lecteurs en donnant ici un résumé succinct, mais fidèle, des ascensions aéronautiques les plus importantes, au point de vue des résultats scientifiques.

Voici d'abord, d'après le *Moniteur universel*, la relation du voyage aéronautique exécuté le 24 août 1804 par Biot et Gay-Lussac.

Ces illustres savants se proposaient :

1° D'examiner si la propriété magnétique éprouve quelque diminution appréciable quand on s'éloigne de la terre. (Ils s'étaient munis, à cet effet : d'aiguilles aimantées suspendues à un fil de soie très-fin ; de boussole ordinaire de déclinaison ; de boussole d'inclinaison) ;

2° D'observer l'électricité de l'air, ou plutôt la différence d'électricité des différentes couches atmosphériques. (Fils métalliques de 20 jusqu'à 100 mètres, suspendus à la nacelle ; électrophore chargé d'électricité résineuse) ;

3° De faire l'analyse de l'air à une grande hauteur. (Ballon de verre fermé, dans lequel on avait fait le vide) ;

La nacelle emportait des baromètres, thermomètres, hygromètres, électromètres.

Au moment du départ, à 10 heures du matin, le baromètre marquait 0^{m},765 ; le thermomètre, 16°,5 ; l'hygromètre, 80°,8. Bientôt ils arrivèrent dans la région des nuages ; c'étaient comme de légers brouillards, qui leur causèrent une faible sensation d'humidité.

« Ces nuages, vus de haut, nous parurent blanchâtres, tous à la même élévation ; leur surface supérieure, toute mamelonnée et ondulante, nous offrait l'aspect d'une plaine couverte de neige. Le ciel était de la plus grande pureté, sa couleur au zénith était si intense qu'on aurait pu la comparer à celle du bleu de Prusse. L'aérostat avait alors un mouvement de rotation très-lent, qui faisait varier sans cesse la position de la nacelle par rapport à la direction de l'aiguille aimantée. »

En essayant le développement de l'électricité par le

contact de métaux isolés, les deux savants la virent réussir comme à terre.

Les animaux qu'ils avaient emportés ne paraissaient pas souffrir de la rareté de l'air à des hauteurs de 2,622 mètres et de 3,400 mètres, le thermomètre marquant 13°.

Les deux voyageurs n'éprouvèrent pas de froid, mais leur pouls était fort accéléré. Gay-Lussac compta 80 pulsations au lieu de 62; et Biot, 111 au lieu de 72.

Les expériences répétées établissaient avec certitude que :

1° La propriété magnétique n'éprouve aucune diminution appréciable depuis la surface de la terre jusqu'à 4,000 mètres de hauteur ; son action, dans ces limites, se manifeste constamment par les mêmes effets et suivant les mêmes lois ;

2° L'inclinaison des barres magnétiques, équilibrées avant le départ, s'est maintenue dans la position horizontale ;

3° Il est probable que la déclinaison ne varie pas d'une manière sensible ;

4° L'électricité atmosphérique est résineuse ;

5° L'électricité croît avec les hauteurs (Volta, de Saussure) ;

6° Les observations du thermomètre ont indiqué une température décroissante de bas en haut ; toutefois cette différence était plus faible que l'on ne pensait généralement (la température plus basse, 10° cent. ; à ce moment, elle était à l'Observatoire de 17°,5) ;

7° L'hygromètre a constamment marché vers la sécheresse, à mesure que les savants s'élevaient dans l'atmosphère ; à leur descente, il est graduellement revenu vers l'humidité (à 4,000 mètres il ne marquait plus que 30°). L'air était donc plus sec.

Le deuxième voyage de Gay-Lussac eut lieu le 16 septembre 1804.

	BAROMÈTRE	HYGROMÈTRE	THERMOMÈTRE
A terre à 9h 40′ du matin.	765mm 25	57° 5	27° 75
Au moment de sa plus grande élévation, à 6977m au-dessus de Paris, à 7016m au-dessus du niveau de la mer	328mm 8		9° 5

Le tome LII des *Annales de chimie* nous fournit le récit de cette mémorable ascension.

« A 1,000 mètres je trouvai au-dessus de moi une légère vapeur répandue dans l'atmosphère, qui me laissait voir confusément les objets éloignés. A la hauteur de 3,863 mètres, j'ai constaté que l'inclinaison de mon aiguille, en prenant le milieu de l'amplitude de ses oscillations, était sensiblement de 31° comme à terre. En faisant osciller l'aiguille horizontale, j'obtins 20 oscillations en 83 secondes, tandis qu'à terre et dans les mêmes conditions, il lui fallait 84 secondes 33 pour en faire le même nombre. Impossible d'observer l'aiguille de déclinaison. La sécheresse favorisée par l'action du soleil dans un air raréfié, était telle, que la boussole s'était tourmentée au point de se courber elle-même. De même que la gravitation universelle, la force magnétique n'éprouve point de variations sensibles aux plus grandes hauteurs où nous puissions parvenir.

« La température suit une loi irrégulière relativement aux hauteurs correspondantes. Vers la surface de la terre, la chaleur suit une loi moins décroissante que dans le haut de l'atmosphère. A de plus grandes hauteurs, elle suit une progression arithmétique décroissante. »

A terre.	27° 75
A 3,691m.	8° 5
A 6,977m.	9° 5

Ce qui donne 1 degré d'abaissement pour 191 mètres d'élévation, et 1 degré pour 141 mètres.

Si l'on suppose que depuis la surface de la terre, où le thermomètre était à 27°,75, jusqu'à la hauteur de 6,977 mètres, où il était descendu à 9°,5, la chaleur a diminué comme les hauteurs ont augmenté, à chaque degré d'abaissement de température correspondra une élévation de 173 mètres.

MARCHE SINGULIÈRE DE L'HYGROMÈTRE.

A terre.	57° 5
A 3,032m.	62°
A 5,267m.	27° 5
A 6,884m.	34° 5

Si l'on voulait, d'après ces résultats, déterminer la loi de la quantité d'eau dissoute dans l'air, à diverses élévations, il faudrait tenir compte de la température; et, en y joignant cette considération, on verrait qu'elle suit une progression extrêmement décroissante.

« Quoique bien vêtu, je commençais à sentir le froid. Ma respiration était sensiblement gênée, sans malaise désagréable; le pouls et la respiration s'étaient accélérés. A cette grande hauteur, je voyais encore des nuages au-dessus de moi, et à une distance considérable. Le ciel était très-vaporeux et sa couleur généralement terne. »

L'analyse de l'air rapporté par Gay-Lussac fut faite par lui avec le concours de Thénard et Gresset, au moyen de l'eudiomètre de Volta. En voici les résultats :

PREMIÈRE EXPÉRIENCE.

AIR ATMOSPHÉRIQUE.		AIR PRIS A 6636m DE HAUT.	
Air atmosphérique.	3 mesures.	Air.	3 mesures.
Gaz hydrogène	2	Gaz hydrogène .	2
Résidu après la combustion.	3,04	Résidu.	3,05

DEUXIÈME EXPÉRIENCE.

AIR ATMOSPHÉRIQUE.		AIR PRIS A 6636m DE HAUT.	
Air atmosphérique.	3 mesures.	Air.	3 mesures.
Gaz hydrogène.	2	Gaz hydrogène .	2
Résidu.	3,05	Résidu.	3,04

En même temps, une mesure de gaz oxygène très-pur a exigé 2 mesures 04 de gaz hydrogène, résultat ne différant que de 0,01 de celui qu'on a trouvé par des expériences faites en grand et avec soin sur la composition de l'eau.

« Donc l'air atmosphérique, ajoute Gay-Lussac, et l'air pris à une élévation de près de 7,000 mètres, sont identiquement les mêmes, et contiennent chacun 0,2149 d'oxygène. »

On peut donc conclure généralement, que la constitution de l'atmosphère est la même depuis la surface de la terre jusqu'aux plus grandes hauteurs auxquelles on puisse parvenir.

Programme des questions que s'étaient proposées d'étudier Barral et Bixio dans les deux voyages qu'ils ont entrepris en 1850 :

1° Loi du décroissement de la température avec la hauteur;

2° Influence du rayonnement solaire dans les diverses régions de l'atmosphère, déduite d'observations faites sur des thermomètres dont les réservoirs étaient doués de pouvoirs absorbants très-différents;

3° Détermination de l'état hygrométrique de l'air, dans les diverses couches atmosphériques, et comparaison des indications du psychromètre avec le point de rosée dans les très-basses températures;

4° Analyse de l'air atmosphérique à différentes hauteurs;

5° Détermination de la quantité d'acide carbonique contenue dans les hautes régions de l'atmosphère;

6° Examen de la polarisation de la lumière sur les nuages;

7° Observation des divers phénomènes optiques produits par les nuages.

8. Polariscope chromatique d'Arago (fig. 17.)

A l'extrémité d'un tube de cuivre est placée une plaque de cristal de roche à simple rotation, dont les faces sont parallèles et taillées perpendiculairement à l'axe; à l'autre extrémité, qui porte l'oculaire, se trouve un prisme biréfringent de spath achromatisé.

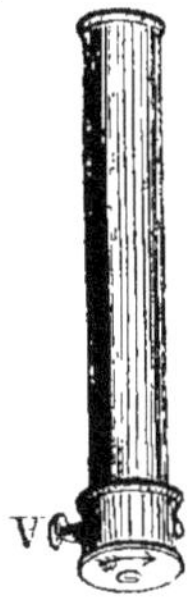

En armant l'œil de cet appareil, et en le dirigeant vers le ciel, on voit deux ouvertures rondes séparées; l'une est formée par le rayon ordinaire, l'autre par le rayon extraordinaire.

V

Fig. 17.
Polariscope d'Arago.

Si ces ouvertures sont colorées, c'est que la lumière réfléchie par l'atmosphère est polarisée.

Le plan de polarisation est parallèle à la section principale du prisme biréfringent, quand l'image extraordinaire est rouge, et alors l'image ordinaire est verte.

Une flèche gravée sur l'instrument indique la direction de la section principale de l'analyseur, la tête de la flèche étant opposée à l'angle réfringent, c'est-à-dire tournée vers l'image extraordinaire.

Divers instruments ont été imaginés pour mesurer l'intensité de la lumière. Bouguer et Lambert se sont servis du photomètre pour mesurer l'intensité de la lumière projetée par un corps servant à éclairer.

Rumford la mesure en prenant un bâton cylindrique, et en projetant par deux bougies son ombre sur un plan translucide.

Le photomètre de Leslie n'est, au fond, qu'un thermomètre différentiel perfectionné par Ritchie.

Arago a proposé plusieurs procédés de photométrie fondés sur l'emploi des anneaux colorés et des phénomènes de polarisation.

9. Halos

Pour observer les halos, on emploie : soit une lame de verre de couleur, en regardant par réflexion sur cette lame; soit un verre ordinaire rempli d'eau noircie par quelques gouttes d'encre ; soit en regardant par transmission à travers des verres bleus ; soit enfin à travers le Chromascope Soleil (V. la description précise donnée par l'abbé Moigno dans son *Répertoire d'optique*).

Les expériences de polarisation des bandes lumineuses se feront avec le polariscope d'Arago, en tenant compte toutefois de la polarisation naturelle de l'atmosphère[1].

L'observateur devra noter : le moment et la durée de l'apparition ; la hauteur, l'étendue, la couleur de la lumière; les relations du phénomène avec l'aiguille aimantée.

[1] Bravais a démontré que pendant l'apparition du halos il existe des prismes de glace, que ces prismes ont pour section un triangle équilatéral, ou, ce qui revient au même, un hexagone régulier ; qu'ils peuvent s'orienter de manière à avoir dans certains cas leurs axes verticaux, dans certains autres leurs axes horizontaux. La lumière qui a traversé ces prismes offre, en arrivant à l'œil, les caractères que doit posséder toute lumière réfractée, tandis que celle qui, d'après la théorie, a dû simplement se réfléchir sur la surface des prismes, offre les caractères de la lumière réfléchie.

10. Arcs-en-ciel.

On peut reproduire à volonté l'arc-en-ciel, en projetant en l'air une gorgée d'eau, laquelle se divise en gouttelettes en passant à travers la commissure des lèvres de l'observateur (Mariotte).

Les arcs-en-ciel lunaires ne sont pas rares, quoique ordinairement pâles et sans couleurs.

Lorsque l'arc-en-ciel se forme sur un brouillard, il paraît blanc et sans couleurs ; tout au plus offre-t-il à l'intérieur un très-léger liséré rougeâtre.

Dès qu'un arc-en-ciel paraît à l'horizon, l'observateur doit en noter avec le plus grand soin toutes les particularités.

La boussole de géologue lui permet facilement de relever la position des deux extrémités de l'arc.

Si l'observateur se trouve dans le nuage météorique, il ne doit pas négliger de regarder avec une loupe un peu forte la forme des corpuscules flottants qui passeront au foyer de l'instrument.

11. Mirage.

Biot, qui avait fait avec Arago des observations très-intéressantes sur les côtes d'Espagne, a montré toute l'importance du rôle que jouent dans la production du mirage les caustiques, c'est-à-dire les courtes enveloppes des trajectoires parties d'un même point et situées dans le même plan vertical.

Il a aussi constaté que les images renversées des objets étaient plus courtes que les images directes, et ce d'autant plus que les objets étaient plus élevés au-dessus de la caustique.

Voici les conclusions d'un mémoire très-intéressant de Bravais :

1° C'est près de l'horizon, surtout sur les nappes d'eau étendues, sur les plaines sablonneuses, les landes, les grandes routes, que l'on doit chercher à voir le phénomène du mirage ;

2° Il y a presque toujours avantage à rapprocher son œil du sol ; mais dans certains cas de mirage par élévation, il vaut mieux l'élever ;

3° C'est à l'observation des lignes ou accidents obliques à l'horizon, dans le paysage, que l'on doit surtout s'attacher ;

4° Il est très-utile d'être muni d'une longue-vue ou d'une lorgnette de spectacle ;

5° Il y aura toujours grand intérêt à mesurer comparativement la température de l'eau, du sol et de l'air à différentes hauteurs ;

6° Ces observations seront bien plus importantes si on peut les accompagner de mesures angulaires (au moyen du théodolite) et notamment de la dépression de l'horizon apparent.

Parès a fait à Palavas d'intéressantes observations avec une lunette de 0m 081 d'ouverture grossissant 40 fois. Les mesures étaient prises avec un demi-cercle gradué à lunette, aidé de repères nombreux déterminés dans des plans divers.

ARTICLE II

1. Baromètres.

Le baromètre, convenablement construit et préparé, est l'instrument le plus parfait de la météorologie : il indique, en effet non plus la pression locale, mais celle de toute l'atmosphère jusqu'à ses limites extrêmes.

Le plus précis de tous, le baromètre de Fortin, est à tube droit plongeant dans une cuvette (fig. 18). Cette cuvette est un cylindre de verre C, à la partie inférieure

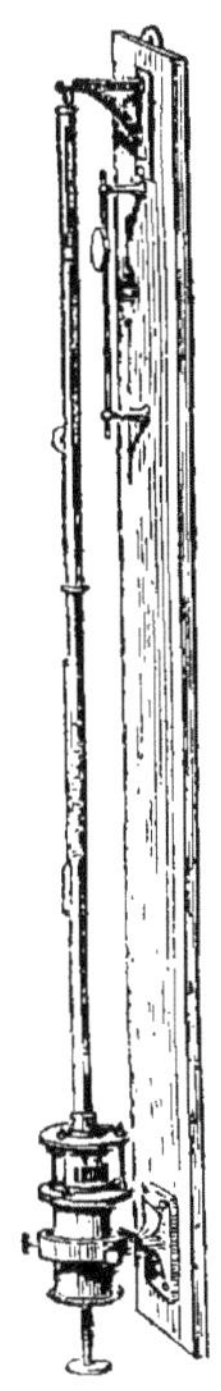

Fig. 18. — Baromètre à niveau constant, système de Fortin.

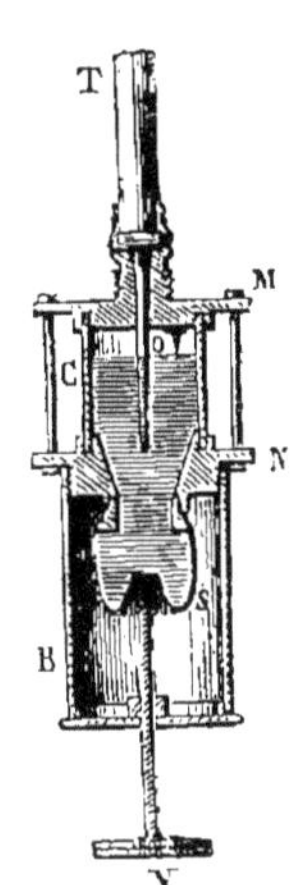

Fig. 19. — Cuvette de baromètre Fortin, pour en démontrer la construction.

duquel se visse une bague qui porte un petit sac en peau de chamois S (fig. 19); à la base supérieure M du même cylindre, est fixée intérieurement une petite pointe d'ivoire O, qui correspond au zéro ou point de départ des divisions. Le fond du sac de peau s'appuie sur une vis V, qu'il suffit de tourner pour faire monter ou descendre le mercure, et obtenir l'affleurement de son niveau avec la pointe d'ivoire. Toutes les fois qu'on veut lire la hauteur de la colonne de mercure, il faut préalablement avoir soin de faire affleurer la surface du mercure de la cuvette avec la pointe d'ivoire. On tourne graduellement la vis de la cuvette jusqu'à ce que l'extrémité de la pointe d'ivoire affleure la surface du mercure, ce que l'on reconnaît à ce double signe.

La pointe d'ivoire et son image réfléchie par le mercure doivent se toucher sans laisser passer de jour entre elles; la surface du mercure ne doit pas être creusée par la pointe, et les images des objets rectilignes qui s'y réfléchissent ne doivent point être déformées dans le voisinage de cette pointe.

Le tube barométrique T est renfermé dans une monture en cuivre sur laquelle sont tracées les divisions en centimètres et en millimètres.

Cette monture porte un viseur et un vernier, à l'aide desquels on lit exactement la hauteur du mercure, évaluée en dixièmes de millimètre[1].

En tout état de cause, il convient de faire toujours une comparaison préalable avec un baromètre étalon, avec celui de l'Observatoire par exemple.

Le thermomètre appliqué au baromètre n'est divisé qu'en degrés entiers, et il suffit d'estimer encore les demi-degrés.

Après la lecture du thermomètre vient l'observation

[1] L'extrême fragilité du baromètre Fortin ne permet pas d'expédier cet instrument tout monté. Il faut avoir soin de séparer le tube de sa monture, et de l'emballer dans un étui séparé. Le mercure de la cuvette doit aussi être renfermé à part dans un flacon.

Salleron accompagne ses envois d'une instruction sur la manière de remonter le baromètre Fortin.

Il décrit soigneusement la manière de remonter l'instrument quand il a été sorti de son étui, et que le tube plein de mercure a été retiré du fourreau de carton dans lequel il était emballé.

de la hauteur de la colonne de mercure du baromètre, ce qui se fait de la manière suivante :

On donne d'abord quelques petits coups au tube, soit avec un crayon, soit avec l'extrémité du doigt, afin de vaincre l'adhésion du mercure au verre; puis, en tournant le bouton de l'engrenage, on fait lentement descendre l'anneau métallique qui embrasse le tube vers la convexité de la surface du mercure. Lorsque l'anneau s'approche du ménisque, l'œil se place de manière à voir le bord postérieur de l'anneau exactement recouvert par l'antérieur c'est-à-dire dans le plan horizontal de ces deux bords, puis on abaisse encore l'anneau jusqu'au contact exact avec la sommité la plus élevée du ménisque.

Ce point atteint, on fait la lecture de la hauteur du mercure, en inscrivant les millimètres et dixièmes de millimètre.

L'échelle principale ne porte que les millimètres entiers; par conséquent on observe d'abord au-dessus de quelle division se trouve le point marqué 0 sur la petite échelle du vernier, point qui correspond au bord inférieur de l'anneau.

Pour déterminer les dixièmes, on cherche lequel des dix traits de la petite division du vernier coïncide le mieux avec un trait de l'échelle principale, de manière à ne former pour ainsi dire qu'une ligne. Suivant que cela arrive au 1er, 2e, 3e trait du vernier, on ajoutera aux millimètres entiers, 1, 2, 3 dixièmes qu'on sépare des premiers par une virgule. 700^{mm},2, 700^{mm}, 3, etc.

Le baromètre ne doit jamais être déplacé de la position verticale dans laquelle on l'a fixé à l'origine. — La vérification n'en peut être faite que sur place par une personne habituée à ce genre d'expériences, et munie d'instruments longuement éprouvés.

En général toutes ces opérations devront être exécutées avec légèreté et avec la plus grande célérité possible, car le rayonnement de la chaleur de l'observateur, les variations de température de l'air intérieur, et celles de la pression atmosphérique, tendent sans cesse à altérer l'exactitude de cette mesure, en raison de la durée de l'observation.

Le baromètre ne donne d'indications de quelque valeur, que lorsqu'on a corrigé la variation du niveau dans la cuvette, et qu'on a ramené ses indications à la température de la glace fondante au moyen de l'indication du thermomètre qui lui est attaché.

2. Règle de correction barométrique, pour ramener les hauteurs à la température 0 (fig. 20.)

Les indications du baromètre ont besoin, pour être comparables, d'être ramenées à ce qu'elles seraient si l'instrument était à la température 0°. Cette correction peut s'effectuer au moyen d'une formule dans laquelle on tient compte de la dilatation du mercure et du laiton ou du verre qui porte l'échelle, selon que la division barométrique est tracée sur une règle de laiton, ou directement sur le tube de verre. Mais on opère plus rapidement en se servant du petit appareil imaginé par Salleron, et qu'il a nommé *règle de correction barométrique.*

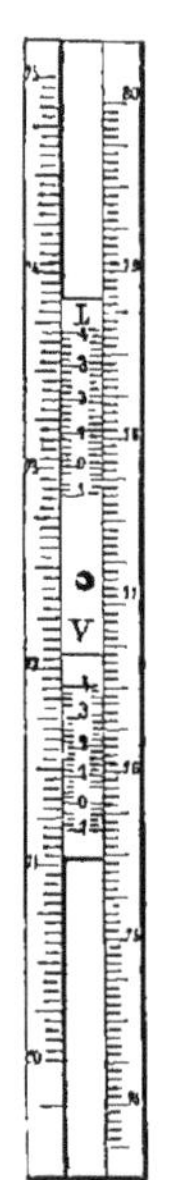

Fig. 20. — Règle de correction.

Les deux grandes divisions tracées à droite et à gauche de la règle correspondent avec l'échelle du baromètre. Chaque millimètre est divisé en cinq parties. La coulisse qui glisse au centre des deux grandes divisions porte deux graduations représentant toutes deux l'échelle du thermomètre, mais dont l'une se rapporte aux baromètres dont les divisions sont tracées sur le verre, et l'autre à ceux dont les divisions sont tracées sur une échelle de laiton. La première échelle est marquée V, la seconde L.

Pour effectuer une correction, on fait glisser la coulisse dans sa rainure, et l'on amène le degré du thermomètre devant le chiffre de la hauteur barométrique observée; la hauteur vraie, réduite à 0° de température, est donnée par la division qui se trouve en face du 0 de l'échelle thermométrique.

Exemple. — Soit à réduire à la température 0° une hauteur de $0^m,765$ observée sur un baromètre à échelle de laiton, la température étant de 24°. On amène la division 24 de la portion de coulisse L devant la division 765 de la règle. Le chiffre qui se trouve en face du 0 est 762 : c'est la hauteur corrigée.

Si le baromètre était gradué sur verre, la hauteur réduite serait de $761^m,85$.

En résumé l'observation directe du baromètre ne donne que la hauteur brute du baromètre; il faut lui faire subir une correction qui comprend trois termes, savoir :

1° Une correction variable avec la température du baromètre au moment de l'observation, et qui est fournie par des tables calculées à l'avance ou par la règle de correction barométrique;

2° Une correction fixe fournie par la comparaison de chaque baromètre avec l'étalon de l'Observatoire;

3° Une correction également fixe, dépendant de la hauteur de la cuvette barométrique au-dessus du niveau de la mer.

L'observation fournit les éléments de la 1re et de la 2e

correction ; on calcule la 3e d'après des renseignements qui sont fournis sur l'altitude de la station.

Le baromètre doit être placé près du jour, à l'abri de tout courant d'air et du rayonnement solaire, dans un appartement où la température de l'air n'éprouve pas de variations brusques, et où, par conséquent, on n'entretient pas de feu pendant l'hiver. Il doit être librement suspendu à l'exposition du nord ou de l'est par sa partie supérieure, de manière à prendre de lui-même une position verticale, et fixé ensuite dans cette position. A cet effet, les baromètres de station sont accompagnés d'une planche de chêne que l'on fixe solidement à un mur, et qui porte à sa partie supérieure une potence à laquelle on suspend le baromètre, et à sa partie inférieure un anneau muni de trois vis de serrage destinés à fixer la cuvette. Il convient que la planche de chêne soit peinte en blanc, au moins à sa partie supérieure, pour faciliter les lectures.

Les heures d'observation du baromètre sont les mêmes que pour le thermomètre, mais comme la pression barométrique est beaucoup moins sous la dépendance des influences locales que la température, les stations barométriques n'ont pas besoin d'être aussi rapprochées que les stations thermométriques.

3. **Baromètre métallique** (fig. 21.)

Cet instrument doit la faveur dont il jouit à la facilité avec laquelle on peut le transporter, et à son petit volume.

Il donne la hauteur barométrique réduite à zéro ; sa marche est un peu irrégulière, irrégularité qui tient à la dilatation des métaux qui le composent.

Ce baromètre est fondé sur le même principe que le manomètre métallique. Supposons un tube de cuivre mince à section elliptique, contourné en hélice et fermé à l'une de ses extrémités; si l'on exerce une pression à l'intérieur du tube, les spires de l'hélice tendront à se dérouler; si, au contraire, la pression s'exerce extérieurement, les spires s'enrouleront davantage. Partant de ce principe, Bourdon et Richard prennent un tube de cuivre très-mince, parfaitement écroui, à section elliptique, et dans lequel ils font le vide.

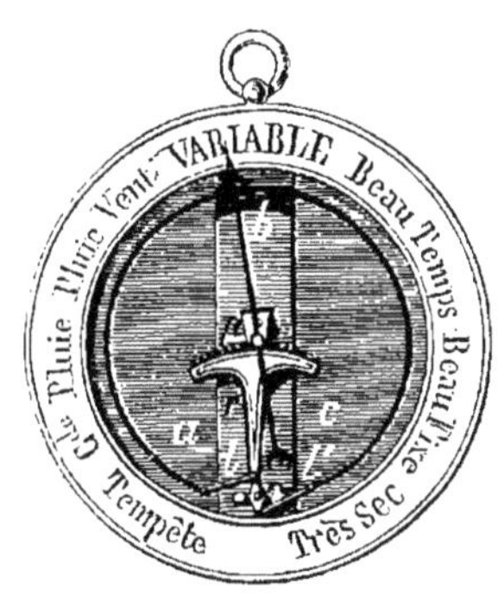

Fig. 21. — Baromètre métallique.

Ce tube *a b c*, fermé hermétiquement à ses deux extrémités, est fixé par son milieu sur le fond de l'appareil et recourbé de manière à former une circonférence presque entière.

Si la pression atmosphérique vient à diminuer, le circuit, en vertu du principe cité, tend à s'ouvrir. Si au contraire la pression augmente, le circuit tend à se fermer.

Un double levier *l l'* réunit les deux extrémités du tube, et par l'intermédiaire d'un râteau *r* et d'un pignon *p*, communique leur mouvement à une aiguille indicatrice.

4. **Baromètre anéroïde** (fig. 22.)

Le baromètre anéroïde diffère du précédent par un point essentiel.

Dans le baromètre métallique, c'est le tube recourbé qui supporte la pression de l'atmosphère, et lui fait équilibre par sa propre élasticité; dans l'anéroïde, le tube est remplacé par une boîte circulaire en métal écroui B, à parois très-minces, et dont les deux faces sont cannelées afin de présenter une grande flexibilité.

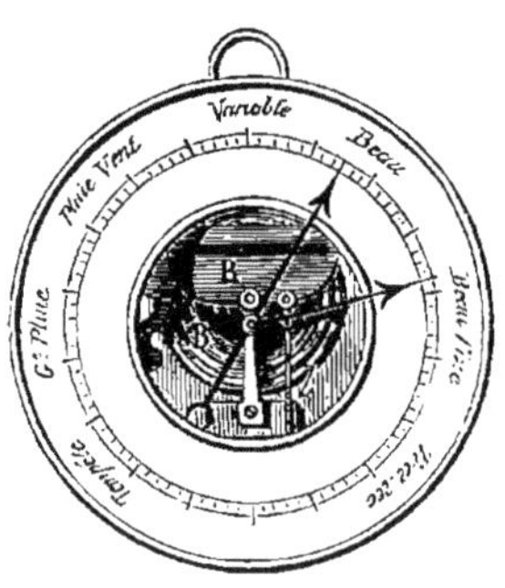

Fig. 22. — Baromètre anéroïde.

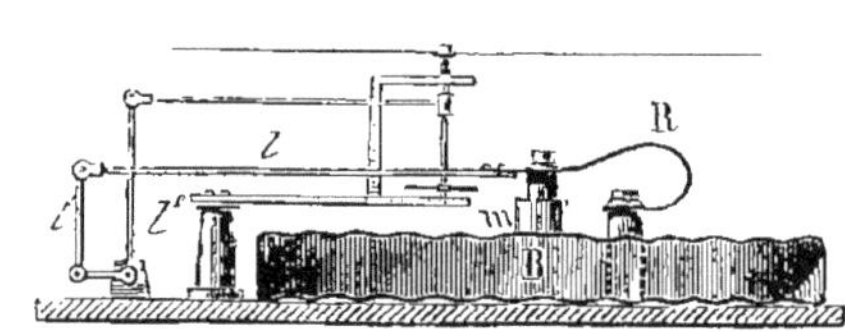

Fig. 23.

Au centre de sa face libre est fixée une petite masse de cuivre *m* (fig. 23), rivée à un ressort en acier R, fixé lui-même sur une forte traverse portée par deux tourillons.

Ce ressort maintient l'écartement des parois de la boîte, tout en obéissant, dans une certaine mesure, aux pressions exercées sur celle-ci. Il s'abaisse donc lorsque la pression atmosphérique augmente, et se relève lorsqu'elle diminue. Un système de leviers coudés *l l' l''* multiplie ses mouvements, et les transmet à une aiguille qui se meut sur un cadran.

ARTICLE III

1. Thermomètres.

Les thermomètres destinés aux observations à heures fixes doivent être à mercure à réservoir cylindrique et d'un petit volume; les plus précis sont divisés sur la tige elle-même. Le diamètre du réservoir ne doit pas dépasser cinq millimètres (fig. 24).

Ils devront avoir une excursion suffisante; pour la France elle sera de — 40 à + 40.

THERMOMÈTRES.

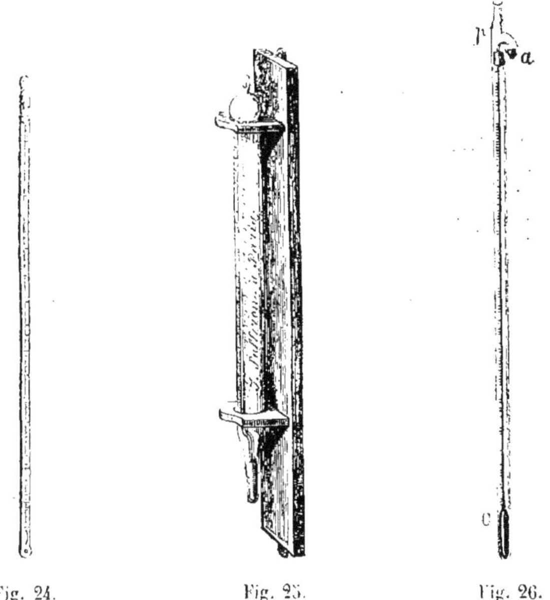

Fig. 24. Fig. 25. Fig. 26.

L'instrument que l'on doit préférer pour les observations de la température extérieure est un thermomètre monté sur une potence (fig. 25), et dont le réservoir est complétement isolé de tout contact extérieur. La division est gravée sur le verre ou renfermée dans une chemise de verre, ce qui la rend inaltérable [1].

Les thermomètres d'observation étant très-sensibles et s'impressionnant très-rapidement, il est de la plus

[1] Les thermomètres dont le tube est incrusté sur une planche, et qui sont employés d'ordinaire, donnent moins la température de l'air que celle du mur contre lequel ils sont accrochés.

Dans les thermomètres des stations météorologiques de la Suisse, chaque degré de l'échelle se trouve divisé en cinq petites parties; chacune de ces dernières compte ainsi pour deux dixièmes, et les dixièmes impairs sont estimés par la moitié des espaces qui séparent les petits traits. Dans les températures au-dessous de zéro, on compte les dixièmes de haut en bas en plaçant le signe — devant la température observée.

grande importance de ne les observer qu'à une distance suffisante pour que la présence du corps ne puisse les influencer.

Pour observer le thermomètre et déterminer exactement la température, le rayon visuel doit tomber perpendiculairement sur le tube de manière à passer tangentiellement au ménisque produit par l'effet de la capillarité.

Ce rayon, en traversant la paroi diaphane, n'est point dévié par la réfraction, et la division correspondante de l'échelle indique les degrés ou fractions de degré qui mesurent la température au moment de l'observation.

Le thermomètre (fig. 24) peut très-bien servir pour déterminer la température du sol.

Il suffit de le placer dans un étui en zinc, que l'on enfonce dans le sol dont on veut connaître la température.

Pour observer la température des sources, on se sert d'un thermomètre à mercure enfermé dans une sorte de pipette en verre que l'on plonge dans la source.

Lorsque l'on suppose que l'instrument s'est mis en équilibre de température avec l'eau de la source, on appuie le doigt sur le bec de la pipette, on retire cette dernière avec l'eau qu'elle contient, et on observe de suite la température qu'indique le thermomètre avant qu'il n'ait pu se refroidir.

Nous savons que les thermomètres le plus généralement employés sont ceux de Réaumur (0 à 80 degrés), de Celsius ou centigrade (0 à 100°), de Fahrenheit (32 à 212°).

Il est facile de convertir ces échelles l'une dans l'autre par les formules suivantes, déduites des rapports entre les deux points fixes.

$$20^\circ \text{ Réaumur} = \frac{20 \times 5}{4} = 25 \text{ centigrade.}$$

$$25° \text{ centigrade} = \frac{25 \times 4}{5} = 20 \text{ Réaumur.}$$

$$50 \text{ Fahrenheit} = (50 - 32) \times \frac{5}{9} = 10 \text{ centigrade.}$$

On emploie la même formule si les degrés du thermomètre Fahrenheit sont au-dessous de 32, soit, par exemple, 13 Fahrenheit ; alors

$$13 - 32 = -19$$

et

$$13 \text{ Farenheit} = -19 \times \frac{5}{9} = -10{,}55 \text{ centigrade.}$$

Si l'on veut convertir des degrés négatifs de Fahrenheit, on procède de même.

En soustrayant 32° de — 16 Fahrenheit, par exemple, on trouve — 48.

$$-16 \text{ Fahrenheit} = -48 \times \frac{5}{9} = -26° 67 \text{ centigrade.}$$

La table suivante donne la concordance des trois thermomètres de 5° en 5°.

CENTIGRADE.	RÉAUMUR.	FAHRENHEIT.	CENTIGRADE.	RÉAUMUR.	FAHRENHEIT.
— 20°	— 16°	4°	+ 45°	+ 36°	113°
— 15°	— 12°	5°	+ 50°	+ 40°	122°
— 10°	— 8°	14°	+ 55°	+ 44°	131°
— 5°	— 4°	23°	+ 60°	+ 48°	140°
— 0°	— 0°	32°	+ 65°	+ 52°	149°
+ 5°	+ 4°	41°	+ 70°	+ 56°	158°
+ 10°	+ 8°	50°	+ 75°	+ 60°	167°
+ 15°	+ 12°	59°	+ 80°	+ 64°	176°
+ 20°	+ 16°	68°	+ 85°	+ 68°	185°
+ 25°	+ 20°	77°	+ 90°	+ 72°	194°
+ 30°	+ 24°	86°	+ 95°	+ 76°	203°
+ 35°	+ 28°	95°	+ 100°	+ 80°	212°
+ 40°	+ 3[illegible]°	104°			

2. Récipient à fond percé pour déterminer le point 0° dans la neige ou dans la glace fondante (fig. 27).

L'une des conditions indispensables pour obtenir des observations météorologiques comparables, c'est de posséder des instruments comparés d'avance à un étalon.

En second lieu, comme la position du zéro dans les thermomètres les mieux construits subit un petit mouvement de déplacement au bout d'un certain temps, il faut, de toute nécessité, vérifier au moins une fois par an les points extrêmes de l'échelle.

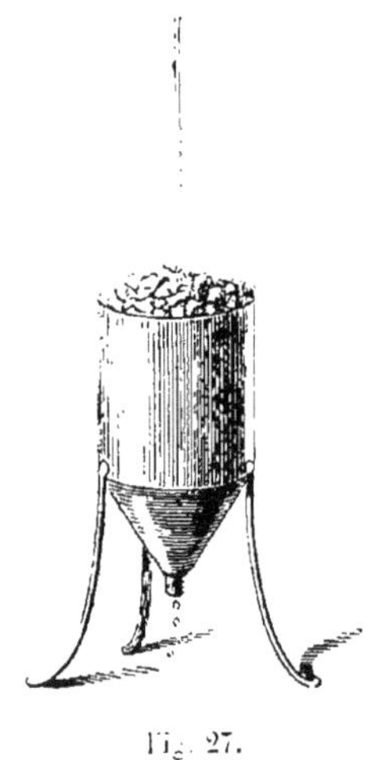

Fig. 27.

Pour effectuer la vérification du zéro, on se sert d'un vase cylindrique plus haut que large, percé de trous en dessous, et pouvant contenir 5 à 400 grammes de glace bien pilée.

L'instrument doit être enfoncé jusqu'à la division zéro, et la glace qui l'entoure doit être la plus menue et la plus tassée possible.

Quand le thermomètre donne une indication bien fixe, on note exactement cette indication.

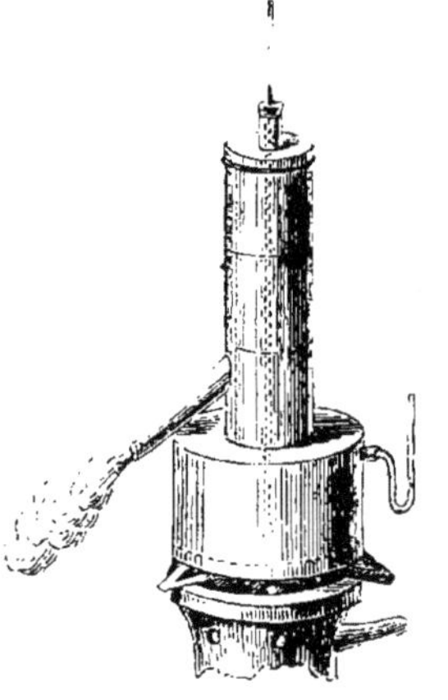

Fig. 28. — Appareil de Regnault.

3. Appareil de Regnault pour déterminer le point 100° (fig. 28.)

Dans l'appareil imaginé par Regnault pour déterminer le point 100 degrés, le thermomètre est suspendu au-dessus de l'eau bouillante; il plonge entièrement dans une atmosphère de vapeur. Une double enveloppe, qui surmonte le réservoir d'eau, empêche la condensation de la vapeur contre la paroi interne de l'appareil. Un manomètre à eau indique s'il y a toujours équilibre entre la pression de la vapeur et celle de l'atmosphère.

4. Appareil pour imprimer aux thermomètres un mouvement de rotation (fig. 29.)

Les comparaisons d'un thermomètre avec un autre ne peuvent se faire que dans l'eau continuellement agitée à une température à peu près stationnaire.

On a proposé, dans le but d'obtenir la véritable température de l'air, et pour mettre les thermomètres à l'abri du rayonnement et des perturbations locales, un grand nombre d'appareils composés d'écrans et de tuyaux d'aspiration de formes différentes. Aucun n'a donné jusqu'ici de résultats complétement satisfaisants.

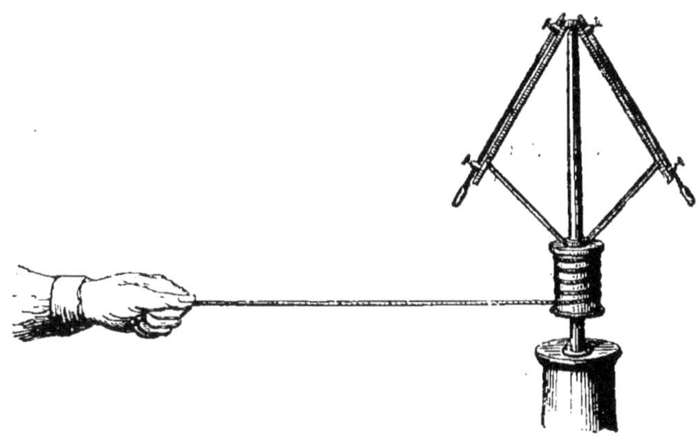

Fig. 29. — Appareil pour imprimer aux thermomètres un mouvement de rotation.

Babinet a proposé d'attacher un thermomètre à un fil et de le faire tourner comme une fronde; l'instrument se trouvant ainsi en contact avec des couches d'air continuellement renouvelées, prend plus vite et plus uniformément la température ambiante.

5. Thermométrographes [1].

Les modifications incessantes que subit la température du milieu dans lequel nous vivons sont, de tous les phénomènes atmosphériques, ceux qui importent le plus au médecin, en raison de la puissante influence qu'ils exercent sur l'homme, sur la forme et la nature de ses maladies.

La détermination de la température de l'air est chose très-délicate. Un thermomètre ne donne dans les meilleures conditions que la température de l'air au lieu même qu'il occupe. Cette température variant avec la nature du sol et des objets environnants, avec la hauteur, avec l'étendue du ciel visible pour l'instrument, etc., les résultats obtenus peuvent changer dans de très-grandes limites, pour un même lieu, suivant la situation du thermomètre.

On doit tenir compte des variations de la température suivant les jours, les mois, les saisons, les années.

La première détermination à faire est celle du degré le plus élevé et du degré le plus bas auxquels le thermomètre s'arrête chaque jour, soit le maximum et le minimum diurnes.

Maxima. — On a imaginé de nombreux thermomètres à maxima, fondés sur des principes différents; les

[1] Le thermomètrographe Doulcet, modifié par Barbier, pouvant donner à la fois le maximum et le minimum, est en ce moment en expérience à l'Observatoire de Paris.

uns, réservés à certaines recherches spéciales, sont d'un maniement très-difficile et d'un jeu trop compliqué pour servir à des observations journalières ; tels sont, par exemple, les thermomètres à déversement de Walferdin.

Les autres *se dérangent très-facilement* et ne supportent pas le transport.

En raison des importantes recherches auxquelles il a été appliqué, nous allons décrire le thermomètre à maxima et à déversement de Walferdin (fig. 30).

Au sommet d'un thermomètre à mercure ordinaire on a soudé un réservoir de déversement *r a*. La tige du thermomètre est ouverte et se prolonge en pointe effilée au sein de ce réservoir ; de sorte que quand le tube est plein de mercure et que la température augmente, le mercure s'échappe par la pointe ouverte et tombe dans la panse *a*.

Il suffit de connaître la quantité de mercure ainsi déversée pour en déduire la température à laquelle le thermomètre a été exposé. Voici comment se fait l'expérience : Supposons qu'on veuille mesurer une température supérieure à 25°. On incline convenablement le thermomètre, et on fait rentrer dans la tige le mercure de réserve que contient la panse de déversement *a*. Le cylindre C et la tige étant totalement pleins de mercure, on plonge le thermomètre dans un bain liquide, dont la température est exactement de 25°. L'excédant du mercure sort par la pointe, et l'instrument ainsi amorçé peut être mis en expérience.

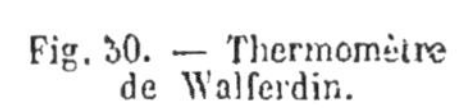

Fig. 30. — Thermomètre de Walferdin.

Le conseil de santé des armées a adopté le thermomètre à maxima de Negretti et Zambra (fig. 31), lequel est d'un maniement facile, et qui ne peut être dérangé lorsqu'il a été bien établi.

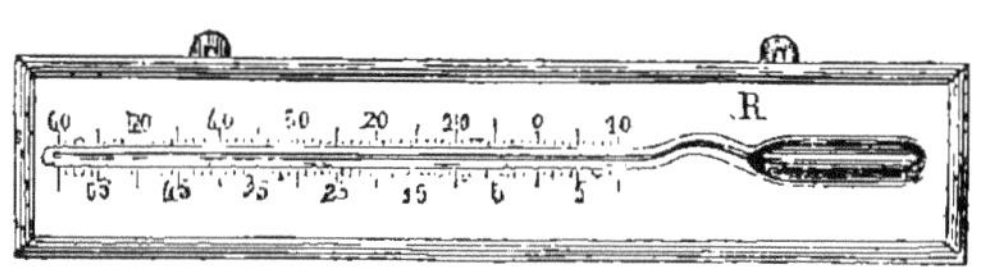

Fig. 31. — Thermomètre de Negretti et Zambra.

Voici le principe sur lequel repose cet instrument : Le constructeur a ménagé, au col de la tige, entre celle-ci et le réservoir, un étranglement qui ne s'oppose pas à l'expansion et à la sortie du métal dilaté par la chaleur, mais qui apporte un obstacle à la rentrée de la portion de mercure engagée dans la tige.

A cet effet, un petit cylindre de verre qui n'a que quelques millimètres de longueur est logé dans la tige près du réservoir de mercure. Le but de ce petit cylindre est de rétrécir l'ouverture du tube, et, par suite, d'opposer au passage du mercure une résistance telle, qu'il soit forcé de se séparer à un moment donné.

Lors donc que la température s'abaisse, après avoir atteint le maximum, la contraction s'opère dans le réservoir, mais il se forme un vide entre les deux parties du mercure situées au-dessous et au-dessus de l'étranglement. Quant à cette dernière partie du mercure, elle se contracte évidemment aussi, mais d'une quantité si faible qu'elle est insensible, en raison de la petite quantité de métal qu'elle contient. Le maximum reste donc indiqué par le sommet du ménisque convexe qui termine la colonne.

Minima. — Le thermomètre à minima le plus simple

et le plus usité est celui de Rutherford (fig. 32). Il est à alcool[1], et un index en émail, plongé dans le liquide, est entraîné par la contraction de celui-ci, jusqu'au point

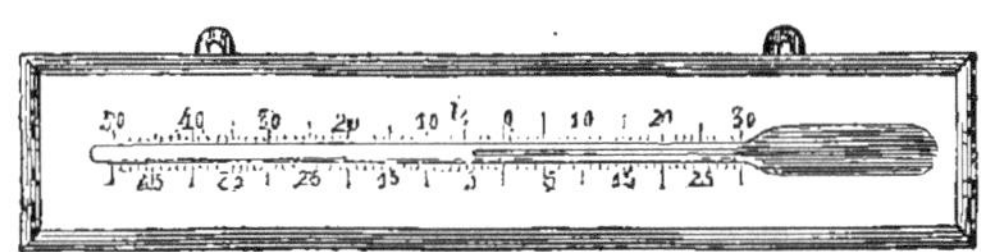

Fig. 32. — Thermomètre de Rutherford.

qui marque la température la plus basse ; mais il reste en place lorsque l'alcool reprend son mouvement ascensionnel. Lors de la contraction de l'alcool l'index est maintenu dans le liquide par la cohésion du ménisque qui termine la colonne.

Dans le second cas, où cette puissance n'est pas en jeu, la résistance qu'offre le poids de l'index reposant sur la paroi inférieure du tube horizontal suffit pour le maintenir en place, et le liquide glisse dans l'espace laissé libre entre cet index et la paroi supérieure.

La lecture du minimum doit se faire à l'extrémité de l'index voisine du sommet de la colonne ; si l'on veut connaître la température au moment de l'observation, la lecture doit s'effectuer à la base du ménisque concave qui termine cette colonne.

(Nécessité de se servir d'alcool pur et incolore pour éviter la décomposition de la matière tinctoriale.)

[1] Inconvénients des thermomètres à alcool. — La partie supérieure de la colonne liquide se volatilise aux températures élevées, et la vapeur d'alcool vient se condenser dans la partie supérieure du tube ; il se forme donc une petite colonne supplémentaire aux dépens de la masse liquide, et cette perte, qui s'augmente indéfiniment, est une source d'erreurs. Il faut donc surveiller son instrument, le vérifier, et remédier à l'inconvénient signalé.

Pour réunir la colonne d'alcool ainsi séparée, il suffit d'imprimer à l'instrument quelques secousses, ou de le tourner en fronde.

Aussitôt après l'observation des maxima et des minima, il faut régler les instruments pour l'observation suivante. Il suffit, à cet effet, de renverser les thermomètres, de telle sorte que le minimum ait la tête en bas, et le maximum la tête en haut.

Par le même mouvement, l'index du minimum, qui était rapproché du réservoir par la contraction du liquide, est ramené au sommet de la colonne.

Bien que la pesanteur suffise ordinairement pour produire ce double effet, il peut être utile de le favoriser par un léger choc imprimé au thermomètre à maxima.

6. Emplacement des thermomètres

La plus grande difficulté des observations météorologiques, c'est l'emplacement à donner aux thermomètres. C'est une des causes principales des divergences dans les observations recueillies sur divers points.

Les erreurs viennent surtout de la position donnée aux instruments dans l'intérieur des villes. Quelle est la position la moins mauvaise?

Les erreurs produites par l'emplacement du thermomètre sont très-variées d'un lieu à un autre, souvent à très-petite distance et dans le même lieu, suivant l'éclat du ciel, la direction et l'intensité du vent, la rapidité et le sens de la variation de température, etc.

Les moyennes qu'on obtient sont toujours beaucoup trop élevées.

Il faut que la fenêtre regarde le nord assez exactement, et qu'il y ait au devant un espace libre d'une grande étendue.

Si la fenêtre ne regarde pas le nord, les nombres qu'on obtiendra seront trop hauts, le matin ou le soir, suivant que la face de l'édifice déclinera un peu à l'est ou à l'ouest.

Le meilleur emplacement pour un thermomètre est celui qu'on peut lui donner au milieu d'un jardin bien découvert, à 1 mètre 50 centimètres au-dessus du sol, loin des édifices et au-dessus du niveau supérieur des murs de clôture[1].

Le meilleur abri consiste en deux plans parallèles formés de planches minces, ou mieux de zinc ou de ferblanc, écartés l'un de l'autre de 10 centimètres et inclinant de 30° vers le sud, le supérieur étant plus grand que l'inférieur.

Le thermomètre sera aussi garanti des rayons du soleil d'été, à l'est et à l'ouest, par des abris le plus éloignés possible, de manière à ne pas gêner les mouvements de l'air.

Si le sol au-dessus duquel est placé le thermomètre est peu réfléchissant, surtout s'il est gazonné, on obtiendra ainsi des nombres très-rapprochés de la vérité.

Dans les modèles adoptés pour les hôpitaux militaires, les quatre thermomètres sont réunis dans un cadre de laiton, auquel ils sont fixés à l'aide de cordelettes fort résistantes.

Ce mode de suspension est avantageux, parce que les instruments sont maintenus solidement, tout en conser-

[1] Cette situation rendant les observations pénibles pendant l'hiver et les mauvais temps, on peut faire choix d'un appartement non chauffé, dont les fenêtres tournées vers le nord ne seraient inclinées vers l'est ou l'ouest que de quelques degrés. Cet appartement donnerait sur un jardin bien découvert.

Le thermomètre sera disposé verticalement en dehors de l'une des fenêtres, à une distance aussi grande que puisse le comporter la vue : à 20 ou 30 centimètres du mur, par exemple, pour n'en pas recevoir l'influence.

L'observation se fera au travers d'une vitre aussi unie que possible. Le réservoir du thermomètre sera muni d'écrans métalliques qui l'abriteront de la pluie et des radiations extérieures.

vant entre eux une élasticité qui les protége, dans une certaine mesure, contre les chocs extérieurs.

La forme du cadre indique que ces instruments doivent être placés horizontalement.

On peut neutraliser en partie les causes d'erreurs dues au rayonnement des objets voisins et au vent, en faisant tourner rapidement le thermomètre en fronde à l'aide d'une ficelle.

La température ainsi obtenue est généralement plus basse de quelques dixièmes de degré.

Cet abaissement résulte de la diminution des effets de *réflexion* et de *radiation*, puis du déplacement de l'air par la *rotation*. Mais, comme ce mouvement est le même pour toutes les observations, il suffira de déterminer l'abaissement correspondant pour obtenir une valeur exacte de la température ambiante.

Il faut considérer comme suffisamment exactes les observations thermométriques faites avec une approximation de 2 à 3 dixièmes de degré.

Tout en cherchant à obtenir le plus d'exactitude possible dans les observations thermométriques, il ne faut pas perdre de vue que tous les phénomènes qui se passent au sein de l'atmosphère ont en général peu de permanence ; de là l'obligation de déterminer la valeur moyenne, et d'estimer l'amplitude des écarts que présentent les phénomènes qui se passent sous nos yeux, et dont l'incessante variation est encore augmentée par des influences particulières souvent impossibles à faire disparaître complétement.

7. Moyennes.

De l'observation des maxima et des minima se déduit

la température *moyenne*, l'un des éléments les plus importants de la climatologie.

On peut obtenir la moyenne thermique d'un jour en prenant la demi-somme de ses extrêmes.

Soit, par exemple, le maximum 22°,4 et le minimum 12°,7.

La somme de ces deux nombres étant 35°,1, on a pour moyenne 17°,55.

Ce résultat n'est qu'approximatif : la moyenne ainsi obtenue est trop élevée de quelques fractions de degré.

La seule méthode rigoureusement exacte consisterait dans l'observation des températures prises à chaque heure du jour et de la nuit (la somme totale étant divisée par 24).

De Humboldt a, le premier, reconnu que la température à neuf heures du matin, s'éloigne peu de la moyenne diurne. (Cette moyenne serait fausse sous les climats variables.)

La moyenne des mois d'avril et d'octobre peut être aussi considérée comme représentant approximativement la moyenne de l'année.

La température des sources et celle des puits est peu éloignée de la moyenne des lieux où ils existent.

8. Heures d'observation.

Trois lectures du thermomètre, faites à sept heures du matin, deux heures de l'après-midi et neuf heures du soir, forment un bon système [1].

La moyenne déduite des observations faites à ces heures dépasse à peu près constamment de 0°,3 la moyenne vraie.

[1] A l'Observatoire impérial de Paris on note la température à 9 h. du matin, midi, 3 h., 6 h., 9 h. du soir et minuit ; à ces heures on ajoute celles

La moyenne température annuelle se déduit aussi, à moins d'un dixième de degré près, de la moyenne des observations faites à six heures du matin, midi et neuf heures du soir.

ARTICLE IV

1. Brouillards.

Le brouillard se définit par la distance horizontale à laquelle il cache les objets.

L'indication du brouillard ne doit pas empêcher celles de *serein*, *nuageux* ou *couvert*.

2. Aspect du ciel.

L'aspect du ciel s'observe également aux trois heures régulières, et on distingue, dans la quantité de nuages qui le couvrent, 10 degrés.

0 désigne un ciel parfaitement serein, sans aucun nuage.

10 un ciel entièrement couvert.

Et les chiffres intermédiaires 1, 2,..... 9 la plus ou moins grande quantité de nuages.

Ainsi, par exemple, 2 signifiera que 2 dixièmes de

de 7 h. du matin en été, et de 8 h. en hiver, en vue du service international et des ports de mer.

Dans les écoles normales on a adopté les heures suivantes : 6 et 9 h. du matin, midi, 3 h., 6 h., 9 h. du soir, minuit.

Dans les stations météorologiques de la Suisse on fait trois observations.

Les instructions météorologiques rédigées par l'Association pour l'avancement de l'astronomie, de la physique et de la météorologie porte ;

« Le système d'heures préférable à tous égards est celui qui consiste à observer tous les instruments à 4 h. et à 10 h. du matin, et à 4 h. et à 10 h. du soir, car il donne des moyennes parfaites de la température, de l'humidité, de la tension de la vapeur et de la pression atmosphérique. »

tout le ciel visible sont à peu près couverts de nuages et les 8 autres dixièmes clairs.

5 indiquera une égale portion de nuages et de ciel bleu, et ainsi de suite.

Si les nuages sont tellement légers qu'ils permettent de distinguer le soleil, il conviendra d'inscrire au chiffre plus bas que celui qui répond à l'étendue de la partie couverte de tout le ciel visible.

Voici comment la serénité est indiquée à l'Observatoire météorologique de Versailles :

S, ciel sans nuages, même à l'horizon.

N_0, serein, mais quelques rares et légers nuages.

N_1, N_2, N_3, ... N_{10}, servent à représenter l'état du ciel ; le chiffre placé au bas de la lettre indique le nombre de dixièmes de la surface du ciel couverte par les nuages.

C, ciel entièrement couvert : nuages indistincts.

Le caractère général de toute la journée se note le soir dans la rubrique spéciale que contient le tableau ; on se servira des expressions vulgaires : clair, nuageux, très-nuageux, tout couvert, brumeux, pluvieux, orageux, etc. [1].

3. Marche des nuages.

Tant que les circonstances le permettent, on note également aux heures régulières et par les mêmes lettres la direction de la marche des nuages.

S'il y a des nuages superposés se mouvant en sens dif-

[1] Instructions météorologiques de l'Association :

État du ciel. — Le ciel est serein, — peu nuageux, — nuageux, — très-nuageux, — ou couvert.

Ces dénominations se comprennent d'elles-mêmes. Il convient d'en faire usage à chaque observation, en indiquant même la fraction de l'étendue du ciel qui est occupée par les nuages.

férents, on l'indiquera dans la colonne du tableau au moyen de deux lettres superposées.

Ainsi $\frac{\text{NE}}{\text{SO}}$ désignera un courant supérieur venant du nord-est et un inférieur venant du sud-ouest.

CONFIGURATION DES NUAGES (D'APRÈS HOWARD).

	PETITS.	GRANDS.
Cirrus.	cr.	CR.
Cumulus.	cm.	CM.
Stratus.	st.	ST.
Cirro-cumulus.	cr. cm.	CR. CM.
Cirro-stratus.	cr. st.	CR. ST.
Cumulo-stratus.	cm. st.	CM. ST.

4. Miroir pour observer la direction des nuages.

C'est un disque en glace étamée sur lequel est gravée une rose des vents. On le fixe horizontalement et on l'oriente dans une position telle que la ligne O coïncide avec le plan du méridien.

Cette orientation s'effectue à l'aide d'une boussole.

On examine par réflexion la marche des nuages dans le miroir et on obtient ainsi leur direction angulaire.

5. Hygromètres.

Les hygromètres sont des instruments destinés à mesurer la proportion de vapeur d'eau mélangée à l'air et le degré de tension de cette vapeur. L'hygromètre à cheveu de Saussure a été longtemps mis en usage.

Cet instrument est universellement connu, et il est presque superflu de rappeler qu'il se compose d'un cadre sur lequel est tendu un cheveu fixé invariablement par un bout, tandis que l'autre bout s'enroule sur une poulie à double gorge ; sur la seconde gorge de la poulie est enroulé, en sens inverse du cheveu, un fil de soie auquel est suspendu un petit contre-poids, de manière à maintenir le cheveu toujours également tendu. Une aiguille fixée à la poulie décrit sur un cadran des arcs proportionnels aux allongements et aux raccourcissements du cheveu.

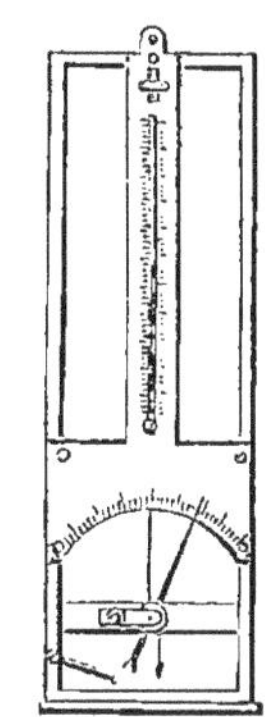

Fig. 33. — Hygromètre de Th. de Saussure.

Voici les indications indispensables que Regnault donne pour la construction la plus parfaite de l'hygromètre.

Le cheveu doit être dégraissé dans l'éther et lavé à grande eau.

Le mécanisme de la poulie et de l'aiguille doit être extrêmement léger et mobile, afin d'obéir à un poids assez faible pour ne pas fatiguer le cheveu.

La graduation de l'instrument doit être obtenue en prenant le point 100 ou d'humidité extrême, dans un vase hermétiquement fermé et contenant une épaisse couche d'eau. Le point 0 ou de sécheresse extrême doit être déterminé dans le même vase, mais dans lequel la nappe d'eau est remplacée par une couche d'acide sulfurique concentré.

L'intervalle qui sépare ces deux points extrêmes est divisé en 100 parties qui représentent chacune un degré de l'hygromètre. La valeur de ces degrés est ensuite convertie en tension de la vapeur ou en fraction de saturation de l'air au moyen des tables calculées par Gay-Lussac.

Regnault a prouvé que des hygromètres à cheveu peuvent bien être comparables entre eux quand ils ont été construits avec la même espèce de cheveux, lessivés de la même manière et réglés simultanément dans les mêmes vases. L'emploi de 4 à 6 cheveux, appliqués au même hygromètre, fait disparaître quelques-uns des inconvénients inhérents à la construction de l'instrument. Les indications toutefois n'ont rien d'absolu et ne sont que d'une médiocre utilité dans les observations météorologiques.

6. Psychromètre d'August (fig. 34.)

Ainsi que nous l'avons établi dans notre première partie, la méthode psychrométrique proposée d'abord par Gay-Lussac, et appliquée par August, de Berlin, repose sur ce principe, que l'eau s'évapore plus rapidement et détermine un abaissement de température plus sensible dans un air sec que dans un air humide.

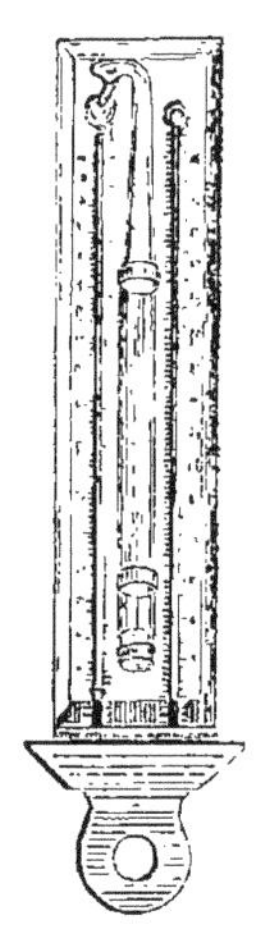

Fig. 34. — Psychromètre d'August.

Elle se réduit en conséquence à observer comparativement deux thermomètres à mercure, de même forme et d'une égale sensibilité, dont l'un t fait simplement connaître la température de l'air ambiant, et dont l'autre t' indique l'abaissement de température produit par l'évaporation d'une petite quantité d'eau; à cet effet, le réservoir du second thermomètre est enveloppé d'un tissu de gaze sur lequel repose une mèche de coton qui trempe dans l'eau et le tient constamment humecté.

Voici la théorie de l'instrument:

L'eau qui couvre la boule t' tend à se vaporiser avec une activité qui varie selon l'état de sécheresse de l'air.

En effet, l'évaporation serait nulle dans un air saturé d'humidité; elle serait, au contraire, extrêmement rapide, si l'air en était entièrement privé. Mais l'eau ne peut se vaporiser qu'en empruntant du calorique au milieu ambiant; le mercure contenu dans la boule t' cède donc une portion de son calorique, et son abaissement de température est en raison directe de l'énergie de l'évaporation.

On conçoit qu'entre ces deux points extrêmes où l'évaporation est nulle et maxima, les états intermédiaires soient traduits par une différence de température plus ou moins grande des deux instruments.

La boule sèche du psychromètre peut servir parfaitement à l'observation des températures horaires[1].

Principaux défauts inhérents au psychromètre : éviter l'intensité du vent, car il augmente l'évaporation.

Au voisinage de zéro, les indications manquent de précision.

Si nous appelons t la température de l'air ambiant donnée par le thermomètre sec, t' la température indiquée par le thermomètre mouillé, f' la force élastique de la vapeur d'eau à saturation pour la température t', h la hauteur du baromètre, x la tension de la vapeur d'eau contenue dans l'air au moment de l'expérience, nous aurons d'après Regnault :

$$x = f' - \frac{0.429\,(t - t')}{610 - t'} \cdot h$$

Cette formule donne la pression de la vapeur d'eau contenue dans l'air exprimée en millimètres de mercure.

Pour obtenir la fraction de saturation, y c'est-à-dire l'humidité relative, il faut diviser F, pression de la vapeur d'eau à saturation à la température t, par la quantité x, ce qui donne la formule :

$$y = \frac{F}{x}$$

[1] Un petit thermomètre, présentant un renflement au-dessus de la boule, peut suffire pour les observations psychrométriques. On reconnaît la température de l'air en faisant tourner en fronde l'instrument sec. Après cette lecture, on couvre la boule d'une petite chemise en gaze, on l'humecte d'eau, et on détermine le plus grand abaissement possible par un nouveau mouvement de rotation.

7. Échelle psychrométrique.

Comme l'emploi du psychromètre exige pour chaque observation un calcul assez long, Prazmowski, de Varsovie, a construit une règle qui dispense les observateurs de recourir à cette formule, et leur permet d'obtenir, en un instant, les résultats cherchés. (Fig. 35.)

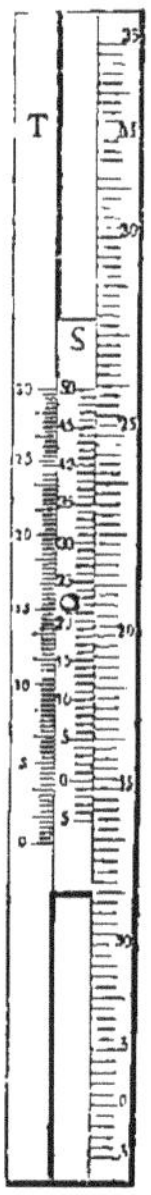

Fig. 35. — Échelle psychrométrique.

Sur les deux faces de cette règle, est creusée une rainure dans laquelle glisse une règle plus petite.

Pour déduire de l'observation du psychromètre la force élastique de la vapeur, on se sert du côté de la règle qui porte de chaque côté de la rainure les lettres M et T, et sur la coulisse même la lettre S.

L'échelle M représente les indications du thermomètre mouillé, exprimées en degrés et cinquièmes de degré, et l'échelle S celles du thermomètre sec.

L'échelle T donne la tension de la vapeur, en millimètres et cinquièmes de millimètre.

En faisant glisser la coulisse S, on amène le degré du thermomètre sec devant le degré du thermomètre mouillé, et on lit le chiffre de la division de l'échelle T, qui se trouve en face du repaire tracé sur la coulisse S.

Ce chiffre indique la tension de la vapeur d'eau contenue dans l'air.

Si l'on veut connaître le rapport de l'état hygrométrique trouvé, avec l'état de saturation à la température ambiante, en d'autres termes, la fraction de saturation, on retourne la règle du côté qui porte les lettres S′ T′ F.

L'échelle S' correspond aux indications du thermomètre sec.

L'échelle T' représente les tensions de la vapeur exprimées en millimètres et fractions de millimètre; l'échelle F donne la fraction de saturation.

Il suffit pour cela d'amener la tension de la vapeur trouvée dans l'opération précédente, devant le degré du thermomètre sec, et la division en face de laquelle se trouve la flèche tracée sur la coulisse T donne la fraction de saturation exprimée en centièmes.

La hauteur des deux thermomètres du psychromètre s'observe aux trois heures régulières : 7 heures du matin, 2 heures après-midi et 9 heures du soir, en commençant par celui à réservoir libre, et s'inscrit dans la rubrique correspondante du tableau, en indiquant les degrés entiers et les dixièmes de degré, qu'on sépare des premiers par une virgule.

L'œil, en observant la hauteur du filet de mercure doit se placer toujours vis-à-vis, en face, et à la même hauteur.

En faisant la lecture des thermomètres, il faut éviter d'approcher les objets dont la température diffère de celle de l'air ambiant, puisque l'instrument, en vertu de sa sensibilité, s'en ressentirait.

Pour abréger autant que possible le temps de l'observation, il faut porter d'abord son regard sur les dixièmes, et après seulement sur les degrés entiers.

Le vase du thermomètre mouillé doit être toujours à peu près rempli d'eau.

La mèche qui relie le petit vase à l'enveloppe de mousseline de l'un des thermomètres, doit, ainsi que cette dernière, rester toujours humide et souple.

Aussitôt que ces pièces se dessèchent et n'absorbent plus d'humidité, il importe de les remplacer par de nouvelles pièces ; il faut aussi se servir, pour remplir le vase, d'eau de pluie pure et limpide recueillie dans un vase propre, ou bien d'une eau de source filtrée, ayant subi une ébullition prolongée.

Les cas où en hiver l'eau se gèle sur la boule du thermomètre, doivent être indiqués dans le tableau en faisant suivre le nombre inscrit d'un *g*.

Si la pluie ou la neige pénètrent dans l'intérieur de la cage et mouillent le thermomètre à boule libre, qui doit rester sec, il faut l'essuyer et le dessécher avec la plus grande précaution quelque temps avant l'observation.

8. Condensations aqueuses.

On désigne ces différentes sortes de condensations par les abréviations suivantes :

Rosée.	R.	Brouillard.	B.
Pluie.	P.	Gelée blanche. . . .	Bl.
Neige.	N.	Givre.	Gi.
Grêle.	G.	Verglas.	V.
Grésil.	Gs.	Orage.	O.

9. Ombromètres ou Pluviomètres.

Les pluviomètres donnent des indications un peu différentes selon le diamètre de leur entonnoir, les plus grands accusant plus de pluie tombée dans le même temps. Le pluviomètre doit avoir une surface de quatre décimètres carrés au moins. Les plus commodes sont ceux dans lesquels l'entonnoir se prolonge au-dessous en un cylindre muni sur le côté d'un tube de verre, et décuplant la hauteur de pluie [1].

[1] On peut procéder de deux manières dans l'évaluation de la quantité d'eau; on la mesure directement dans la jauge, ou bien on la pèse. L'évaluation par le poids de la quantité d'eau tombée est commode, et peut être plus précise que la mensuration, — à Versailles, on emploie avec succès la méthode des doubles pesées.

Chaque jour, à deux heures après-midi, on change l'ombromètre, et l'on mesure l'eau qu'il a recueillie (ou qui résulte de la fonte de la neige dans la chambre) en la versant dans le cylindre gradué.

On se contente de lire les divisions entières, en additionnant, lors des fortes pluies, les nombres qu'on obtient en remplissant et vidant plusieurs fois le cylindre. Ces opérations exigent quelque attention pour ne pas d'un côté perdre du liquide, en le versant, et ne pas en gagner de l'autre, par suite d'un vidage incomplet du cylindre.

A chaque partie de l'échelle du cylindre répond un $\frac{1}{10}$ ou 0,1 millimètre de hauteur d'eau, tombée sur l'aire de l'ombromètre. Un udomètre de 50 centimètres de hauteur, de 20 centimètres de diamètre, peut mesurer directement 25 millimètres de pluie.

Il faut donc, pour inscrire la hauteur d'eau recueillie, placer une virgule devant le dernier chiffre du nombre trouvé.

L'emploi de deux vases est surtout nécessaire en hiver pour les fortes neiges ; lorsque l'un est rempli on le remplace par l'autre.

10. Pluviomètre Babinet.

Ce pluviomètre (fig. 56) se compose d'un entonnoir de cuivre A, dont la base supérieure est exactement connue (un décimètre carré). Cet entonnoir est soudé au-dessus d'un réservoir destiné à recevoir la pluie tombée durant un temps donné.

La partie inférieure du réservoir est conique et terminée par un robinet B.

Quand on veut mesurer la quantité de pluie tombée,

on ouvre le robinet, et on reçoit l'eau dans une éprouvette graduée C.

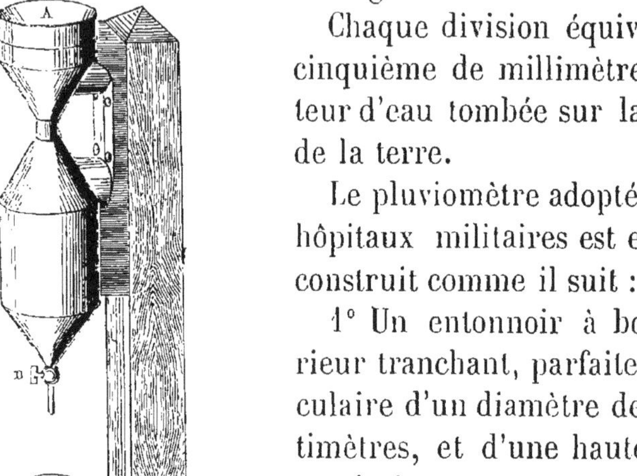

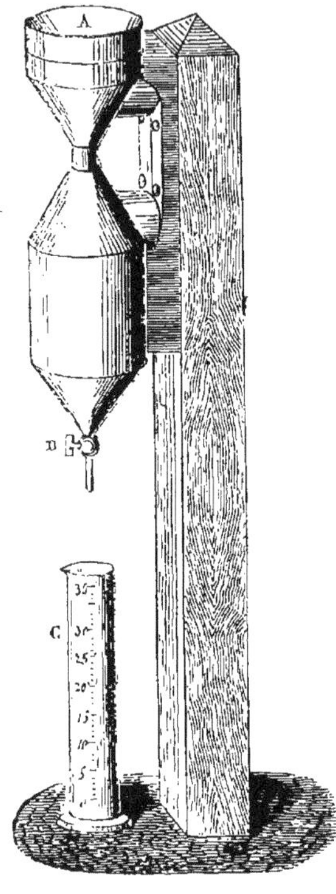

Fig. 36. — Pluviomètre Babinet.

Chaque division équivaut à un cinquième de millimètre de hauteur d'eau tombée sur la surface de la terre.

Le pluviomètre adopté pour les hôpitaux militaires est en zing et construit comme il suit :

1° Un entonnoir à bord supérieur tranchant, parfaitement circulaire d'un diamètre de 20 centimètres, et d'une hauteur de 4 centimètres ;

2° Un récipient cylindrique qui décuple la hauteur de la quantité d'eau tombée dans l'aire de l'entonnoir.

3° Un tube gradué correspondant à la capacité de ce récipient, communiquant avec lui et indiquant à vue la quantité d'eau tombée par centimètres pour millimètres de pluie.

11. Udomètre totalisateur de H. Mangon.

Hervé Mangon, ingénieur des ponts et chaussées, a modifié l'udomètre de Babinet, et l'a disposé pour l'usage spécial des services hydrauliques de l'administration des ponts et chaussées.

Entre l'entonnoir dans lequel l'eau tombe et le réservoir où elle est recueillie, Mangon a intercalé un tube vertical gradué, séparé du réservoir par un robinet. Chaque jour, la quantité de pluie tombée est mesurée dans le tube gradué, puis, par un tour de robinet, elle est introduite dans le réservoir inférieur. Après un mois d'ob servations, on mesure dans un vase gradué le volume total d'eau recueillie dans le réservoir. Ce volume devant être égal à la somme des volumes obtenus jour par jour, on aura ainsi un contrôle de l'exactitude des observations.

L'udomètre doit nécessairement être placé dans un lieu découvert, loin des arbres et des édifices.

Il convient de ne l'élever au-dessus du sol, qu'autant qu'il est nécessaire pour la commodité des observateurs (un ou deux mètres au plus).

L'udomètre ne s'observe généralement qu'une fois par jour, et lorsqu'il a plu.

Il vaut mieux cependant l'observer le matin et le soir, pour distinguer les pluies nocturnes des pluies diurnes.

ARTICLE V

1. Direction et intensité du vent.

La direction générale du vent, à la surface de la terre, se détermine par la position de la girouette par rapport aux quatre points cardinaux. Une bonne girouette doit être aussi élevée et aussi isolée que possible. On doit la placer de manière à l'apercevoir de l'appartement qu'on habite, ou la construire de façon qu'une longue tige traversant la toiture vienne donner ces indications sur un cadran intérieur fixé au plafond de l'appartement.

Il suffit de distinguer huit directions que l'on indique dans le tableau par les lettres suivantes :

Nord	= N.	Sud	= S.
Nord-Est	= NE.	Sud-Ouest	= SO.
Est	= E.	Ouest	= O.
Sud-Est	= SE.	Nord-Ouest	= NO.

On croit généralement que le vent vient directement, et en ligne droite, sur le point où on l'observe. Cela est vrai pour les vents alizés et les moussons de l'Inde ; mais dans nos climats variables les vents suivent, presque toujours, une direction courbe qui devient à peu près circulaire sur les mers. Ces courbes se modifient sur les continents et deviennent paraboliques en rencontrant les grands abris des montagnes, la configuration des côtes, les différences de température sur les divers points de la surface du globe.

L'intensité du vent s'exprime par un chiffre qu'on ajoute à la lettre qui indique sa direction. Ce chiffre se détermine d'après la position du plan anémométrique sur le quart de cercle qui l'accompagne ; et là où manque un anémomètre, au moyen d'une estimation approximative d'après les règles suivantes :

0 indique un air tranquille ou bien un vent si faible, qu'il n'élève pas sensiblement le plan mobile et ne met qu'à peine les feuilles des arbres en mouvement.

1 désigne un vent faible, qui élève le plan jusqu'au premier clou, et est capable d'agiter les feuilles et les dernières branches.

2 indique un vent moyen, portant le plan jusqu'au second clou, et agitant les petites branches.

3 est un vent fort, qui soulève le plan au troisième clou, et secoue des branches plus fortes.

4 enfin et le quatrième clou du quart de cercle répondent à un vent de tempête, qui casse des branches et déracine des arbres.

Les observations du vent se font également aux trois heures régulières.

Quand l'obscurité empêche d'observer la girouette, on note la direction et l'intensité du vent au commencement ou à la fin du crépuscule, en indiquant dans la colonne des remarques le moment où l'observation s'est faite [1].

2. Girouettes.

On construit une girouette très-mobile en fixant une

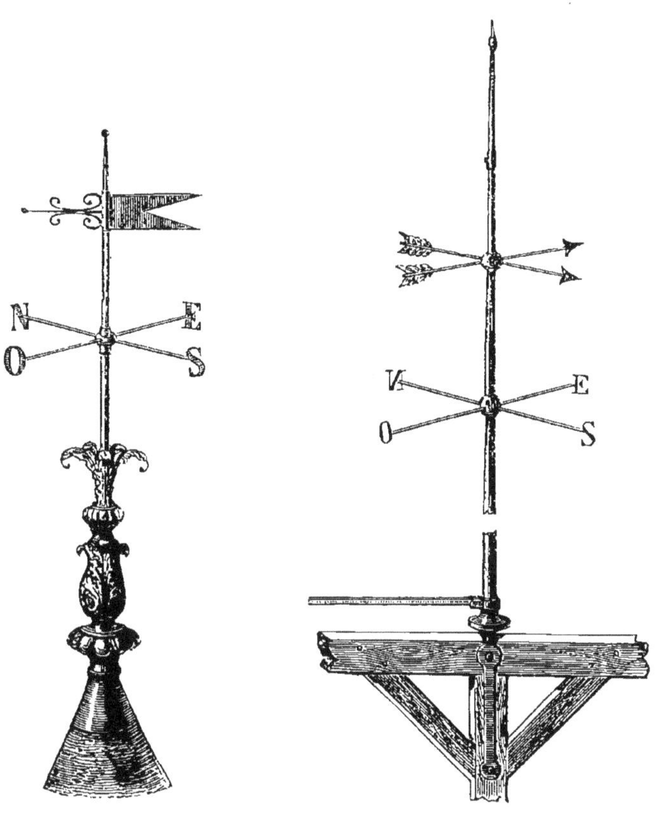

Fig. 57. — Girouette devant être fixée sur un toit ou sur une terrasse.

Fig. 58. — Girouette terminée par une pointe de paratonnerre.

plaque de tôle à un axe maintenu vertical par deux colliers assez lâches et pivotant sur une agate polie.

Si la girouette est bien équilibrée, un peu élargie à

[1] La fumée ou les vapeurs qui s'échappent de la cheminée d'une usine convenablement située peuvent également fournir de bonnes indications sur la direction et la force des vents inférieurs.

La direction des courants qui règnent dans les régions supérieures de l'extrémité, pour donner plus de prise au vent, elle marque parfaitement, à chaque instant, la direction du vent dans le lieu où elle est placée.

A l'axe, qui doit poser pour plus de mobilité sur un flotteur de grande dimension, se trouve fixé un cercle gradué en trente-deux parties, dont seize portent les lettres initiales des vents principaux.

La figure 57 représente une girouette pouvant être fixée sur un toit ou sur une terrasse.

La figure 58 représente une girouette terminée par une pointe de paratonnerre.

3. Anémomètres.

La manière la plus directe et la plus commode de se

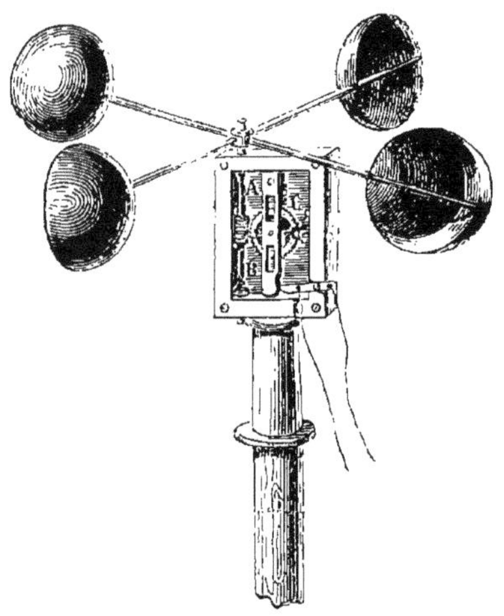

Fig. 59. — Anémomètre à ailes hémisphériques mesurant la vitesse des courants d'air, soit le chemin qu'ils parcourent exprimé en mètres.

rendre compte de la vitesse du vent, serait d'employer un petit ballon rempli de gaz d'éclairage, et, à très-peu

l'atmosphère est indiquée par les nuages. Cette direction est beaucoup moins variable que celle des vents inférieurs.

Quetelet a fait pendant quatorze ans, à Bruxelles, des observations sur la de chose près, en équilibre avec l'air, de manière à marcher horizontalement. On l'attacherait à un fil de soie de cent mètres de long, et l'on compterait combien il emploie de temps pour arriver à l'extrémité du fil.

L'anémomètre à ailes hémisphériques imaginé par le docteur Robinson, de l'observatoire d'Armagh (Irlande), donne immédiatement, sans calcul préalable, le chemin parcouru par le vent (fig. 39).

Il se compose d'un axe vertical A B, supportant quatre rayons horizontaux égaux, rectangulaires entre eux, et à l'extrémité desquels quatre demi-sphères creuses sont soudées de manière à ce que :

1° Le grand cercle qui termine chacune d'elles soit toujours dans un plan vertical ;

2° Que la partie convexe de l'une quelconque regarde la partie concave de la suivante.

Quand ce moulinet se trouve exposé dans un courant d'air, le vent rencontre toujours deux demi-sphères concaves et deux autres convexes.

Comme il a plus d'action sur les premières que sur les secondes, il imprime à tout le système un mouvement de rotation.

Robinson a démontré que le nombre des tours de ce moulinet est toujours proportionnel à la vitesse du vent, quelle que soit cette vitesse; en d'autres termes que le chemin parcouru par le centre des sphères est toujours

direction des vents d'après celle des nuages. En comparant ces résultats avec ceux fournis par l'anémomètre, il a reconnu qu'il existe pendant toute l'année deux courants continuels, dont l'un, le plus prononcé, vient du S.-O., et l'autre de l'Est tirant vers le Nord-Est.

Pour observer les courants à grande rapidité des hautes régions de l'atmosphère, Liandier se sert d'une lunette terrestre au moyen de laquelle il fixe un point lumineux; le disque joue le rôle de fond sur lequel viennent passer les ondes avec plus ou moins de rapidité.

Il note les changements de direction au fur et à mesure, et il les figure au moyen d'un système ingénieux de courbes.

une fraction constante du chemin parcouru par le vent.

Dans l'instrument ci-dessus, la circonférence 1m 333, multipliée par 3 (rapport entre le chemin parcouru par le vent et celui parcouru par les axes des demi-sphères), donne 4 mètres pour chaque tour des ailes.

L'axe A B du moulinet porte une vis tangente qui engrène sur un compteur C, à roues dentées, permettant de compter jusqu'à dix mille tours des ailes, soit quarante kilomètres de chemin parcouru par le courant d'air.

D'autres anémomètres sont formés par un ressort dont la force est déterminée en poids, et que le vent comprime par l'intermédiaire d'une plaque verticale qui le presse horizontalement.

L'anémographe de Du Moncel se compose d'une girouette accompagnée d'un moulinet, le tout monté sur un axe mobile. Il doit fournir : la durée des différents vents, la vitesse moyenne de chacun d'eux pendant la journée, leur vitesse aux différentes heures du jour.

L'anémoscope Du Moncel, que l'on suspend comme un médaillon aux parois de l'observatoire, donne aussi la direction du vent.

4. Loi des tempêtes.

L'amiral Fitz-Roy s'efforce de soumettre, par d'importants travaux, la dynamique météorologique à l'analyse mathématique et à des formules précises.

Comment a été formulée la loi des tempêtes dans l'antiquité et de nos jours ?

Aristote avait remarqué que les vents se succèdent dans la direction du mouvement apparent du soleil.

Le colonel Reid la définit ainsi :

Le mouvement de rotation des ouragans ou cyclones

suit le mouvement des aiguilles d'une montre au sud de l'Équateur.

Il est en sens inverse au nord.

Les observateurs n'ont pas encore adopté une même nomenclature pour désigner les effets des vents à leur summum d'intensité.

Nous appellerons *tempêtes* les vents violents mêlés de pluie qui durent généralement un ou plusieurs jours sur les rivages de la mer; leur étendue, presque toujours considérable, se trouve en rapport avec un grand abaissement du baromètre.

Le *coup de vent*, c'est la tempête de quelques heures.

Le *grain* est constitué par un vent violent de peu de durée, mêlé de pluie et de grêle.

L'*ouragan* a pour caractère spécial d'occuper généralement une bande très-étroite dans le sens de la direction du vent : la marche du baromètre présente alors quelque chose de tout à fait anormal, et l'abaissement peut être de 16 millimètres en une heure.

Les ouragans déracinent ou tordent les plus gros arbres, renversent des murs et des maisons entières.

Nous réservons le mot d'orage pour désigner des nuages fortement chargés d'électricité, susceptibles de donner naissance, en peu de temps, à des décharges ignées.

5. Trombes.

Les principales sont les trombes descendantes et les trombes ascendantes.

La trombe descendante, purement aérienne, est formée par la sortie précipitée du tourbillon giratoire du cône, qui ne se confond jamais avec la mer, et caractérisée par un sifflement plus ou moins fort.

La dépression de l'eau fortement agitée forme une espèce de buisson écumant autour de la partie déprimée.

La trombe ascendante est la plus commune : elle se reconnaît au courant giratoire et ascensionnel de l'eau dans le cône, depuis le sommet jusqu'au nuage avec lequel elle se confond en le grossissant, et à un mouvement tumultueux, giratoire et très-bruyant de l'eau de la mer qui avoisine la trombe, mais sans sifflement.

ARTICLE VI

Ozonoscopes.

On constate la présence de l'ozone au moyen des bandelettes dites ozonométriques. Le papier à filtrer qui sert à cet usage est préalablement trempé dans un empois contenant une partie d'iodure de potassium, dix parties d'amidon et deux cents d'eau.

L'ozone en décomposant l'iodure de potassium donne lieu à la production d'un ozonate de potasse qui se perd dans l'air, pendant que l'iode, mis en liberté, s'unit à l'amidon pour former un iodure d'amidon à coloration plus ou moins violette.

Les bandelettes ozonométriques les plus sensibles, et les plus constantes dans leurs nuances, sont celles fabriquées par Jame (de Sedan).

Pour déterminer la gradation des nuances, Bériguy a substitué à l'échelle de Schœnbein celle qui porte son nom et dont les bases sont empruntées à la gamme chromatique de Chevreul.

Elle est divisée en vingt et une parties, chaque degré reproduisant, autant que possible, les diverses colorations prises par le papier Jame.

Le zéro correspond au blanc et le n° 21 au noir pur.

Le n° 1 contient 1/10 de violet type, le n° 12 est constitué par la couleur violette pure additionnée de 1/10 de noir.

Les bandelettes ozonométriques doivent être toujours exposées au grand air, dans un endroit abrité contre le soleil et la pluie, mais balayé par le vent et en dehors de toute émanation de gaz ou de miasmes.

A cet effet on se sert d'une assiette creuse renversée, percée à son centre et traversée par un crochet inférieur auquel on suspend le papier : le crochet de l'extrémité supérieure sert à fixer l'assiette au lieu d'observation (docteur Grellois).

Au moment d'enregistrer l'observation, on retire la bandelette de l'abri, et on la retourne à plusieurs reprises dans une soucoupe de porcelaine remplie d'eau distillée.

Pour bien saisir la nuance de la couleur on place alors la bandelette dans le chromoscope. Cet appareil représente un petit livre composé de trois feuilles de carton très-mince dont les deux premières sont percées d'une petite fenêtre. On ouvre la première page et on pose le livre ouvert sur la gamme ozonométrique. Entre la deuxième et la troisième page on insinue la bandelette ozonométrique en expérience. De cette manière, on voit par les deux fenêtres les teintes correspondantes de la gamme ozonométrique et de la bandelette. La vue étant mieux concentrée sur les deux nuances, la comparaison se fait avec plus de précision.

ARTICLE VII

ÉLECTRICITÉ

L'étude des phénomènes électriques est d'autant plus importante, que beaucoup de particularités météorologiques ont des relations intimes avec l'électricité. Malheureusement nous ne connaissons pas assez bien la constitution de cet agent et son mode d'existence; nous ignorons aussi ses relations intimes avec le calorique et la lumière.

1. Électrophore (fig. 40.)

Il se compose d'un gâteau de résine coulé sur un plateau de bois, et d'un disque en bois revêtu d'une feuille d'étain et muni à son centre d'un manche isolant en verre.

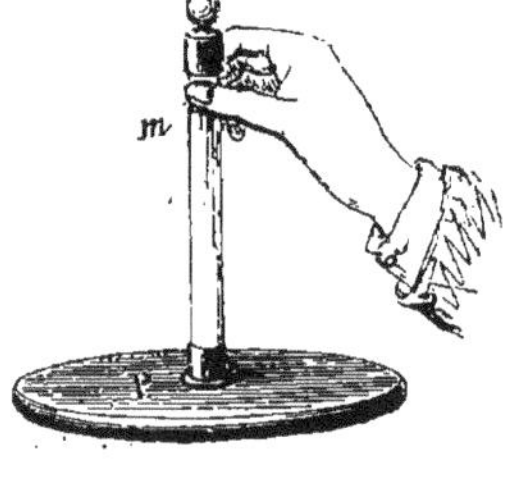

Fig. 40.
Électrophore.

Le gâteau et le plateau étant bien secs, on bat et on frotte le premier avec une peau de chat, on y appuie le disque en le tenant par le manche. L'électricité négative développée par le frottement sur la résine attire l'électricité positive du disque sur la face qui est en contact avec elle, et repousse sur la face opposée l'électrici é positive.

On provoque l'écoulement de celle-ci dans le sol en appuyant le doigt sur le revers du disque qui reste alors chargé seulement d'électricité négative.

Pour faire passer l'étincelle dans un eudiomètre, on met une des tiges métalliques de cet instrument en communication avec le sol; on approche de l'autre le disque électrisé, et la recomposition des fluides s'opère entre les deux tiges à travers le mélange gazeux.

C'est vers le milieu du dix-septième siècle qu'Otto de Guéricke obtint l'étincelle électrique au moyen de la bouteille de Leyde.

Francklin imagina d'aller chercher l'électricité des nuages orageux, en lançant dans l'espace un cerf volant électrique muni de pointes métalliques.

Vers la même époque le président de Romas, en France, mettait à exécution la même idée.

2. Bouteille de Leyde (fig. 41.)

Elle consiste en un flacon de verre mince, dont les dimensions peuvent varier indéfiniment, suivant la quantité d'électricité qu'on veut y accumuler.

La paroi extérieure est revêtue, jusqu'à une certaine distance du goulot, d'une feuille d'étain qui constitue ce que l'on appelle l'armature extérieure.

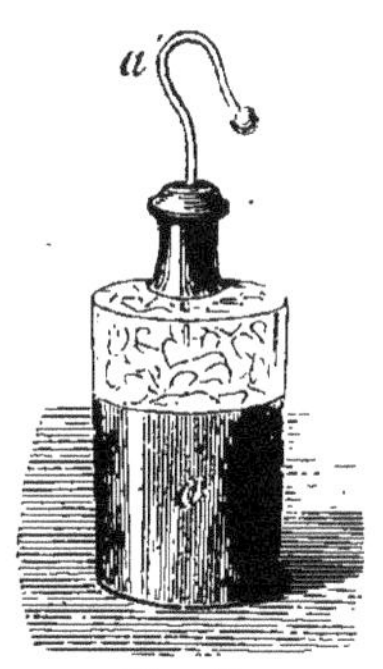

Fig. 41.
Bouteille de Leyde.

Le bouteille est remplie de feuilles d'or chiffonnées, qui offrent sous un petit volume une surface assez considérable, c'est l'armature intérieure.

Le bouchon, recouvert de cire d'Espagne, est traversé par une tige métallique qui plonge au milieu des feuilles d'or, et se recourbe extérieurement en un crochet terminé par une boule.

On charge la bouteille de Leyde au moyen d'une machine électrique : elle se décharge comme l'électrophore.

3. Électromètre de Peltier.

Les électromètres ne sont influencés que par un état électrique différent de celui du milieu ambiant, ou plutôt par la différence des actions inductives de la terre et de l'atmosphère. Les déviations de l'aiguille du multiplicateur indiquent seulement la supériorité relative des courants qui traversent le fil pour s'écouler dans le sol.

Ces appareils ne font donc pas connaître la quantité d'électricité contenue dans l'atmosphère, et ne peuvent, comme le baromètre et le thermomètre, donner des indications absolues.

Cet instrument est le plus généralement employé pour mesurer les tensions électriques par influence.

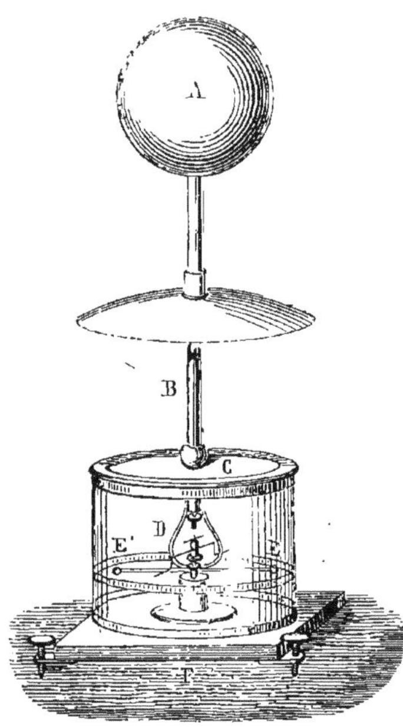

Fig. 42. — Électromètre de Peltier.

Il se compose (fig. 42) d'une sphère de cuivre creuse A fixée à l'extrémité d'une tige B qui descend dans la cage de verre C.

Cette tige se bifurque et forme un anneau D dont le centre est occupé par un pivot sur lequel repose une aiguille très-mobile.

Cette aiguille est formée par un simple fil de cuivre très-mince, et elle est toujours ramenée dans le plan du méridien magnétique par un petit barreau d'acier aimanté qui traverse la chape.

Une autre aiguille E E′ immobile est fixée au bas de la tige B.

Toute cette partie est mastiquée dans un massif de gomme-laque faisant corps avec le plateau de bois F.

Pour opérer, on oriente l'appareil de telle sorte que l'aiguille immobile E E′ soit dans le plan du méridien magnétique, c'est-à-dire parallèle à l'aiguille mobile.

Si la boule A se trouve au-dessous d'un corps électrisé positivement, l'électricité négative provenant de la décomposition par influence de l'électricité naturelle est attirée au sommet de la boule, et l'électricité positive est refoulée dans la partie inférieure de l'instrument.

L'aiguille mobile est déviée d'un certain nombre de degrés, mesurés sur le cercle gradué qui est collé sur la cage de verre. Cet écartement angulaire représente l'action exercée par le corps électrisé positivement.

Dans le cas où le corps placé à distance serait électrisé négativement, l'instrument se chargerait d'électricité positive.

Pour mesurer l'état électrique de l'air, ou mieux pour comparer les actions inductives de la terre et de l'atmosphère, on monte sur une terrasse bien à découvert; on pose l'instrument sur une tablette, et après l'avoir orienté dans le plan du méridien, on le met de niveau.

Les déviations de l'aiguille indiquent l'intensité de l'électricité : connaissant les angles d'écartement de l'aiguille, il faut en déduire les intensités qui leur sont proportionnelles. On électrise l'électromètre de manière à donner à l'aiguille un écartement de 20°, puis on met l'instrument en contact avec un électromètre semblable non électrisé. La charge se répartit également entre les appareils, et communique une égale dévergence, dont on tient compte, et dont on se sert pour dresser des tables qui donnent les écartements correspondant à des charges électriques déterminées. En général, on notera une tension positive lorsque l'électromètre donnera un signe négatif en descendant, et une tension négative quand l'instrument descendu donnera un signe positif. L'inverse a lieu en remontant; la tension de l'atmosphère est alors du même signe que celle de l'aiguille.

4 Paratonnerres.

Sur la demande du gouvernement, l'Académie des sciences a publié en 1823 une instruction relative à la construction et à la pose des paratonnerres.

Elle conseillait de terminer la barre de fer (fig. 43) par

une tige conique de cuivre jaune *d* à l'extrémité de laquelle était vissée une pointe en platine *a*.

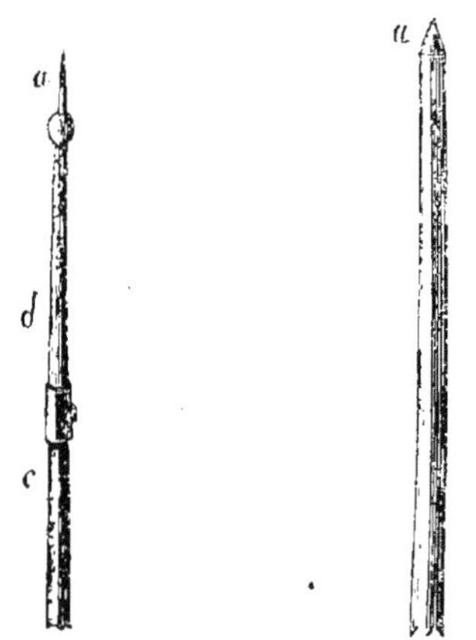

Fig. 43. — Pointe de Paratonnerre, d'après l'ancien modèle de l'Académie.

Fig. 44. — Pointe de paratonnerre terminé par un cône de cuivre rouge, d'après le nouveau modèle de l'Académie.

En 1854, l'Académie a publié un supplément à ses premières instructions.

Dans la crainte que la pointe de platine et le cône de cuivre jaune n'opposent une trop grande résistance au passage de l'électricité, et ne soient fondus, l'Académie propose de prolonger la barre de fer jusqu'au sommet de la tige, où elle doit conserver encore un diamètre de deux centimètres, puis de visser à son extrémité un cône *a* (fig. 44) de cuivre rouge ou de platine de deux centimètres de base et de quatre de hauteur, dont l'angle d'ouverture est d'environ 30 degrés.

Un paratonnerre protégeant en général un espace circulaire d'un rayon double de sa hauteur, la hauteur moyenne des tiges devra être de 7 à 9 mètres.

Le conducteur qu'on adapte à la tige est ordinairement une barre de fer prismatique de 13 à 20 millimètres de côté.

Il importe essentiellement d'éviter toutes les solutions de continuité du conducteur. Ce conducteur doit plonger dans un puits intarissable, ou dans le sol à une profondeur de 4 à 5 mètres.

Dans le cas où le terrain serait peu humide, il serait utile de diviser le conducteur en plusieurs ramifications, afin d'augmenter ses points de contact avec le sol.

ARTICLE VIII

MAGNÉTISME TERRESTRE

1. Boussole de déclinaison absolue, munie d'un barreau aimanté de 50 cent. de longueur. Le cercle azimutal, divisé sur argent, donne les 10″ (fig. 45.)

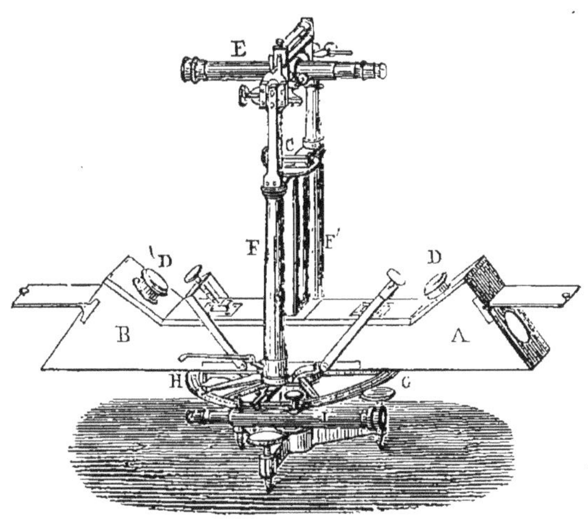

Fig. 45.

2. Aiguille d'inclinaison oscillant au centre d'un cercle de 20 cent. de diamètre, divisé en minutes de 10 en 10 (fig. 46.)

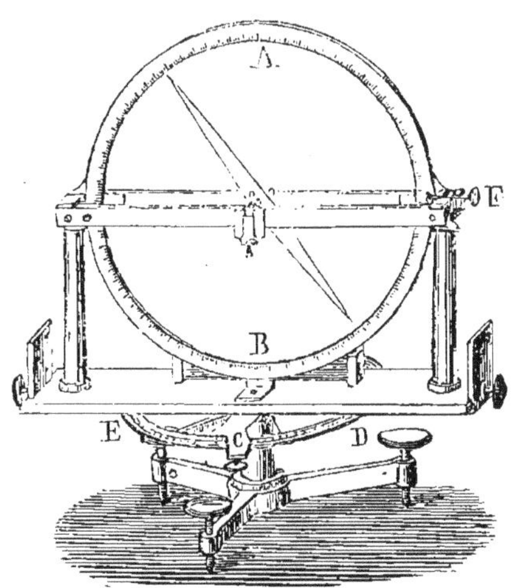

Fig. 46.

3. Boussole d'intensité (fig. 47.)

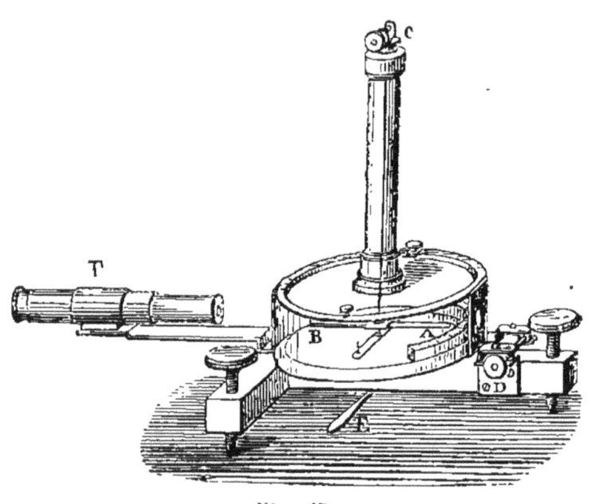

Fig. 47.

APPENDICE

INSTALLATION D'UN OBSERVATOIRE MÉTÉOROLOGIQUE.

Il nous paraît utile de résumer en quelques pages le chapitre relatif à la météorologie pratique.

Les instructions destinées à appeler l'attention des observateurs, sur les précautions les plus essentielles à prendre dans les observations météorologiques, devront se composer de quatre parties.

1° Les instruments ;
2° La conservation et l'emplacement des instruments ;
3° Le choix des heures d'observation ;
4° La rédaction des observations.

1. Les instruments indispensables seront :

Thermomètres : — à air, — pour le sol, — pour l'eau.

Thermométrographes : — maximum Negretti et Zambra, — minimum Rutherford.

Hygromètres : — à cheveu de Saussure ; à thermomètres sec et mouillé d'August.

Baromètres : — à mercure de Fortin, — métallique de Richard.

Girouette : — fixée sur un lieu élevé, — *anémomètre* Robinson.

Nuages : — miroir indiquant par réflexion la direction des nuages.

Cyanomètre : — de Saussure.

Pluviomètre : — de Babinet.

Électromètre : — de Peltier.

Boussole.

Chronomètre.

Ozonomètre : — papier Jame, de Sedan, — échelle Bérigny.

2. Conservation et emplacement des instruments.

La conservation des instruments en bon état exige qu'ils soient maniés avec soin, préservés de tout accident fâcheux, et maintenus à la place qu'on leur a primitivement assignée[1].

Il serait utile de posséder les instruments en double, pour ne pas avoir d'interruptions dans les séries d'observations.

Les plus grandes difficultés des observations météorologiques proviennent de l'emplacement convenable des thermomètres. Nous avons vu plus haut que les erreurs

[1] En Suisse, quand l'observateur rencontre des doutes ou des difficultés, il s'adresse au membre de la commission qui l'a patroné, et qui est chargé de centraliser ses relevés.

Il serait à désirer que les mêmes règles de contrôle et de centralisation pussent être établies par les divers observatoires météorologiques de France.

sont très-variées, d'un lieu à un autre, suivant l'état du ciel, la direction et l'intensité du vent, le voisinage des bâtiments. Les températures prises à une fenêtre ou dans les rues sont toujours approximatives et fournissent des moyennes trop élevées. La position la plus convenable est celle d'une guérite placée dans un grand jardin.

Le baromètre doit être placé dans une chambre à l'abri du soleil, à température égale. Il importe de déterminer exactement l'altitude du baromètre, c'est-à-dire son élévation au-dessus du niveau de la mer.

Nous avons démontré que l'udomètre donnait des résultats différents, suivant son diamètre, suivant sa position, suivant la hauteur au-dessus du sol. Il convient de le placer isolément dans un lieu bien à découvert, à une hauteur convenable pour l'observation.

3. Choix des heures d'observation.

Ceux qui regardent comme les plus importantes les notions déduites des variations extrêmes de température pourront se borner à observer une fois par jour les deux termes maximum et minimum. Le premier se relève à l'observation du soir, le second à celle du matin.

La lecture des thermomètres indiquant la température extérieure doit se faire à 7 heures du matin, 2 heures après-midi et 9 heures du soir[1].

La moyenne, déduite des observations faites à ces heures, dépasse à peu près constamment de 0,3 la moyenne vraie.

Nous savons que le baromètre présente deux minima

[1] En comptant l'heure d'après le temps civil ou moyen de l'observation. Il importe de régler sa montre à un cadran solaire. Les observateurs suisses prennent l'heure exacte aux stations télégraphiques qui sont réglées sur l'heure moyenne de Berne.

(4 heures du matin et 4 heures du soir) et deux maxima (10 heures du matin et 10 heures du soir).

En faisant les lectures à 10 heures du matin et 4 heures du soir, on aurait la principale oscillation barométrique, et la moyenne de ces deux chiffres indiquerait avec une grande approximation la moyenne des vingt-quatre heures.

Pour ne pas multiplier les relevés, on transcrit les hauteurs barométriques aux heures indiquées pour les observations thermométriques (7 heures du matin, 2 heures et 9 heures du soir).

4. Rédaction des observations.

Comme la température est l'élément qui varie le plus promptement, il convient de commencer toujours par l'observation du thermomètre.

Une observation peut compter pour juste, si elle se fait à l'heure précise voulue, ou du moins dans les cinq minutes qui la précèdent ou la suivent.

Autant que possible, les observateurs ne doivent inscrire dans le tableau des observations aucun chiffre arbitraire ou déterminé par le calcul.

D'après Bravais, ce qui réussit le mieux pour combler les lacunes inévitables d'une longue série, c'est l'interpolation graphique.

La variété des résultats obtenus avec des instruments, non vérifiés d'avance aux étalons de l'Observatoire par exemple, exige des renseignements précis sur la nature des instruments, sur leurs vérifications, sur le plan de l'observatoire et la position des instruments.

Le tableau destiné à recevoir les notations doit se placer ouvert dans la chambre de l'observateur où se trouve le baromètre, de manière à pouvoir y inscrire immédiatement les hauteurs de ce dernier.

On ne peut assez recommander de ne jamais se fier à sa mémoire, et de s'habituer à un procédé sûr et régulier dans la manière de faire et de noter les observations.

Il est important d'écrire immédiatement les observations sur deux registres à la fois, afin d'avoir du même coup le tableau que l'on conserve par devers soi, et le tableau que l'on envoie à qui de droit.

Il est aussi très-important de faire de suite les réductions du baromètre et les calculs des divers instruments, et de calculer les moyennes pour chaque heure d'observation, pour chaque mois, pour l'année.

L'année météorologique doit dater du 1er décembre, afin que les observations puissent commencer et finir avec une saison météorologique.

Hiver.	Décembre, janvier, février.
Printemps.	Mars, avril, mai.
Été.	Juin, juillet, août.
Automne..	Septembre, octobre, novembre.

5. Des courbes.

On a cherché à représenter les phénomènes météorologiques périodiques par des courbes, qui ont l'immense avantage de faire saisir immédiatement la marche des phénomènes (variations de la température et de la pression atmosphérique).

La méthode des constructions graphiques, dit Bravais, montre que les séries météorologiques peuvent être représentées par des lignes droites ou courbes, ouvertes ou fermées, dont les sinuosités dépendent de la marche, de la fréquence ou de l'intensité des phénomènes. Ces lignes sont aussi variées dans leurs formes que la succession même des phénomènes, puisqu'elles ne sont en définitive que la traduction, sous une forme plus saisissable, des valeurs numériques fournies par les observations.

« Toutes les personnes qui se sont occupées de calculs « relatifs à la météorologie, savent comment on obtient, « par des observations, la variation diurne et annuelle, « soit de la température, soit de la pression barométrique, soit de l'humidité de l'air. On a coutume de « figurer ces variations par une courbe dont les ordonnées sont proportionnelles à la grandeur variable observée, tandis que les abscisses indiquent l'époque de « l'observation, ordinairement comptée à partir de « midi. » (Bravais.)

Dans la manière ingénieuse de représenter par des roses les observations, les valeurs angulaires correspondent, soit aux temps écoulés si l'on considère les périodes diurnes et annuelles, soit aux différents rumbs si on veut figurer la variation des vents dans les mêmes périodes.

Les ordonnées du premier système sont alors les différents rayons dont la direction est déterminée par la période, et les grandeurs proportionnelles à la variable observée sont portées sur ces rayons, à partir du point central.

On a employé depuis longtemps avec succès la construction de courbes planes pour représenter la dépendance mutuelle qui peut exister entre deux quantités variables.

La détermination d'une courbe de ce genre se fait facilement[1] : On compte sur une ligne droite, à partir d'un

[1] Il est indispensable d'adopter une même échelle qui rende toutes ces courbes comparables.

Pour le thermomètre, 2 millimètres pour 1 degré donnent de bonnes courbes. Pour le baromètre, on adoptera des hauteurs décuples.

point fixe, des longueurs proportionnelles aux valeurs arbitraires que l'on donne à l'une des deux quantités. A partir de l'extrémité de chacune de ces longueurs, on porte, parallèlement à une même direction faisant un certain angle avec la première, d'autres longueurs proportionnelles aux valeurs correspondantes de l'autre variable ; puis on fait passer un trait continu par les extrémités de cette série de lignes droites suffisamment rapprochées.

Les premières distances, comptées à partir du point fixe, sont ce qu'on appelle des *abscisses ;* les longueurs mesurées parallèlement à une même direction, et par les extrémités desquelles passe la courbe, sont les *ordonnées*. Le nom de *coordonnées* est donné à la fois aux abscisses et aux ordonnées.

Le point de départ fixe pris sur la droite des abscisses est l'*origine des coordonnées*. Cette droite porte le nom d'*axe des abscisses*.

L'*axe des ordonnées* est celui que l'on mène par l'origine parallèlement à la direction constante des ordonnées.

Ordinairement, pour plus de simplicité, on prend des axes de coordonnées rectangulaires.

6. Observatoire de Versailles.

Nous terminerons ce résumé, en donnant une description sommaire de l'observatoire météorologique de Versailles, qui a rendu des services si importants à la science que nous cultivons.

Un cabinet, dont les murs sont couverts d'une couche foncée, qui s'oppose à la réflexion de la lumière, est situé au nord, au cinquième étage de l'une des maisons les plus hautes de la ville. Convenablement aéré, il est éclairé par une croisée placée perpendiculairement à la méridienne du lieu.

Le thermomètre et le psychromètre, dont le thermomètre sec sert aussi à donner la température extérieure, sont établis au dehors à une distance de 25 centimètres, afin que les effluves de chaleur qui émanent de l'appartement n'aient pas d'action sur les instruments.

La croisée est abritée sur les côtés par des écrans. Ces sortes d'auvents colorés en noir, situés supérieurement et latéralement, sont destinés à empêcher l'arrivée dans toutes saisons des rayons solaires sur les instruments.

Un anémoscope à réflexion sert à constater la direction que prennent les nuages, et par conséquent celle des courants supérieurs qui ne sont pas influencés par les causes locales.

L'existence et la direction des vents inférieurs sont déterminés par une girouette d'une extrême mobilité : la flèche qui la fait mouvoir est fixée à un cercle horizontal sur lequel sont marquées les trente-deux divisions qui correspondent à la rose des vents. Dans l'intérieur du cabinet est

REGISTRE D'OBSERVATIONS.

DATE.	BAROMÈTRE.	THERMOMÉTROGRAPHES.	TEMPÉRATURE EXTÉRIEURE.	PSYCHROMÈTRE.	VENTS.	ÉTAT DU CIEL.	UDOMÈTRE.	OZONOMÈTRE.	OBSERVATIONS.
Jour et heure.	Température du baromètre. Hauteur observée Réduction à zéro.	Maximum. Minimum. Différence.	7 heures matin. 2 heures soir. 9 heures soir.	Thermomètre sec. *Id.* mouillé. Tension de la vapeur. Saturation au centième.	Direction. Intensité.	Serein. Phénomènes particuliers. Nuages (Howard).	Eau recueillie. *Id.* tombée.	Degré de l'échelle Bérigny.	

placé un baromètre Fortin. Vis-à-vis du registre des observations, est suspendu le tableau contenant la nomenclature, les abréviations adoptées, la hauteur des instruments au-dessus du sol (la configuration des nuages est indiquée par la méthode Howard).

L'udomètre est placé sur le faîte de la maison : on emploie la méthode des pesées.

Pour l'ozonométrie, on fait usage des bandelettes James, de Sedan, et de l'échelle Bérigny.

TABLE DES MATIÈRES

PREMIÈRE PARTIE

CLIMATOLOGIE THÉORIQUE

INTRODUCTION

Chapitre Ier. — LES LIEUX.

Chapitre II. — LES EAUX.

Chapitre III. — L'AIR.

Chapitre IV. — ÉLÉMENTS NUMÉRIQUES.

SECONDE PARTIE

CLIMATOLOGIE PRATIQUE

INTRODUCTION

Chapitre Ier. — LES LIEUX.

Chapitre II. — LES EAUX.

Chapitre III. — L'AIR.

APPENDICE

TABLE DES FIGURES

Pour nous conformer aux désirs que nous ont exprimés plusieurs de nos confrères des départements, nous donnons ici le prix des instruments décrits dans cet *Essai*, instruments qu'ils pourront se procurer chez J. Salleron, 24, rue Pavée-au-Marais. Paris.

Figures.	Pages.		Francs.
22 et 23	315	Baromètre anéroïde.	50 »
24	316	Thermomètre normal étalon.	25 »
—	—	Thermomètre d'observation.	15 »
25	317	Thermomètre à potence.	6 »
26	317	Thermomètre métastatique de Walferdin.	25 »
27	319	Récipient pour déterminer le point 0.	6 »
28	320	Appareil Regnault pour déterminer le point 100°. . .	20 »
29	321	Appareil pour imprimer un mouvement de rotation. .	30 »
30	323	Thermomètre à maxima à déversement de Walferdin.	25 »
31	324	Thermomètre à maxima de Negretti et Zambra. . .	10 »
32	325	Thermomètre à maxima de Rutherford.	5 »
33	333	Hygromètre de de Saussure.	30 »
34	334	Psychromètre d'August.	25 »
35	336	Échelle psychrométrique de Prazmowski.	8 »
36	339	Pluviomètre de Babinet.	35 »
37	343	Girouette de 1^{m},70 de hauteur	50 »
38	343	Girouette terminée par un paratonnerre.	150 »
39	344	Anémomètre de Robinson.	90 »
40	350	Électrophore.	16 »
41	351	Bouteille de Leyde.	4 »
42	352	Électromètre de Peltier.	80 »
43	354	Pointe de paratonnerre garnie de platine.	18 »
44	354	Nouveau modèle de l'Académie des sciences.	140 »
45	355	Aiguille d'inclinaison.	600 »
46	355	Boussole de déclinaison.	1,800 »
47	356	Boussole d'intensité.	150 »

PARIS. — IMP. SIMON RAÇON ET COMP., RUE D'ERFURTH, 1.

NOUVEAU DICTIONNAIRE

)E MÉDECINE ET DE CHIRURGIE

PRATIQUES

ILLUSTRÉ DE FIGURES INTERCALÉES DANS LE TEXTE

RÉDIGÉ PAR

:RNUTZ, médecin de l'hôpital de la Pitié.

ECKEL, professeur agrégé à la Faculté de médecine de Strasbourg, chef des travaux anatomiques.

IGNET, professeur à l'École supérieure de pharmacie de Paris.

SCO, chirurgien de l'hôpital Lariboisière.

NUCÉ, professeur de clinique chirurgicale à l'École de médecine de Bordeaux.

SNOS, médecin des hôpitaux de Paris.

SORMEAUX, chirurgien de l'hôpital Necker.

VILLIERS, membre de l'Académie de médecine.

URNIER (Alfred), professeur agrégé à la Faculté de médecine de Paris, médecin des hôpitaux de Paris.

TRAC (H.), professeur de clinique médicale à l'École de médecine de Bordeaux.

ALDÈS, professeur agrégé à la Faculté de médecine de Paris, chirurgien de l'hôpital des Enfants malades.

SELIN, professeur de pathologie chirurgicale la Faculté de médecine de Paris, chirurgien e l'hôpital de la Pitié, membre de l'Académie e médecine.

ÉRIN (Alphonse), chirurgien de l'hôpital aint-Louis.

RDY (A.), professeur agrégé à la Faculté de médecine de Paris, médecin de l'hôpital Saint-ouis.

TZ, professeur de clinique médicale à la Faculté de médecine de Strasbourg.

COUD, professeur agrégé à la Faculté de médecine de Paris, médecin des Hôpitaux.

BERLÉ, professeur agrégé à la Faculté de édecine de Strasbourg.

GIER (S.), professeur de clinique chirurgile à la Faculté de médecine de Paris, chirurgien de l'Hôtel-Dieu, membre de l'Académie e médecine.

BREICH, professeur d'Ophthalmologie.

AIN (P.), professeur agrégé à la Faculté de édecine de Paris, médecin de l'hôpital Saint-ntoine.

MARCÉ, professeur agrégé à la Faculté de médecine de Paris, médecin de l'hospice de Bicêtre.

NÉLATON (A.), professeur de clinique chirurgicale à la Faculté de médecine de Paris, chirurgien de l'hôpital des Cliniques, membre de l'Académie de médecine.

ORÉ, professeur de physiologie à l'École de médecine de Bordeaux, chirurgien de l'hôpital Saint-André de la même ville.

PANAS, professeur agrégé de la Faculté de médecine de Paris, chirurgien des Hôpitaux.

RACLE (V. A.), professeur agrégé à la Faculté de médecine de Paris, médecin de l'hôpital des Enfants malades.

RICHET, professeur agrégé à la Faculté de médecine de Paris, chirurgien de l'hôpital de la Pitié.

RICORD, ex-chirurgien de l'hôpital du Midi, membre de l'Académie de médecine.

ROCHARD (Jules), de Lorient, premier chirurgien en chef de la marine au port de Lorient, président du Conseil de santé de Lorient.

ROUSSIN, pharmacien major de première classe, professeur agrégé de l'École de médecine et de pharmacie militaires (Val-de-Grâce).

SARAZIN (Ch.), professeur agrégé à la Faculté de médecine de Strasbourg, répétiteur à l'École de médecine militaire de Strasbourg.

SÉE (Germain), médecin de l'hôpital Beaujon.

SIMON (Jules), médecin des hôpitaux de Paris.

STOLTZ, professeur d'accouchements à la Faculté de médecine de Strasbourg.

TARDIEU (Amb.), doyen et professeur de médecine légale à la Faculté de médecine de Paris, médecin de l'hôpital Lariboisière, membre du Comité consultatif d'Hygiène et de l'Académie de médecine.

TARNIER (S.), professeur agrégé à la Faculté de médecine de Paris.

TROUSSEAU, professeur de clinique médicale à la Faculté de médecine de Paris, médecin de l'Hôtel-Dieu, membre de l'Académie de médecine.

CONDITIONS DE LA SOUSCRIPTION

Le *Nouveau Dictionnaire de médecine et de chirurgie pratiques*, illustré de figur intercalées dans le texte, se composera de 12 à 15 volumes grand in-8 cavalier de 800 page

Prix de chaque volume de 800 pages, avec figures intercalées dans le texte.. . 10 f

Toutes les mesures sont prises pour que la publication se fasse désormais par volu complet : le tome Ier est en vente, et les volumes suivants se succèderont sans interru tion de trois mois en trois mois.

On souscrit chez

J. B. BAILLIÈRE & FILS, libraires de l'Académie impériale de médecine

Rue Hautefeuille, 19, à Paris

ET CHEZ TOUS LES LIBRAIRES DE LA FRANCE ET DE L'ÉTRANGER

Envoi franco par la poste contre un mandat

PRINCIPAUX ARTICLES

TOME PREMIER

BERNUTZ, Abdomen.

BERT, Absorption.

BŒCKEL, Aisselle, Akidopeirastique.

BUIGNET, Acides, Acidules, Air, Alcalis.

DENUCÉ, Abdomen.

DESNOS, Acétique (acide), Acrodynie, Aix en Provence, Aix en Savoie, Aix-la-Chapelle, Allevard, Alun.

FOURNIER (ALFR.), Adhérence, Alcoolisme.

GIRALDÈS, Acupressure, Acupuncture,

GOSSELIN, Agglutinatifs.

HARDY, Acné, Aloès, Alopécie.

HÉBERT, Acétates, Acétique (acide), Agglutinatifs, Alcool, Alcoolat, Alumine, Alun.

HIRTZ, Absorbants, Acides, Acidules, Aconit, Aconitine, Alcalins, Alcool, Altérants.

JACCOUD, INTRODUCTION, Achores, Adénit Agonie, Albuminurie.

KŒBERLÉ, Aine.

LAUGIER, Abcès.

LIEBREICH, Accommodation, Amaurose, Am blyopie.

LORAIN, Accouchement (médecine légale), Agc Allaitement.

MARCHAND (LÉON), Absinthe, Ache, Aconi Agaric, Aloès, Amandes, Ambre.

ORÉ, Aliment, Alimentation.

RAYNAUD (MAURICE), Albinie, Albinisme.

ROCHARD (JULES), Acclimatement, Air marin.

ROUSSIN, Albumine.

SARAZIN, Aiguilles, Airigne, Alèze. Ambu lances.

STOLTZ, Accouchement.

TARDIEU, Air.

TOME DEUXIÈME

BŒCKEL, Anatomie pathologique et Anatomie médico-chirurgical.

BERNUTZ, Aménorrhée.

DENUCÉ, Ankylose.

DESNOS, Angines.

GIRALDÈS, Anesthésiques.

GOSSELIN, GIRALDÈS ET LAUGIER, Anus.

A. GUÉRIN, Amputations, Anthrax.

HIRTZ, Antimoine.

JACCOUD, Amyloïde (Dégénérescence), Angi de poitrine.

LORAIN, Anémie.

LUTON, Aorte.

RICHET, Anévrysmes.

Le TOME III contiendra des articles de MM. H. GINTRAC, MARCÉ, NÉLATON, PANAS, RACLE, S. TARNIER, etc.

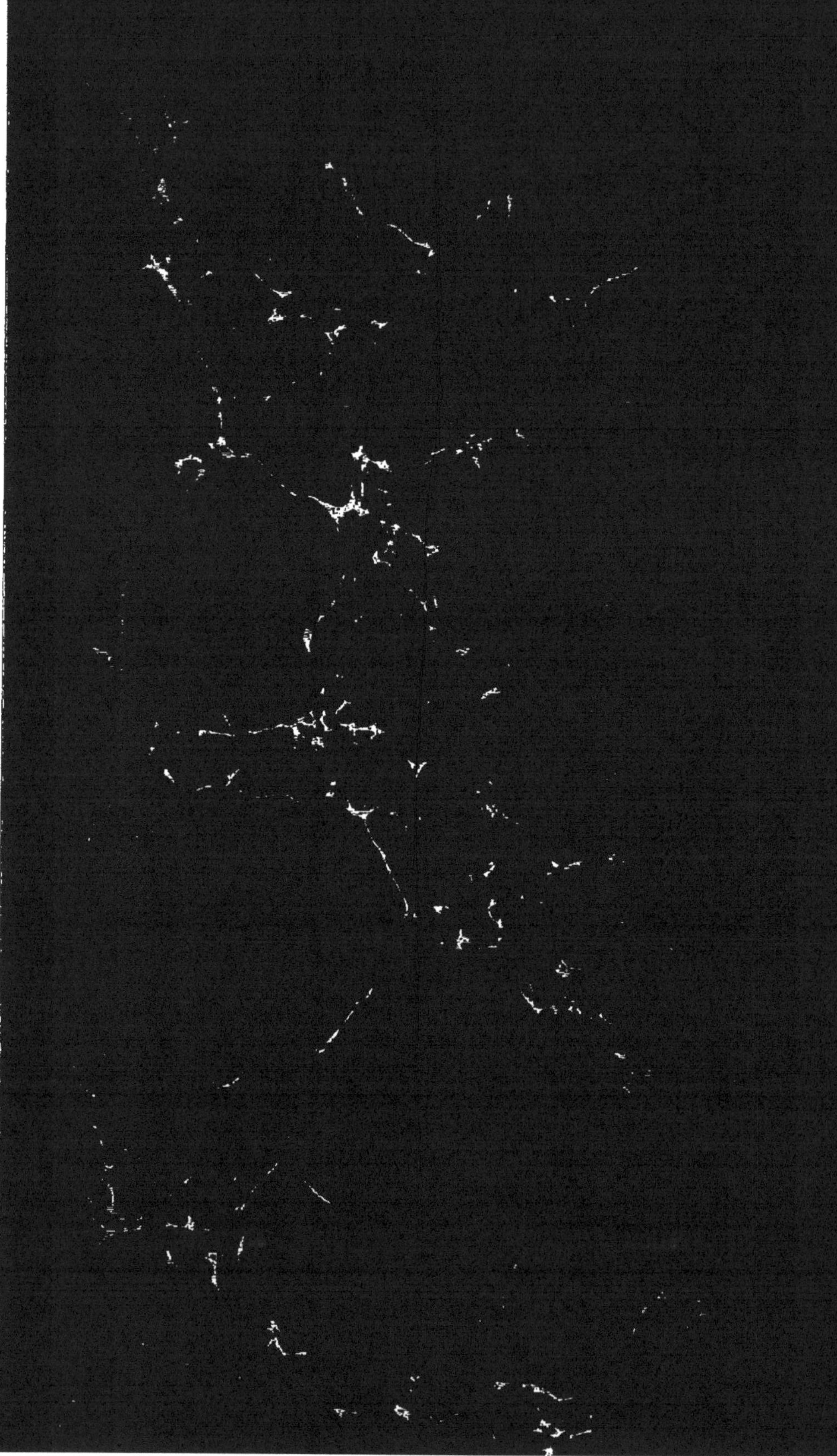

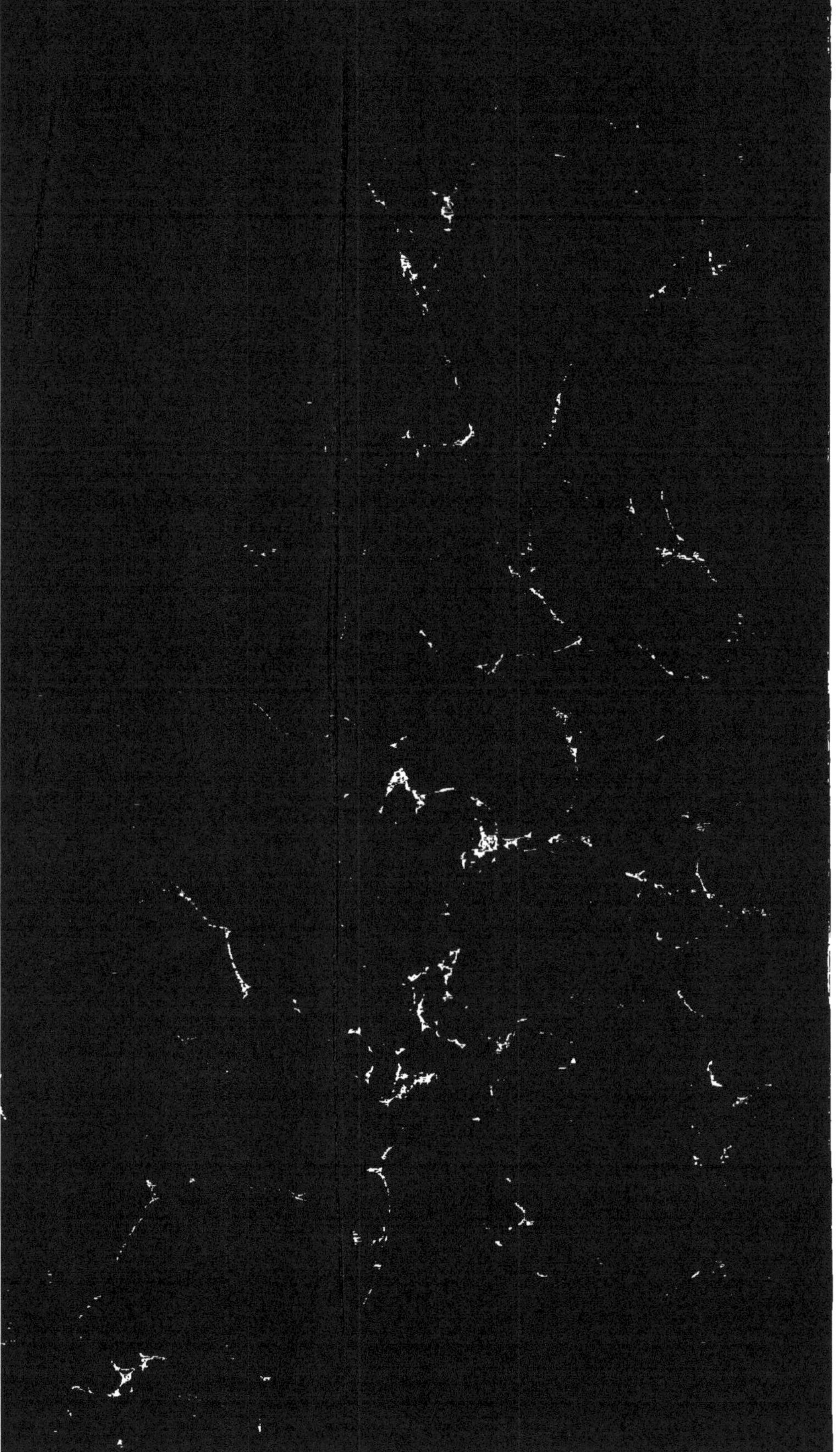

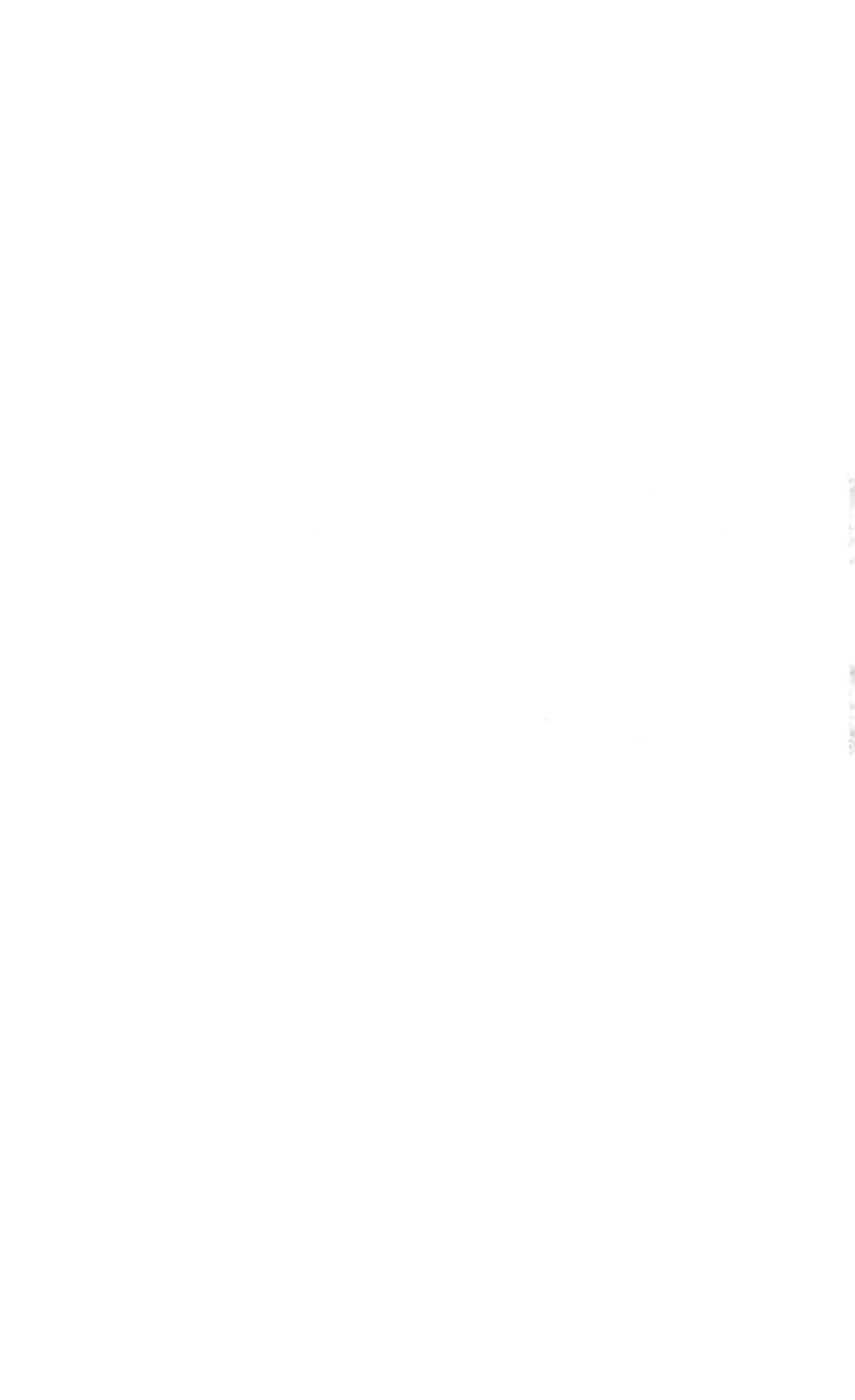

www.ingramcontent.com/pod-product-compliance
Ingram Content Group UK Ltd.
Pitfield, Milton Keynes, MK11 3LW, UK
UKHW020155250726
13967UKWH00003B/1078

9 782011 769657